临床儿科医师速查手册

主　编　申昆玲
副主编　徐保平
编　委　（按姓氏笔画顺序）
方　方　王　雷　齐可民　朱　红
许志飞　巩纯秀　向　莉　李绍英
李彩凤　刘惠丽　李惠民　孟凡英
张永红　张立新　张　杰　杜忠东
陈春红　吴　倩　沈惠青　郑　华
林　影　祝秀丹　赵顺英　高恒淼
魏　庄

科学技术文献出版社
Scientific and Technical Documents Publishing House
北　京

(京)新登字130号

内 容 简 介

本书内容包括儿科基础与儿童保健；小儿液体疗法和儿科常见疾病的临床诊疗；儿科危重症抢救和儿科常用诊疗技术。本书具有较强的临床实用性和指导意义，可作为儿科临床主治医生及住院医生、进修医生、实习医生、研究生的辅助参考资料。

目　录

第一章　儿科基础与儿童保健

第一节　生长发育

一、儿童期年龄阶段的划分(表 1-1)

表 1-1　儿童期年龄阶段的划分

年龄分期	时间界定
胎儿期	受精卵形成至胎儿出生
新生儿期	自脐带结扎至生后未满 28 天(附:围产期孕满 28 周至生后 1 周)
婴儿期	出生后至未满 1 岁
幼儿期	1 岁至满 3 周岁前
学龄前期	3 周岁至 6～7 岁
学龄期	小学 6～7 岁到青春期前
青春期	性征开始发育到成年期 女 11～12 岁至 17～18 岁 男 13～15 岁至 18～20 岁

二、体格发育的常用指标

1. 体重

体重估算公式:＜6 月龄婴儿体重＝出生时体重(kg)＋月龄×0.7(kg)

7～12 月龄婴儿体重＝6(kg)＋月龄×0.25(kg)

2岁至青春前期儿童体重＝年龄×2(kg)＋7(或8)(kg)

体重评价标准可参考世界卫生组织不同年龄体重值。

2. 身高(长)

2岁以下儿童仰卧位测量身长。仰卧位较立位测量高1～2cm。出生时身长平均50cm,生后第1年增长约25cm,第2年增长速度减慢,年增长约为10cm。2岁以后身高(身长)年增长5～7cm,如低于5cm,则需密切关注。每年约增加10cm左右。

2岁以后身高(身长)估算公式＝年龄×7cm＋75cm

3. 头围

出生时头围平均32～34cm。1岁时头围约46cm,2岁时头围约48cm。2～15岁头围仅增长6～7cm。头围大小与遗传有关,过大或过小常提示异常,动态连续测量比较有意义。

4. 胸围

出生时胸围略小于头围1～2cm,1岁左右胸围约等于头围。1岁至青春前期胸围大于头围(约为头围＋年龄－1cm)。

5. 上臂围

1岁内增长迅速;1～5岁增长缓慢,约为1～2cm。5岁内儿童营养状况:＞13.5cm为营养良好;12.5～13.5cm为营养中等;＜12.5cm为营养不良。

6. 身体比例与匀称性

(1)头与身体比例:出生时头为身体的1/4,2岁时1/5,6岁时1/6,12岁时1/7,成人达到1/8。

(2)体型匀称度:常用指标体重(kg)/身高(cm),体重(kg)/身高^2(m^2)(BMI),体重(kg)/身高^2(cm^2)×10^4(Kaup指数)

(3)指距与身高:两上肢水平伸展时两中指间距离,正常是指距略小于身高(身长)。

(4)身材匀称:以坐高(头顶到坐骨结节的长度)/身高(身长)的值表示。

三、骨骼发育

1. 囟门与颅缝

闭合时间见表1-2。

表 1-2　囟门与颅缝的闭合时间

	前囟	后囟	颅缝
闭合	1～1.5 岁闭合	6～8 周	3～4 个月

2. 脊柱

出生时，脊柱无弯曲，仅呈轻微后凸。3 个月左右颈椎前凸。6 个月后出现胸椎后凸。1 岁左右开始行走，出现腰椎前凸。

3. 骨化中心

判定骨骼发育年龄，一般用骨化中心数来判断。出生时腕部无骨化中心，6 个月时有 2 个，8 岁前腕部骨化中心数＝年龄＋1，10 岁时出齐 10 个。

四、牙的发育

乳牙共 20 颗，生后 4～10 个月乳牙开始萌出。2 岁以内小儿乳牙萌出总数约等于月龄减 4～6，全副乳牙应该在 2.5 岁出齐。出牙时间及顺序见表 1-3。

表 1-3　出牙时间及顺序

	牙齿种类	出牙时间	牙齿总数
乳牙	下中切牙(2 个)	5～10 个月	2
	上切牙(4 个)	6～14 个月	6
	下侧切牙(2 个)	8～15 个月	8
	第 1 乳磨牙(4 个)	10～17 个月	12
	尖牙(4 个)	18～24 个月	16
	第 2 乳磨牙(4 个)	20～30 个月	20
恒牙	第 1 磨牙(6 岁牙)(4 个)	6～7 岁	4
	切牙(8 个)	6～9 岁	12
	第 1、第 2 前磨牙(8 个)	9～13 岁	20
	尖牙(4 个)	9～14 岁	24
	第 2 磨牙(4 个)	12～13 岁	28
	第 3 磨牙(智齿)(4 个)	17～30 岁	32

有的婴儿会有个别牙齿的萌出顺序颠倒，但最终并不影响牙齿的排列，无需处理。

五、感知觉发育

(1)视觉发育：新生儿视物在15～20cm内清晰；1个月可凝视光源，可追随人脸，头可水平方向追随物体移动90°；3～4个月头眼协调好，可随悬挂红球移动180°；6～7个月能追随下落物体，眼可随上下移动的物体移动90°；8～9个月可视小物体；18～24个月能区分各种形状、线条；5岁可识别各种颜色；6岁时视深度已充分发育。

(2)听觉发育：出生时听力差，生后3～7天听觉发育良好；3～4个月头可转向声源；7～9个月能确定声源，并确定声音的意义；3岁能区分“e，er”音；4岁听觉发育完善。

(3)味觉、嗅觉发育：出生时味觉、嗅觉发育完善；生后5天能区分自己母亲和别人母亲的气味；3～4个月能区别好的气味与不好的气味；喜欢微甜味；4～5个月为味觉发育关键期，对食物的味道改变已很敏感。

(4)皮肤感觉的发育：新生儿温度觉和眼、口周、手掌和足底的触觉较敏感。生后3周的新生儿能感知和区别光滑的奶嘴和有突起的奶嘴，喜欢用口腔去探索世界。痛觉2个月以后才逐渐完善。

六、婴幼儿及学龄前儿童动作及行为发育(表1-4)

表1-4　婴幼儿及学龄前儿童动作及行为发育

年龄	动作	语言	适应能力和行为
初生	全身无规律性动作	会哭	手心接触到成人手指反射性紧握，对抱起有反应
2个月	由俯卧位托起，头与躯干能维持直线	能微笑，发出元音	双眼能随物转动，约90°

续表

年龄	动作	语言	适应能力和行为
4个月	抬头，挺胸，头竖直，手能握持玩具	会大声叫，咿呀作语	能看到玩具，对挂于胸上方的玩具开始会抓，能较有意识的笑和哭
6个月	稍会坐，会翻身	发出个别音节，以唇音为主	能伸一手取物，并能放入口中，知道人面生熟
8个月	能爬，独坐，扶之能站	能发出爸爸、妈妈复音，对自己名字有反应	能两手传递玩具，能观察大人行为
10个月	扶物站稳	能模仿大人的声音	拇、食指能对指取物，喜撕纸，会模仿大人动作
12个月	能自己站立，扶一只手会走	能说简单的词，有意识地称呼家人	会招手表示再见，会将食物给大人，穿衣时会将手伸入衣袖，用杯喝水，能表示爱憎的感情
15个月	走得好，会爬台阶，会叠两块积木	会说单字，如吃、睡，会叫熟悉物品的名称	能正确指出自己身体的部位，会指出需要的东西，会自己吃饭
18个月	跑得稳，拉一只手上台阶	能说出图画上的物品名	会自己吃东西，能翻书，看画，懂得命令，有困难知道找人
2岁	会跑，双脚跳，会开门	能说2～3个字组成的话，如“我吃饭”会说短歌谣	能控制大小便，会看图，听讲故事，主动找人玩

续表

年龄	动作	语言	适应能力和行为
3岁	两脚交替上台阶，踢球，骑三轮车	知道性别年龄	会画圆圈，穿珠子，能穿不扎带的鞋，能表达感情
5岁	跑跳跃，足跟对足尖走	能唱短歌，讲述句子，排列有次序，会回答问题	会穿衣脱衣，会数10以内的数，能画四方形，能辨别各种颜色

七、正常的青春期发育

1. 青春期身高发育特点

身体发生较大变化。青春期开始受内分泌激素所控制。

青春期开始生长速度增快，身高每年可增加8～12cm，约经历2年，称此时期为青春期的猛长，女孩多开始于12岁左右，男孩开始于14岁前后，男孩比女孩迟2年。

2. 青春期发育分期(一般按Tanner的标准分为五期)

(1)男孩外生殖器的发育分期：1期：青春前期，睾丸和阴茎的大小、位置与儿童早期一样。

2期：阴囊和睾丸增大，阴囊皮肤变暗红并有皱褶出现，睾丸直径>2.5cm(容积4～8ml)。

3期：阴茎增大，先是长度增加，睾丸及阴囊进一步增大，睾丸长径约3.5cm(容积10～15ml)。

4期：阴茎再增大，睾丸及阴囊较大，阴囊皮肤变暗色加重，睾丸长径约4cm(容积15～20ml)。

5期：外生殖器的形状、大小如成人。

(2)女孩乳房发育的分期：1期：青春前期仅有乳头的突出如幼儿。

2期：乳房和乳头稍隆起，乳晕直径增大，出现硬结。

3期：乳房和乳晕进一步增大，两者结构不能区分。

4期：乳头和乳晕进一步突起，乳房发育之间有一凹陷，乳头和乳晕形成第二个隆起。

5期：成熟期，乳房进一步发育，使乳头和乳晕形成的第二隆起消失，乳房整个结构连续。

此五期过程在我国女孩青春期发育过程中不一定完全出现，常有4期和5期不能分辨。

(3)两性阴毛的发育

1期：青春前期无阴毛。

2期：生长出稀疏的黑色较浅的细毛，直的或有弯曲，主要分布在阴茎根部或在大阴唇上。

3期：阴毛较粗，颜色加深，并有弯曲，分布亦广，可达耻骨。

4期：阴毛分布呈人字形，但覆盖的面积较成人少。

5期：阴毛浓密，女性呈成人型——倒三角形。男性呈成人型——菱形。

第二节 小儿营养与婴儿喂养

一、能量的需要

1. 总能量需要

新生儿生后第1周为250kJ(60kcal)/(kg·d)；新生儿生后第2、第3周418kJ(100kcal)/(kg·d)；婴儿460.2kJ(110kcal)/(kg·d)；婴儿期后每3岁减去41.8kJ(10kcal)；15岁250kJ(60kcal)左右。三大营养素碳水化合物、蛋白质和脂肪供能分别为16.8kJ(4kcal)/g、16.8kJ(4kcal)/g和37.8kJ(9kcal)/g。

三大供能营养素合理的供能比例为蛋白质∶脂肪∶碳水化合物为15∶35∶50。

能量供应不足，小儿消瘦，发育迟缓，热量过多则小儿过于肥胖。

2. 能量代谢

小儿能量需求的5个方面(以婴儿为例)见表1-5。

表 1-5 婴儿能量需要比例

	占总能量需求百分比
基础代谢	50%～60%
食物特殊动力作用	7%～8%
活动所需(个体差异大)	15%～20%
生长所需(小儿特有)	25%～30%
排泄消耗	<10%

3. 营养素的需要(每日)

(1)水:婴儿为 150ml/kg,以后每 3 岁减去 25ml/kg,9 岁时为 75ml/kg,成人为 50ml/kg。

(2)蛋白质:婴儿期母乳喂养为 2～2.5g/kg,牛乳喂养为3～3.5g/kg。1 岁后蛋白质的需要量逐渐减少,成人每日 1.1g/kg。动物性蛋白的利用率高于植物性蛋白。

(3)脂类:为脂肪和类脂的总称。婴儿每日脂肪需要量 4g/kg,年长儿为 2.5～3g/kg。

(4)碳水化合物:婴儿每日需 4g/kg。

(5)膳食纤维:儿童、青少年膳食纤维适宜摄入量为 20～30g。

(6)维生素、矿物质的每日需要量,见表 1-6。

表 1-6 中国居民膳食营养素参考摄入量

年龄/岁	钙(mg/d)	铁(mg/d) 男	铁(mg/d) 女	维生素 A(μgRE) 男	维生素 A(μgRE) 女	维生素 D(μg/d)
0～	300	0.3		400		10
0.5～	400	10		400		10
1～	600	12		500		10
4～	800	12		600		10
7～	800	12		700		10
11～	1000	16	18	700		5

续表

年龄/岁	钙(mg/d)	铁(mg/d)		维生素 A(μgRE)		维生素 D(μg/d)
		男	女	男	女	
14～	1000	20	25	800	700	5

注：RE(视黄醇当量)　1μg=40 国际单位　1 国际单位=0.3μg RE

二、婴儿喂养

1. 母乳喂养

母乳的成分见表 1-7。

表 1-7　各期人乳成分(g/L)

	初乳	过渡乳	成熟乳	晚乳
蛋白质	22.5	15.6	11.5	10.7
脂肪	28.5	43.7	32.6	31.6
糖	75.9	77.4	75.0	74.7
矿物质	3.08	2.41	2.06	2.00
钙	0.33	0.29	0.35	0.28
磷	0.18	0.18	0.15	0.13
钠	0.34	0.19	0.11	0.10
钾	0.28	0.59	0.45	0.48
锰	0.06	0.03	0.05	0.04
氯	0.57	0.58	0.35	0.44

注：①初乳：产后 4 天内的乳汁。量少，每次哺喂 15～45ml，每天约 250～500ml。质略稠，色黄。含脂肪少而蛋白质较多(主要为免疫球蛋白)，富含维生素、矿物质、初乳小体等。②过渡乳：产后 5～10 天的乳汁。分泌量有所增加，平均每天 500ml 左右，脂肪含量最多，蛋白质和矿物质减少。③成熟乳：产后 11 天～9 个月的乳汁。每日泌乳总量达 700～1000ml，蛋白质含量更低。④晚乳：10 个月以后成为晚乳。此期营养成分和泌乳量都减少。

2. 人工喂养

不同乳汁成分见表 1-8。

表 1-8　人乳、牛乳、羊乳成分比较

成分	人乳含量(%)	牛乳含量(%)	羊乳含量(%)
水	8.5	87.5	86.9
蛋白质	1.2	3.5	3.8
乳糖	7.5	4.8	5
脂肪	3.5	3.5	4.1
钙(mg)	34.0	120.0	140.0
磷(mg)	15.0	90.0	106.0
铁(mg)	0.1	0.1	0.1
能量(kcal)	68.0	66.0	71.0

注:(1)牛乳喂养:牛乳成分不适合婴儿,需稀释、加糖和消毒后才能喂养婴儿。

牛乳配制方法:

例:3 个月小儿体重 5kg,牛乳喂养:

①每日总热量 110kcal×5=550kcal

②每日需 5%糖牛乳量 100ml×(550kcal÷86kcal)≈640ml

(每 100ml 牛奶提供 66cal 热量;每克糖提供 4cal 热量)

③每日需糖量 5g×(640÷100)=32(g)

④每日需液体总量 150ml×5=750ml

除奶以外每日需水量 750－600=150ml,可在喂奶间隔分次喂水

(2)牛乳制品:①婴儿配方奶粉。参照母乳成分,调整牛奶中的成分,添加一些重要的营养素等,对于无法母乳喂养的婴儿为首选。特殊配方的婴儿配方奶粉,如腹泻奶粉、抗过敏奶粉、防溢乳奶粉、低出生体重配方奶等,可以分别用于不同的有特殊问题的婴幼儿。②全脂奶粉为鲜牛奶经一系列工艺加工而成,配置时 1∶8(重量比)或 1∶4(体积比)加水成全脂奶。

(3)羊奶也是婴儿较好的营养品,易于消化吸收。但羊奶含维生素 B_{12} 量少,如能及时加辅食可以避免。其制备法与牛乳相同。

3. 辅食

添加辅助食品可增加营养的摄入，锻炼嘴和舌的协调、吞咽能力，促进牙齿发育等。

(1)添加原则：在婴儿健康、消化功能正常时。从一种到多种，按淀粉（谷物）—蔬菜—水果—动物性食品的顺序来添加；从少到多，一开头只是试吃，在喂奶之后试吃一点，然后逐渐增加；从稀到稠，从细到粗，按液体—泥糊—固体的顺序添加，循序渐进。

(2)添加顺序：①生后 2 周：加维生素 C(如果水，菜水)，纯母乳喂养例外。加维生素 D 400U/d(预防量)。②4～6 个月：加泥状食品如米糊、营养米粉、烂粥、蛋黄、鱼泥、菜泥、水果泥、豆腐等，每日逐渐加至 1～2 次。③7～9 个月：加末状食品，如烂面、碎菜、饼干、鱼、全蛋、肝泥、肉末等，可代替 1～2 次乳类。④10～12 个月：加碎食品，如稠粥、软饭、挂面、馒头、面包、碎菜、碎肉、油、豆制品等，逐渐替代 2 次乳类。

三、幼儿膳食

①供应足够的营养素、热能。②家长应为小儿单独烹调菜肴、食物品种多样化。③不宜食用刺激性食物，带刺及壳的食品加工后食用。④进食次数以三餐加一至二次点心为宜。⑤保证牛奶供应量。⑥培养良好饮食习惯、创造良好的进食环境。

第三节　儿童营养状况评估

一、膳食评价

根据小儿每日进食的种类和数量，计算或估计小儿每日能量、蛋白质及主要营养素摄入情况。调查方法有询问法、称重法、记账法。

评价方法：①能量摄入与 RNIs 或 AIs 比较，＞85％为摄入足够，＜70％为不足；蛋白质摄入与 RNIs 或 AIs 比较，＞80％为摄入足够，＜70％为不足；矿物质、维生素摄入应＞80％ RNIs 或

AIs。②膳食供能比例：三大营养素产能占总能量比中，蛋白质为 10%～15%，脂类 20%～25%，碳水化合物为 50%～60%。③一日能量分布：早餐供能 25%～30%，中餐 35%～45%，晚餐 25%～30%，加餐为 10%。

二、临床评估

一般外貌，包括头发、皮肤、口腔黏膜，以及营养不良的胃肠道症状，临床体格检查除常规检查心、肝、肺、肾等重要脏器的功能状况外，还应注意检查有无营养素缺乏的体征。

第四节　小儿各年龄期的特点和保健

一、新生儿期特点与保健

从胎儿娩出断脐时起到不满 28 天为新生儿期。出生后不满 7 天的阶段称早期新生儿。新生儿期是婴儿出生后适应环境的阶段，生理上出现血液循环的改变和自主呼吸的建立。其他功能也逐渐完善，此期发病率高，常见者有早产、宫内生长障碍、窒息、产伤、感染、先天畸形等。

(1)保暖：新生儿居室温度以 20～22℃、湿度以 55%～60%为宜。要随着气温高低，调节室内温度、湿度及衣被。

(2)喂养：尽早吸吮母亲的乳头，以促进母乳分泌。鼓励母乳喂养，按需哺喂。纯母乳喂养的新生儿生后 2 周应补充维生素 D 400U/d。如不能母乳喂养时指导家长选择合适的配方奶。

(3)护理：①选择浅色柔软的棉质内衣，不宜用带子捆绑新生儿。尿布应用柔软、清洁、吸水性强的棉织品，勤洗勤换。②每日洗澡保持皮肤清洁，脐带脱落前可用淋浴沐浴，脐带脱落后可放入盆中洗澡，用中性洗液，动作轻柔擦拭皮肤。③保持脐带残端清洁。④经常保持臀部和会阴部皮肤清洁干燥。每次大便后用温水洗臀部，肛周涂少许植物油或鞣酸软膏以防红臀。⑤不给新生儿挤奶头，不擦口腔、不挑马牙，以防乳腺炎和口腔感染。⑥睡眠，最好达 20h，睡时要变换体位，注意仰卧时漾奶不要呛入气管及肺内。俯卧位时不要堵住口鼻而发生意外窒息。喂奶后宜向右侧卧，减少不必要的操作。⑦新生儿疾病的护理。

(4)预防感染：新生儿居室应定时开窗通风换气，保持室内空气新鲜。新生儿用具要每日煮沸消毒。成人护理新生儿前要洗手。家人患感冒喂奶时要戴口罩。尽早接种乙型肝炎疫苗和卡介苗。

(5)促进感知觉发育：母亲经常和新生儿说话，轻柔地抚摸、拥抱新生儿，以促进视、听、触觉的发展。

(6)新生儿疾病筛查：①听力筛查：早发现听力障碍新生儿，使其得到适当干预。②遗传代谢、内分泌疾病的筛查：目前主要筛查苯丙酮尿症(PKU)和先天性甲状腺功能低下症(CH)两种。③先天性疾病、畸形、髋关节发育不良等检查。④新生儿 20 项行为神经测查法(简称 NBNA)：非条件反射、肌张力等评价新生儿，同时可帮助筛查神经系统疾病。

(7)新生儿用药：慎重，新生儿肝功能不成熟，药物易在体内蓄积。

(8)新生儿访视。

二、婴儿期特点与保健

这个时期为小儿出生后生长发育最迅速的时期，各系统器官继续发育和完善，因此需要摄入的热量和营养素，尤其是蛋白质要求高，如不能满足，易引起营养缺乏。但此时消化吸收功能尚不够完善，与摄入高的要求产生矛盾，易发生消化与营养的紊乱，提倡母乳喂养和合理的营养指导十分重要。婴儿期抗病能力较弱，来自母亲的免疫抗体逐渐消失，自身免疫力又尚未发育成熟，易患传染病和感染性疾病。脑发育很快，是感知觉、情感、语言发育关键期。

(1)合理喂养：见前所述。

(2)促进感知觉、运动、语言、情感的发展：婴儿期是感知觉、运动、语言、情感发展的快速时期。结合婴儿智能发育规律进行能力训练。通过看东西、听音乐、讲话、抚摸皮肤等视觉、听觉及皮肤触觉的刺激，促进脑的发育。婴儿运动发育敏感期内适时训练抬头、翻身、坐起、爬和行走等运动能力，这对小儿今后的心理发育会产生积极的影响。

(3)生长监测：应用生长发育监测图等体格评价标准监测婴儿的生长和营养状况，早期发现生长偏离，分析其原因，及时采取有针对性的措施。

(4)定期健康检查：生后6个月内婴儿每1个月检查1次，7～12个月每2～3个月检查1次。医生询问婴儿的喂养情况，包括喂养方式、奶量、断奶时间、辅食添加以及相关的情况。体格发育指标测定，包括体重、身长、坐高、头围、胸围、牙齿萌出时间和牙齿数、囟门、神经反射、语言发育、运动发育、听力、视力、各器官有无异常和必要的实验室检查项目(如血红蛋白)等，全身各系统检查。询问疫苗接种和疾病情况。

(5)生活技能、规律的培养：注意婴儿良好的生活能力、生活规律的培养。如有规律地作息，建立一定的生活制度。6个月以内的婴儿尚未建立生物时钟，所以常常出现白天睡觉，晚上醒、哭吵的“日夜颠倒”现象，6个月以后婴儿的生活规律与成人逐渐接近。培养独立睡眠的习惯，规律进食，培养婴儿良好的饮食行为，让婴儿接触多种食物，以免发生偏食挑食现象，并尊重婴儿对新添加食物的好恶，可反复变换口味使婴儿自然接受。进食技巧的训练，从小养成良好的卫生习惯。

(6)体格锻炼：坚持户外活动，增强身体对外界环境的适应能力。可以结合年龄开展被动操(2～6个月)、婴儿主动操(6～12个月)、婴儿皮肤按摩、晒日光、户外睡眠等活动。

(7)口腔保健：保持口腔内的清洁，为乳牙的萌出提供一个良好的生长环境。宝宝的乳牙萌出，可以让婴儿坐在家长的膝上，将干净纱布或者手帕缠在手指上，轻轻擦洗婴儿刚萌出的乳牙。

(8)疾病的预防与筛查：如缺铁性贫血、维生素D缺乏性佝偻病、微量元素缺乏、中耳炎、听力异常、先天性髋关节发育不良、食物过敏等疾病的检查。

(9)预防接种：按照计划免疫程序，在1岁内完成各种疫苗的基础免疫。

三、幼儿期特点与保健

此期小儿的特点是生长速度减慢，前囟闭合，乳牙出齐。神经系统发育开始减慢，脑的大小已达成人的80%。已能自由行动，语言理解与表达能力加速发育，能用人称代词，能控制大小便。此期小儿所患疾病与婴儿期相似，唯消化功能紊乱减少，而呼吸系统疾病相对增多，急性传染病发病率较高。

(1)合理安排膳食：幼儿期仍需供给营养丰富的食物，以满足体格生长、神经心理发育及活动增多的需要。各种营养素及热能供给要全面，比例平衡，注意食物的色、香、味，食物制作宜细、烂、软，以促进幼儿进食和食欲，并注意培养良好的饮食习惯。每日以4餐为好，即早、中、晚三餐，午后加1次点心，各餐间隔时间以4h为佳。全日热能在4餐中合理分配，即早餐占25%，午餐35%，晚餐30%，午后点心10%较为合适。

(2)培养良好的生活习惯如拿杯子喝水，自己吃饭、洗手，2岁左右穿脱衣服、鞋子，逐渐控制排便，进行如厕训练。生活规律，为入幼儿园做准备。

(3)早期教育：幼儿期是语言、动作和神经心理发展的重要时期，要加强早期教育，促进语言、动作及神经心理健康发展。幼儿1～1.5岁学会走路，2岁以后学习跑、跳、爬高。与此同时，手的精细动作也发展起来，生后第2～3年还是小儿语言发育的关键时期，在此期间，应给小儿动作和语言发育创造良好条件。心理上容易出现逆反心理，应进行适当教育。

(4)定期健康检查：每3～6个月健康检查1次，内科(含体格发育水平的评估)、外科、听力、视力、口腔的检查，实验室及辅助检查，每年测定1次血红蛋白及尿常规。定期健康检查可早期发现幼儿体格发育偏离、智力发育落后、听力障碍、视力偏离、锌缺乏症、铅损伤、先心病、缺铁性贫血、佝偻病等多种疾病。

(5)预防接种：按照计划免疫程序对有关疫苗进行接种。

(6)预防意外事故和防治常见病：幼儿好奇心强、又缺少生活经验。应妥善保管危险物品及注意室内设施安全，尽量不进食花生、瓜子等食物，预防外伤、异物吸入等。预防常见病仍以预防呼吸道及胃肠道疾病为主。某些传染病(如水痘、腮腺炎、风疹)的发病率有增加。发现传染病应及时隔离,接触者应予以检疫。要预防龋齿,2 岁时训练幼儿于饭后漱口,3 岁开始训练饭后、睡前刷牙。

四、学龄前期特点与保健

此期儿童的特点是生长速度减慢,每年体重增加约 2kg,身高增加平均约 5～7cm。活动多,运动量大,开始有较好的平衡,运用大肌肉的控制能力不断改善,会跑、跳、攀登。手的动作更加灵巧,能模仿绘画或临摹横线、直线和基本的几何图形。形象思维和形象记忆是此期儿童思维记忆的特点。言语发展,词汇量增加,连贯地表达自己的思想,其语音逐渐正确。好奇多问,模仿性强,想像主题易于变化,创造想像开始发展。渐渐能参加小范围的集体游戏。体质增强,发病率明显下降。此期儿童易发生车祸、烫伤等意外事故。

(1)合理膳食:膳食结构接近成人,为满足此期儿童生长发育的需要,应供给平衡膳食,食物多样化以增进食欲。养成定时进食、不偏食、不挑食等良好的饮食卫生习惯。每日 3 餐主食,1～2 次点心或水果,乳类供能占总能量的 1/3,乳类总能量约 25kcal/kg。

(2)学前教育:学前教育是通过讲故事、组织各种游戏、参观、绘画、欣赏音乐歌舞、体操、运动会、郊游等形式,培养儿童学习能力、分辨是非的能力、品格毅力等,发展儿童的好奇心和求知欲、想像与思维能力。此期主要的活动是游戏,儿童的许多学习活动是寓于游戏之中的。学习对于此期儿童不是主要任务,在压力不大的情况下,可进行有意识地教育。不能强迫儿童过早地接受正规的文化学习,违背早期教育的规律。要用日常生活内容锻炼独立生活能力,提高儿童自我保护能力,给予儿童适当的磨砺。

(3)合理安排日常活动:此期小儿适宜进入幼儿园,每日保证定时进食、睡眠外,还要合理安排户外活动、锻炼、游戏、室内手工作业、绘画等,开始识字写字。

(4)良好习惯的培养:培养文明进餐习惯,培养坐立、看书绘画的正确姿势等。

(5)定期健康检查:每半年至1年检查1次,内容同既往健康检查。了解生长速度、营养状况,对检查出来的问题要及时处理。

(6)预防接种:按计划免疫程序进行。

(7)预防疾病及意外事故:此期儿童传染病明显减少,而呼吸道感染、外伤、食物中毒、龋齿、弱视、肥胖等相对增多。应重视预防教育,加强防护性措施。

(8)常见的心理行为问题指导:吮拇指和咬指甲、攻击性行为、破坏性行为等,家长应积极寻找原因,给儿童更多的爱和指导。

五、学龄期特点与保健

学龄期儿童的特点是生长速度到7～8岁后稍有增快趋势,皮下脂肪重新开始堆积。脑的形态发育基本完成,而淋巴系统发育则处于高潮。约6岁开始换牙,一般儿童到12岁时全副乳牙已脱落,萌出除第三磨牙外的全部恒牙。多种生理功能,包括免疫功能,已基本成熟、稳定。认知能力加强,社会心理进一步发育,逐渐适应学校环境并进入家庭及学校以外的社会。此期器质性疾病较少,唯呼吸道感染仍较常见。学习是主要活动,避免学习困难和异常心理。

(1)培养良好卫生习惯:培养每天早、晚刷牙,饭后漱口的习惯;饭前便后洗手的习惯;按时进食、按时睡眠和夏季午睡的习惯;喝水用自己的水杯,不随地吐痰等良好习惯。

(2)培养正确姿势:这个时期骨骼正处在生长发育阶段,若听课、看书、写字时经常弯腰、歪头、扭腰,站立时歪肩,走路时低头、驼背,都可影响胸廓的正常发育,长久下去就会形成驼背、脊柱异常弯曲等畸形。因此,注意培养学生正确的坐、立、行走等姿势。

(3)平衡膳食:保证优质蛋白质的摄入,饮食调配上要合理搭配主副食,注意营养平衡、多样化。少吃肥肉和猪油,少吃甜食，多吃豆制品、牛奶和新鲜蔬菜、水果等，多食富含钙的食物。

(4)预防近视眼：预防措施包括：①教室要有适当的光线。②课桌椅高度应适合学生的身高、坐高。③教材应印刷清楚。④教育学生看书写字的姿势要端正，书本(或纸)和眼睛应保持33cm左右的距离，禁止卧位看书等。

(5)健康检查：每年一次，包括身高、体重测量、视力、听力筛查以及心理发育筛查等。监测生长发育，及时发现体格生长偏离及异常并干预。眼及口腔保健的宣教，预防屈光不正、龋齿的发生。学龄期儿童定期氟保护，六龄齿萌出后要进行窝沟封闭。

(6)体育锻炼：要适应学龄儿童发育特点安排适当的内容，要循序渐进，持之以恒。

(7)法制教育：开展适合学龄儿童的法制教育，使其从入学开始，学会遵纪守法，培养正确的、良好的同学友好关系。

(8)性知识教育：根据年龄不同进行性相关知识的教育，包括从生理、心理上正确认识性的发育，加强自我保护意识，了解有关性病、艾滋病的相关知识。

(9)预防疾病及意外事故：遵守交通安全法规，运动、玩耍时注意安全。筛查有无性发育异常、生长速度过缓、肥胖、学习困难等疾病、问题。

(10)心理教育：帮助儿童适应学校生活，正确激发学生的学习动机，培养他们的学习兴趣。树立信心，防止不良心理及性格产生。

六、青春期特点与保健

此期的特点是体格生长出现又一次加速以后又减慢的过程，直至最后身高停止生长和生殖系统的发育成熟。此期内分泌系统发生一系列变化，心理发育如逻辑思维等达到新的水平。常产生感情困惑和心理冲突。在人际关系、情绪稳定等方面的问题尤为突出。此期疾病常与内分泌有关，如月经不调、痤疮、肥胖症、贫血等。

(1)心理教育：促进学生良好心理素质的形成，预防和消除一些不健康的心理现象，为学生知识的获得、智力的开发、优良思想品德的形成、人格的健全发展提供良好的心理基础，并起到积极的推动、调节作用。需家庭、学校及社会的共同努力。

(2)加强营养：此期由于体格生长的加速和活动的增加，必须加强营养，保证食物的质与量的供应，注意烹调技术，讲究饮食卫生。

(3)体育锻炼：要按学校规定的锻炼项目开展体育锻炼，以增强体质，锻炼意志。

(4)卫生保健：应合理安排作息时间，睡眠每天不少于 9h。每年应做一次体格检查，以便早期发现问题，尽早处理。

(5)生理卫生教育：学校应结合生理卫生课举办青春期卫生专题讲座；组织参观人体生理卫生与解剖图解教育；使学生了解青春期发育特点及第二性征发育的规律；了解生物遗传、人类与遗传的生物特征；理解近亲婚配可增加遗传性疾病的危险性。还要指导女学生重视经期卫生及必要的卫生措施。

(6)法制教育：教育青少年树立社会主义的道德观念、人生价值观念；爱护集体、遵纪守法，成为勤劳、奋发学习的新一代公民。

(7)预防疾病及意外事故：此期活动范围扩大，应注意交通安全、社会不良现象的影响。

第五节　儿童保健的服务内容与管理

一、营养指导

合理营养是满足小儿正常生理需求、保证小儿健康成长的重要因素。针对小儿生长状况和健康水平，根据不同时期儿童的主要营养问题，及时对家长和有关人员进行营养指导。主要包括：①母乳喂养的宣教及指导。②泥糊状食品和断乳期食品的正确添加。③培养良好进食习惯。注意强调平衡膳食，预防偏食、挑食等。④合理安排学前及学龄期儿童的膳食。⑤预防营养素缺乏知识的指导。⑥营养状况评价，预防、发现和纠正营养不良、营养过剩等问题。

二、一般护理

护理是儿童保健的基础，年龄越小的儿童，越需要合适的护理。①环境：合适的温度及湿度，充足的阳光。②衣物、尿布的选择：浅色、柔软的纯棉衣物、尿布较为合适。③皮肤护理：皮肤的清洁，尿布疹、湿疹等常见皮肤病的护理。④疾病儿童的护理。

三、定期健康检查

定期健康检查，可系统了解儿童生长状况、营养状况，及时发现异常情况并干预。

1. 新生儿访视

(1)新生儿出生至生后28天内由社区妇幼保健人员进行家访，时间分别为出生后3～7天(或出院后1～3天)、28～30天各一次。高危儿应适当增加访视次数。对体重低于2000g、体温不正常、生活能力差的新生儿每天访视一次，情况好转后每周访视1～2次。

(2)目的：协助家长作好新生儿护理保健工作，指导科学育儿方法，及时发现异常情况并处理。保证其健康生长，减少新生儿的发病率和死亡率。

(3)访视内容：①观察新生儿的一般情况。②了解新生儿出生时及出生后的情况。③进行全面的体格检查。④喂养指导和护理指导。⑤体重监测。⑥预防接种情况。⑦咨询与指导。

发现鹅口疮、脐炎、尿布皮炎等异常情况，医生要及时处理。如发现新生儿病情较重，应将新生儿转送医院治疗。

2. 儿童保健门诊

定期检查的时间一般定为：生后6个月内婴儿每1个月检查一次，7～12个月每3个月检查一次；生后第二、第三年，每6个月检查一次(生后18、24、30、36个月)；3岁以上儿童，每年检查一次。高危儿、体弱儿应适当增加检查的次数。定期健康检查可以纵向地监测儿童体格发育及心理行为发育，可以早期发现问题，正确指导。

定期体检内容包括：①所有儿童均要测量身高和体重，2 岁以内儿童还可增加头围和胸围的测量。根据测量结果，医生按儿童的年龄对其体格生长情况进行评价。②全身系统检查：检查儿童的心、肺、肝脾、四肢、皮肤，以及眼、耳、口腔、淋巴结有无异常，听力、视力是否正常。对于婴幼儿还要检查前囟的闭合以及牙齿的萌出，尤其观察有无佝偻病体征。③询问父母儿童在两次健康体检期间的喂养方式、辅食添加、睡眠、户外活动、神经精神发育及患病情况。④儿童神经心理发育的评价和适应性行为测试。⑤实验室及相关辅助检查：6～9 个月的婴儿检查 1 次血红蛋白，1 岁以后的儿童每年检查 1 次血红蛋白。定期给儿童检查便常规、尿常规，微量元素等。

四、计划免疫

1. 我国现行的儿童免疫程序

详见表 1-9。

2. 接种疫苗的注意事项

①严格按照免疫程序的规定接种疫苗，掌握预防接种的接种对象、接种途径、接种部位、接种剂量、次数、间隔时间和不同疫苗的联合免疫方案。②正确掌握接种禁忌证：一般禁忌证包括急性传染病的潜伏期、前驱期、发病期及恢复期；发热或患严重的慢性疾病如心脏病、肝脏病、急慢性肾脏病变、活动性结核病、严重的化脓性皮肤病、活动性风湿病；免疫缺陷病、恶性肿瘤的患儿；过敏性体质(如反复发作的支气管哮喘、荨麻疹、血小板减少性紫癜、食物过敏史者等，属于含该过敏原的疫苗不予接种)；神经系统疾患如癫痫、脑病、惊厥史等；既往接种后有严重不良反应(过敏反应、虚脱或休克、全身或局部神经症状、非热性惊厥史等的儿童不再接种同种疫苗)。特殊禁忌证指适用于某种疫苗使用的禁忌证，更应严格掌握。

3. 预防接种的反应

(1)一般反应：指由疫苗本身性质引起的反应，表现为发热、注射局部红肿、疼痛或出现硬结等炎症反应，多为一过性，不会造成组织器官不可恢复的损伤。一般无需做特殊处理。对于反

表 1-9　扩大国家免疫计划疫苗免疫程序

疫苗	接种对象月(年)龄	接种剂次	接种部位	接种途径	接种剂量/剂次	备注
乙肝疫苗(HBV)	0、1、6 月龄	3	上臂三角肌	肌内注射	酵母苗 5μg/0.5ml，CHO 苗 10μg/1ml、20μg/1ml	出生后 24h 内接种第 1 剂次，第 1、第 2 剂次间隔≥28 天
卡介苗(BCG)	出生时	1	上臂三角肌中部略下处	皮内注射	0.1ml	
脊灰疫苗(OPV)	2、3、4 月龄，4 周岁	4		口服	1 粒	第 1、第 2 剂次，第 2、第 3 剂次间隔均≥28 天
百白破疫苗(DPT)	3、4、5 月龄，18～24 月龄	4	上臂外侧三角肌	肌内注射	0.5ml	第 1、第 2 剂次，第 2、第 3 剂次间隔均≥28 天
白破疫苗(DT)	6 周岁	1	上臂三角肌	肌内注射	0.5ml	
麻风疫苗(MR)(麻疹疫苗)	8 月龄	1	上臂外侧三角肌下缘附着处	皮下注射	0.5ml	

续表

疫苗	接种对象月(年)龄	接种剂次	接种部位	接种途径	接种剂量/剂次	备注
麻腮风疫苗（麻腮疫苗、麻疹疫苗）(MMR)	18～24月龄	1	上臂外侧三角肌下缘附着处	皮下注射	0.5ml	
乙脑减毒活疫苗(JEV)	8月龄，2周岁	2	上臂外侧三角肌下缘附着处	皮下注射	0.5ml	
A群流脑疫苗(Meningococcus A Vaccine)	6～18月龄	2	上臂外侧三角肌附着处	皮下注射	30μg/0.5ml	第1、第2剂次间隔3个月
A+C流脑疫苗	3周岁，6周岁	2	上臂外侧三角肌附着处	皮下注射	100μg/0.5ml	2剂次间隔≥3年；第1剂次与A群流脑疫苗第2剂次间隔≥12个月

续表

疫苗	接种对象月(年)龄	接种剂次	接种部位	接种途径	接种剂量/剂次	备注
甲肝减毒活疫苗(HA Vaccine)	18月龄	1	上臂外侧三角肌附着处	皮下注射	1ml	
出血热疫苗(双价)(HFRS Vaccine)	16～60周岁	3	上臂外侧三角肌	肌内注射	1ml	接种第1剂次后14天接种第2剂次，第3剂次在第1剂次接种后6个月接种
炭疽疫苗	炭疽疫情发生时，病例或病畜间接接触者及疫点周围高危人群	1	上臂外侧三角肌附着处	皮上划痕	0.05ml(2滴)	病例或病畜的直接接触者不能接种

续表

疫苗	接种对象月(年)龄	接种剂次	接种部位	接种途径	接种剂量/剂次	备注
钩体疫苗	流行地区可能接触疫水的7～60岁高危人群	2	上臂外侧三角肌附着处	皮下注射	成人第1剂0.5ml，第2剂1.0ml 7～13岁剂量减半，必要时7岁以下儿童依据年龄、体重酌量注射，不超过成人剂量1/4	接种第1剂次后7～10天接种第2剂次
乙脑灭活疫苗	8月龄（2剂次），2周岁，6周岁	4	上臂外侧三角肌下缘附着处	皮下注射	0.5ml	第1、第2剂次间隔7～10天
甲肝灭活疫苗	18月龄，24～30月龄	2	上臂三角肌附着处	肌内注射	0.5ml	2剂次间隔≥6个月

应较强的个体可以对症治疗，如发热使用退热剂、红肿硬结可采用局部热敷等。

(2)异常反应：①非特异性反应：常见有局部、全身化脓性感染、无菌性化脓。②精神性反应：晕厥、换气过度综合征、急性精神性反应(癔病、急性休克性精神反应)、群发性癔症、惊厥。③变态反应：过敏性休克、过敏性皮疹、局部过敏性反应、血管神经性水肿等。④免疫缺陷症引起的反应：如低丙球血症患儿接种卡介苗后可有全身播散性感染。

异常反应一般少见，发生多与受种者体制密切相关。这类反应需及时对症处理，并送附近医疗单位抢救治疗。

4. 预防接种反应的处理

(1)无菌性脓肿：①轻者用毛巾热敷以促进吸收，每日 3～5 次，每次 20min 左右。②无菌性脓肿未破溃前切忌切开排脓，以防久不愈合，可用注射器抽取浓液。③如脓肿已破溃，则需切开排脓，局部处理，必要时扩创。如继发感染，抗生素治疗。

(2)晕厥：多发生在空腹、精神紧张状态中进行注射者。①此时应让小儿立即平卧，保持安静，可以给热开水或热糖水喝，一般不需施用药物，在短时间内即可恢复正常。②严重者可皮下注射 1∶1000 肾上腺素，每次 0.01～0.03ml/kg。经过处置后，在 3～5min 内仍不见好转者，应立即送附近医疗单位抢救治疗。

(3)过敏性休克：立即皮下或静注肾上腺素 0.5～1ml，必要时可重复注射，还可应用氢化可的松及呼吸兴奋剂等，并送附近医疗单位抢救治疗。

(4)加重反应：由于被接种者的原因或疫苗使用过程的原因，或某些批号疫苗质量存在问题或使用不当而发生反应超过某种疫苗应有的反应范围，但性质仍属于一般反应的范畴。处理原则，对症处理，其方法与一般反应的治疗相同。

五、儿童神经心理发育

儿童神经心理发育水平表现在感知、运动、语言和心理过程中的各种能力，儿童保健中要对儿童这些能力进行评价。早期发现发育偏离的儿童，以便早期干预。

1. 筛查测验

①丹佛发育筛查法(DDST)：DDST 主要用于 6 岁以下儿童的发育筛查，实际应用时对<4.5 岁的儿童较为适用。②绘人测试(Drawn-a-man)：适用于 5～9.5 岁儿童。绘人法测试结果与其他智能测试的相关系数在 0.5 以上，与推理、空间概念、感知能力的相关性更显著。③图片词汇测试(PPVT)：PPVT 适用于 4～9 岁儿童的一般智能筛查。该法可测试儿童听、视觉、知识、推理、综合分析、语言词汇、注意力、记忆力等。方法简单，尤适用于语言或运动障碍者。

2. 诊断测验

①Gesell 发育量表：适用于 4 周至 3 岁的婴幼儿，从大运动、精细动作、个人-社会、语言和适应性行为五个方面测试，结果以发育商(DQ)表示。②0～6 岁儿童神经心理发育量表：为我国的量表，测试时间短，分五大能区：大运动、精细动作、适应能力、语言、社交行为，项目测查总数 211 个，分为 28 个年龄组，用发育商评价。③Bayley 婴儿发育量表：适用于 2～30 个月婴幼儿，包括精神发育量表、运动量表和婴儿行为记录，结果以发育商(DQ)表示。1993 年修订后适用于 1～42 个月婴幼儿。④Standford-Binet 智能量表：适用于 2～18 岁儿童/测试包括幼儿的具体智能(感知、认知、记忆)和年长儿的抽象智能(思维、逻辑、数量、词汇)，用于评价儿童学习能力和智能迟滞程度，结果以智商(IQ)表示。⑤Wechsler 学前及初小儿童智能量表(WPPSI)：适用于 4～6.5 岁儿童。量表分言语测量和操作测验，即可按实际年龄得到言语、操作和总的智商(IQ)。较客观地反映学前儿童的智能水平。⑥Wechsler 儿童智能量表修订版(WISC-R)：适用于 6～16 岁儿童，内容与评分方法同 WPPSI。

3. 适应性行为测试

智力低下的诊断和分级必须结合适应行为的评定结果。多用日本婴儿～初中学生社会生活能力量表(6 月龄～15 岁)。

六、儿童心理保健

根据儿童心理发展的规律，通过有益的教育和训练，自幼培养儿童健康的心理、完善的人格、灵活的适应能力，使之成为身心健康的社会成员。

1. 生活习惯的培养

主要培养儿童的睡眠习惯、进食习惯、排便习惯和清洁卫生习惯。

2. 社会适应性的培养

培养儿童社会适应能力，主要培养生活独立的能力、独立分析处理事情的能力、情绪自我控制能力、遇到困难有克服困难的意志、与人交往的能力、善于发现问题、探索问题的能力及创造能力的培养。

七、意外伤害预防

①预防窒息、异物吸入。②外伤。③中毒、药物误服。④交通安全、溺水等意外事故。⑤忽视虐待儿童。

八、其他保健

①听力保健：主要包括促进儿童正常听觉及语言功能的发育、监测儿童听力发育及早期发现和预防听力异常。②口腔保健：儿童口腔保健的重点是保护乳牙和第一恒牙，以利儿童口腔的正常生长发育和恒牙的正常萌出。龋齿、牙龈炎和错颌畸形也是儿童口腔保健的重点。养成早晚刷牙，饭后漱口的习惯，定期进行口腔检查，合理使用儿童口腔保健技术，积极治疗已经发现的各种口腔疾病。③眼保健：胎儿期保护胎儿的正常生长发育，新生儿期尽量不用器械助产，防止或减少视网膜出血及视觉系统部位的产伤，以及防治源于产道的感染性眼病。婴幼儿期注意避免外界因素对眼的不良影响。学龄前期争取每个小儿都能接受一次眼的全面健康检查，积极合理矫正病理性屈光，培养正确坐姿和良好用眼卫生习惯，积极防治各种流行性眼病。学龄期继续开展视力监测工作，重点进行近视眼的防治。

九、早期教育和早期干预

1. 早期教育

是指为正常婴幼儿提供的一种有计划、有组织、有目的的丰富环境，提供刺激的教育活动。早期教育的年龄主要是 3 岁以前，目的是发挥儿童的潜力，提高智力，增进与人交往和沟通的能力。

早期教育应该按照儿童的年龄特点和生理、心理发展的规律，注意循序渐进和经常性，因地制宜采取措施，尊重儿童的个性，提倡家长参与，全面促进的原则。

早期教育的内容分为大运动、精细动作、语言、认知、社会交往等几个领域。

2. 早期干预

是一种有组织、有目的的丰富环境的教育活动，根据婴幼儿智力发育规律，促进可能发展为脑损伤后遗症（如智力低下、脑瘫、视听障碍和行为问题等）的高危儿的潜能发挥，预防或减轻其伤残的发生，使其智力发育赶上正常儿童。

第二章　液体疗法

液体疗法是指通过口服、静脉补充一些液体，纠正机体的水、电解质及酸碱平衡紊乱，帮助体液恢复平衡的一种治疗手段。

第一节　小儿水与电解质代谢特点

小儿体液总量相对比成人多，年龄越小，其总液量占体重比例越大，成人体液占体重的 60%，儿童约占 65%，婴儿约占 70%。

小儿代谢旺盛，需水量比成人多，水的交换量也相对比成人多。

小儿体液电解质组成与成人相似，但出生数日的新生儿，除血钠与成人相似外，血钾、氯、磷及乳酸偏高，碳酸氢盐和钙偏低。

小儿调节水和电解质功能差，在病理情况下，如发生吐泻或高热时，容易发生水和电解质代谢紊乱。

第二节　水、电解质酸碱平衡紊乱及治疗

体液平衡的基本要求包括：水的平衡；电解质的平衡；渗透压的平衡（张力平衡）；酸碱平衡。任何一方面的紊乱都可造成内环境的失衡。

一、脱水

由于水的摄入量不足和/或损失量过多，导致体液总量尤其

是细胞外液量减少的病理生理状态。除失水外，常伴有钠、钾和其他电解质的丢失。评定脱水时要评估脱水程度和脱水性质。

1. 脱水程度

见表 2-1。

表 2-1　脱水程度的评估

症状与体征		轻度脱水	中度脱水	重度脱水
体重丢失	婴儿	5%以下	5%～10%	10%以上
	年长儿	3%以下	6%～9%	9%以上
一般状况		精神稍差，可抚慰	烦躁不安	嗜睡/迟钝
眼窝、前囟		正常	略凹陷	深凹陷，眼不能闭合
眼泪		有	减少	无泪
颊黏膜/唇		湿润	干燥	极干燥/皲裂
口渴		无	口渴	少量饮水或不能饮水
皮肤弹性		正常	稍差	无弹性
尿量		正常	减少	无尿
脉搏		正常	轻度增快	快、弱
四肢末梢		正常	稍凉	冷、皮肤发花

注：对于同等程度的脱水，低钠性脱水的临床症状通常较高钠性脱水更重。

2. 脱水性质

见表 2-2。

表 2-2　三种性质脱水的特点

	等渗脱水	低渗脱水	高渗脱水
血钠(mmol/L)	130～150	<130	>150
细胞外液	减少	明显减少	减少
细胞内液	正常	增加	明显减少
常见病因	腹泻、呕吐、大面积烧伤、短期饥饿	慢性腹泻、营养不良、禁盐、利尿剂的应用	水摄入不足、高热、大量出汗、某些病毒性肠炎等
临床特点	一般脱水症状和体征	神经系统症状明显，脱水表现重	口渴明显，高热，尿量减少显著，激惹、烦躁，甚至惊厥、昏迷

3. 脱水的治疗

首先明确病因，然后定出补液方案，包括确定补液的途径、定液体量、定液体成分、定步骤和速度等。

(1)补液的原则：可概括为“先浓后淡，先盐后糖，先快后慢，见尿补钾，随时调整”。脱水的治疗要从累积损失、继续损失和生理需要三个方面考虑。补液方式分口服补液及静脉补液。轻度和中度脱水可用世界卫生组织推荐的口服补液盐(ORS)。轻度脱水约补 50ml/kg，中度脱水约补 80～100ml/kg，少量频服，在 8～12h 将累积损失补足。若呕吐频繁或腹泻、脱水加重时，应改为静脉补液。静脉补液适用于中度以上脱水或吐泻严重的患儿。

(2)补充累积损失：补充发病后至就诊前水和电解质的总损失量。①补液量：轻度脱水 50ml/kg；中度脱水 80～100ml/kg；重度脱水 100～120ml/kg。②补液性质：低渗性脱水补 2/3 张～等张(总的液体张力)含钠液；等渗性脱水补 1/2～2/3 张含钠液;高渗性脱水补 1/3～1/5 张含钠液。③补液速度:对于等渗和低渗性脱水,一般在 8～12h 内补足,对于高渗脱水者,在 12～24h 补齐预计的液体,以先快后慢的速度输入。重度脱水宜首先扩充血容量,可用等张含钠液按 20ml/kg,常用 2∶1 液或生理盐水,于 30min 内快速输入,以迅速改善血循环。如果首批补液后循环仍未改善,继续按照 20ml/kg 每一批补液。循环改善后速度降为 8～10ml/(kg·h)。补液过程中要随时观察患儿病情的变化,随时调节补液速度。注意纠正酸中毒及补充钾、钙等电解质。

(3)补充继续丢失:继续丢失是指在补液开始后,引起脱水的原因(如呕吐、腹泻、胃肠引流、肠瘘等)仍存在而继续丢失的体液量。应按实际损失量以相似成分的溶液随时补充,常用 1/3～1/2 张液体。大多数情况下,可按 10～40ml/(kg·d)补给。遵循“丢什么,补什么;丢多少,补多少”的原则。常见消化液丢失的补充液体配制方法见表 2-3。

表 2-3 继续丢失液配制比例(100ml 溶液)

引流液	10%GS	0.9%NaCl	1.4% $NaHCO_3$	15%KCl
胃液	40	60	—	1
胰液	—	50	50	1
胆汁	—	67	33	1
小肠液	20	70	10	1
胃肠减压液	25	75	—	0.25

(4)补充生理需要量:满足机体基础代谢所需液量为生理需要量。每日生理需要量可按体重计算,计算方法见表 2-4。常用 1/3 张含糖液(10%葡萄糖 80ml+生理盐水 20ml+15%氯化钾 1ml)。一般在输注完累积损失量后,将继续损失量与生理需要量混合在一起,在余下的 12～16h 内,由静脉均匀滴入或分次口服。生理需要的液体量及电解质需要根据不同的临床情况进行

调整：体温>38℃，每升高1℃，液量增加10%～15%。大手术术后代谢率降低，术后第1天需水量应按半量补充，第2天按2/3量补充，第3天补充全量。生理需要量的输液速度见表2-5。

表2-4　按体重计算生理需要液量

体重范围	日需液量
<10kg	100ml/(kg·d)
10～20kg	1000ml+(体重−10kg)×50ml/(kg·d)
>20kg	1500ml+(体重−20kg)×20ml/(kg·d)

表2-5　生理需要量的每小时输液速度(24h均匀输入)

体重范围	每小时的输液速度
<10kg	4ml/(kg·h)
10～20kg	40ml/h+2ml/(kg·h)×(体重−10kg)
>20kg	60ml/h+1ml/(kg·h)×(体重−20kg)

注：最大输液速度：100ml/h。

4. 腹泻脱水补液方案举例

1岁男孩，发病前体重10kg，现体重9kg。因吐泻3天、尿少1天入院。查体：精神萎靡，皮肤弹性差，前囟、眼窝凹陷，唇舌干燥，心率140次/min。测血钠135mmol/L。

(1)脱水程度及脱水性质：中度等渗脱水

(2)第1个24h补液方案：途径，静脉补液。①定补液量：按照中度脱水，累积损失100ml/kg，共1000ml。②定补液性质：按照等渗脱水，累积损失的液体总张力为2/3张；继续损失的液体张力为1/2张；生理需要的液体张力为1/3张。③定补液速度：8h内补充完累积损失，为1000ml，其余16h补充生理需要量，并随时补充继续损失。

(3)具体补液方案：①第1组液：2∶1液20ml/kg，共200ml，

在半小时内给予。②第 2 组液：生理盐水 20ml/kg，共 200ml，在 1h 内给予。③第 3 组液：1/2 张 NS 20ml/kg，共 200ml，在 2h 内给予，其间排尿。④第 4 组液：1/2 张 MD 液 20ml/kg，共 200ml，在 2h 内给予。⑤第 5 组液：1/2 张 MD 液 20ml/kg，共 200ml，在 2.5h 内给予。⑥第 6 组液：生理维持液（1/3 张含糖液），共 1000ml，在 16h 内均匀滴入（指在患儿无法进食的情况下，完全靠静脉补充生理需要。如果能部分进食，要减掉口服入量，余下部分通过静脉补液）。⑦第 7 组液：1/2 张 MD 液补充继续损失，患儿排稀便 3 次，共 300ml，可通过第二条静脉通路补液，或与生理需要量同时输注。

补液过程中随时观察补液效果及继续丢失量调整补液方案。

二、钠平衡紊乱

1. 低钠血症

血清钠低于 130mmol/L，即为低钠血症。

(1)分类：①缺钠性低钠血症：胃肠道、肾脏等的丢失和摄入不足；②稀释性低钠血症：抗利尿激素分泌异常综合征、肾病综合征等；③无症状低钠血症：结核性脑膜炎等。

(2)临床表现：症状取决于血钠下降的程度及速度。轻度低钠血症症状不明显。一般血钠水平＜120mmol/L 才会出现明显的症状，主要表现为乏力、恶心、呕吐、头痛、嗜睡、视力模糊、反应迟钝、体位性低血压及昏迷、惊厥等。低钠血症是引起 6 个月以下婴儿惊厥的主要原因之一。

(3)治疗：①积极治疗原发病，去除造成低钠的病因。②钠的补充：血钠＜120mmol/L，可用高渗盐水提高血钠；3%的盐水 12ml/kg，可提高血钠 10mmol/L。4h 内先补给计算量的 1/2～1/3，余量酌情再补。将血钠水平纠正到安全范围（血清钠在 125mmol/L 以上）后，根据具体情况给予生理盐水或 1/2 张盐水纠正有效循环血容量不足及低钠血症。对于严重的低钠血症，应该避免快速纠正，否则会引起中枢脑桥脂肪髓磷脂化。血钠升高以 24h 不超过 8～10mEq 为宜。③稀释性低钠血症：轻症只需限制水的入量，有症状时可利尿排水。④无症状低钠血症：主要是治疗原发病，一般无需补钠。

2. 高钠血症

血钠高于150mmol/L，即为高钠血症。

(1)种类：①潴留性高钠血症：钠摄入过多、肾上腺皮质功能亢进、脑性高钠等。②浓缩性高钠血症：见于各种原因所致的高渗性脱水如腹泻、肾性尿崩症等。

(2)临床表现：症状轻重与血钠上升的程度及速度有关。①早期突出的症状为烦渴。②主要表现为神经精神症状：嗜睡、烦躁不安、易激惹、腱反射亢进、肌张力增高，惊厥、昏迷及死亡。③浓缩性高钠血症伴有高渗性脱水的症状。

(3)治疗：①潴留性高钠血症：A. 治疗原发病；B. 限制钠盐的摄入；C. 补充水分，脱水严重、有休克前期表现时可以给予生理盐水；D. 使用排钠型利尿剂，如呋塞米、利尿酸钠；E. 严重者(血钠＞200mmol/L)可用透析疗法。②浓缩性高钠血症：A. 主要是补充水分；B. 纠正高渗状态时不宜过快，血钠水平的降低每日不超过10～12mEq/L。否则会引起颅内压增高，脑细胞水肿，造成脑疝甚至死亡。

三、钾平衡紊乱

1. 低钾血症

血清钾＜3.5mmol/L，为低钾血症。

(1)种类：①钾摄入不足：长期禁食、进食过少、厌食等。②钾丢失过多：消化道、肾、皮肤失钾。③钾向细胞内转移：碱血症、胰岛素作用、家族性低钾性周期性麻痹等。

(2)临床表现：轻重主要与低血钾发生的程度与速度有关。一般血钾＜3mmol/L时出现症状，血钾＜2.5mmol/L时症状更严重。主要表现为以下方面：①神经肌肉系统：神经肌肉兴奋性降低，表现为全身肌肉无力、腱反射降低或消失。中枢神经系统症状有精神萎靡、嗜睡等。②心血管系统：轻者出现心率增快、早搏，重者可致室上性心动过速，甚至出现心室扑动或颤动。典型心电图：T波增宽、低平或倒置，U波明显，Q-T间期延长，

ST段下降，还可有房室传导阻滞及各种心律失常。③消化系统：平滑肌受累可见腹胀、肠鸣音减弱或消失，严重者可出现肠麻痹。

(3)治疗：①积极治疗原发病：去除病因，鼓励患儿进食含钾丰富的饮食，尽早恢复正常饮食。②补充钾盐：轻者可口服10%氯化钾100～200mg/(kg·d)，分6次服，因细胞内钾恢复较慢，体内缺钾一般需2～3天补足至正常；重者低钾需静脉补充，一般为100～300mg/(kg·d)。静脉用药应注意氯化钾的浓度和静脉滴注速度：外周静脉输注含钾液的浓度不超过40mmol/L；中心静脉可达80mmol/L；应以输液泵均匀持续滴注，速度不超过0.2～0.3mmolK^+/(kg·h)，时间不应短于6～8h，禁忌直接静脉推注；潜在致命性心律紊乱或呼吸肌麻痹时，速度最大可至1mmolK^+/(kg·h)，整个治疗过程应在严密的心电监护下进行；遵循"见尿补钾"的原则，少尿、无尿者禁用。

2. 高钾血症

血清钾>5.5mmol/L，为高钾血症。

(1)病因：①钾摄入过多，肾排钾减少：短时间内从静脉输入大量钾盐，可使血钾迅速升高。钾摄入过多或由细胞内移出到细胞外，肾排钾良好时血钾一般可维持在正常水平，因此临床常见的高钾血症几乎均与肾排钾减少有关。常见于急慢性肾功能衰竭，有效血容量减少（如休克、严重脱水），尿路梗阻，肾上腺皮质功能减退，长期使用潴钾利尿药等。②钾由细胞内移至细胞外液：常见于组织细胞损伤、代谢性酸中毒、内分泌影响。

(2)临床表现：除原发病表现外，主要是神经肌肉和心脏症状。当血钾升高到严重程度时，可引起严重心律失常而威胁生命。①神经肌肉症状：主要表现为神经肌肉兴奋性降低。早期常有精神萎靡，嗜睡，软弱乏力、肌肉酸痛、皮肤感觉异常、腱反射减弱或消失等。下肢骨骼肌最常受累，呈上行性。颅神经支配的肌肉和呼吸肌常不受累。②心血管系统症状：通常出现心率缓慢、心音低钝和心律紊乱，严重者可产生室颤导致心跳骤停。心电图改变：最有助于诊断，先是T波高耸而基底较窄呈帐篷样；血钾进一步增高，R 波降低，S 波加深，QRS 增宽，Q-T 间期延长；急性高钾血症易诱发各种严重心律紊乱，可发生室颤，心脏停搏而死亡。③消化系统症状：恶心、呕吐、腹泻等。

(3)治疗：主要是纠正高血钾、治疗原发病。①病因治疗：A. 立即停用含钾药物或保钾利尿剂，避免输库血；B. 限制含钾食物；供应足够的热卡以防止内源性蛋白质分解释放钾。②紧急降低血钾：A. 用钙盐拮抗：在 3～5min 内予葡萄糖酸钙(10%)，每次 100mg/kg(1ml/kg)，可在 10min 内重复；B. 碱化细胞外液，促使钾进入细胞内：5～10min 内予 5%碳酸氢钠(1～2mEq/kg $NaHCO_3$)静点。即使不存在酸中毒时也可使用。注意葡萄糖酸钙与 $NaHCO_3$ 不能同时用，其间应冲管；C. 胰岛素+葡萄糖：30min 内给予 0.1U/kg 普通胰岛素及 25%葡萄糖 2ml/kg(0.5g/kg)，每小时监测血糖。上述治疗可在 30～60min 重复 1 次；D. 阳离子交换树脂-聚苯乙烯磺酸钠(每 6～12h 1g/kg)保留灌肠，促进钾自肠道排出；E. 透析疗法：上述治疗无效，可行血液透析或腹膜透析。③促进钾自尿中排出：A. 排钾利尿剂：如呋塞米、利尿酸、噻嗪类等，但对肾功能不全者其作用不佳；B. 轻者可补充水分或葡萄糖，给予排钾利尿剂。

四、酸碱平衡紊乱

在体内缓冲系统、肺、肾的调节下，正常人体血液的 pH 维持在 7.4(7.35～7.45)，称为酸碱平衡。当此种平衡遭到破坏称为酸碱平衡紊乱。发生酸碱平衡紊乱时，机体通过缓冲系统的代偿，使血液 pH 仍能维持在正常范围内，成为代偿性酸中毒或碱中毒；通过代偿血液 pH 不能维持在正常范围内，pH＜7.35 为酸中毒，pH＞7.45 为碱中毒。

1. 代谢性酸中毒

(1)病因：①体内酸性代谢产物产生过多或排出障碍：缺氧，脱水，休克，肝、肾功能衰竭，糖尿病酮症等。②丢失大量碱性物质：腹泻，肾小管酸中毒等。③摄入酸性物质过多：如长期服用氯化钙、氯化铵等。

(2)临床表现:①轻度,症状不明显。重者出现精神萎靡或烦躁不安、呼吸深快,甚至呼出气体中有酮味(烂苹果味),伴头痛、恶心,呕吐,腹痛甚至昏迷。面色苍白,皮肤发灰、发花。②新生儿和小婴儿症状不典型,可仅有精神萎靡、拒食、面色苍白。呼吸深不明显,以呼吸频率增快为主。③化验结果:BE、HCO_3^- 低于正常、$PaCO_2$ 降低、pH<7.35,代偿者 pH 可在正常范围,血氯、钾常增高。

(3)治疗:①治疗原发病:改善循环、肾脏和呼吸功能,以恢复机体的调节作用。特别是针对阴离子隙(AG)增高的代谢性酸中毒,以改善循环纠正低氧血症为治疗原则。对于 AG 正常的代谢性酸中毒,需要补充碳酸氢根。②碱性液的应用:轻度酸中毒无需补充碱性液。pH<7.20 是应用碱性溶液的指征。碱性液体需要量计算方法有以下几种:A. 5%碳酸氢钠 2.5~5ml/kg,可提高血 HCO_3^- 1.5~3mmol/L;B. 5%碳酸氢钠(ml)=[-BE]×0.5×体重(kg);C. 碱性药物需要量(mmol)=(22-测得 HCO_3^-)mmol/L×0.6×体重(kg)。

一般无需给足总量,首次可给计算量的 1/2;重度脱水伴重度酸中毒,首批液体可用 1.4%碳酸氢钠 20ml/kg 代替等张含钠液进行扩容,然后根据治疗后反应决定是否继续用药和决定剂量。纠正酸中毒的同时,需要注意补充钙和钾。

2. 代谢性碱中毒

(1)病因:①H^+ 的丢失过多:严重或长期呕吐、肾功能不全、过度利尿、胃肠减压等。②HCO_3^- 摄入过多:输入碱性药物过多。③低钾血症。

(2)临床表现:缺乏特异性,易被原发病所掩盖。①常见症状呼吸浅慢、头晕、嗜睡、手足麻木等。严重时可有手足搐搦及昏迷。低钙或低钾的表现。②化验结果:HCO_3^- 增高、$PaCO_2$ 增高、pH 正常或升高,常伴有低氯、低钙或低钾。

(3)治疗:①病因治疗:找出病因予以相应治疗。②纠正脱水及电解质紊乱:若有低钾则补钾,低钙应补钙。③酸性药物的应用:轻症予 0.9%氯化钠静脉滴注即可;严重者(pH>7.6;HCO_3^- >40mmol/L)给予氯化铵治疗,所需氯化铵(mmol/L)=

(测得 HCO_3^- －22)mmol/L×0.3×体重(kg),先给计算量的 1/2 或 1/3,配成等渗溶液静脉滴注;同时有心力衰竭和肝、肾功能不良者忌用氯化铵,可改用精氨酸溶液;大剂量维生素 C 静点,亦可酸化血液。④严重者可考虑透析疗法。

3. 呼吸性酸中毒

(1)病因:由于通气障碍致体内 CO_2 蓄积。①呼吸道梗阻或肺部疾患:喉痉挛、支气管哮喘、呼吸道异物、溺水、重症肺炎等。②呼吸肌麻痹:脊髓灰质炎、急性感染性多发性神经炎、重症肌无力,低钾血症或家族性周期性麻痹,高位脊髓损伤等。③呼吸中枢抑制:脑炎、脑膜炎、脑肿瘤、颅内压升高、颅脑外伤等。④循环系统疾病:心跳骤停。⑤人工呼吸器使用和管理不善。

(2)临床表现:①原发病表现。②呼吸系统:气促、呼吸困难、发绀、胸闷、头痛等。③酸中毒和高碳酸血症:昏睡、神志不清、谵妄、昏迷、血压下降,突发心室纤颤(由于 Na^+ 进入细胞内,K^+ 移出细胞内,出现急性高血钾症)等。④化验结果:$PaCO_2$ 增高,HCO_3^- 增高,pH 正常或降低,常有高钾、低氯。

(3)治疗:①治疗原发病。②改善通气和换气功能:严密监测血气和电解质变化,低流量给氧(氧浓度<40%),祛痰,解除呼吸道梗阻,保持呼吸道通畅,重症患儿行气管插管或气管切开、人工机械通气。③一般不给碱性药物,当 pH<7.15 时,才可分次、间歇、少量给予碱性药物。

4. 呼吸性碱中毒

(1)病因:通气过度致体内 CO_2 过度减少。①低氧血症:高原地区、肺炎、肺水肿、严重贫血、严重的脓毒症等。②中枢神经系统疾病:脑炎、脑膜炎、脑肿瘤及颅脑损伤等。③过度通气:焦虑、癔病发作、应用人工呼吸器不当、长时间啼哭等。④中毒:水杨酸中毒(早期)、CO 中毒等。⑤手术后患儿或严重的腹部疾病:腹膜炎、严重创伤等。

(2)临床表现:①呼吸深而快:头痛、头晕、意识恍惚,其他症状同代谢性碱中毒。②化验结果:$PaCO_2$ 降低,HCO_3^- 降低,pH 正常或上升,常有低钾、高氯。

(3)治疗：①治疗原发病。②对症处理：利用重复呼吸，减少通气，保留二氧化碳；吸氧、纠正水电解质紊乱；手足搐搦者可静脉适量补给钙剂等。③一般不需酸性药物。

第三节　儿科常见疾病的液体疗法

一、新生儿时期液体疗法

1. 新生儿肾功能尚不健全，故应注意：

(1)补充电解质的量应适当减少，并结合临床分批给予。

(2)输液量应偏少，输液速度稍慢。

(3)出生 10 天以内的新生儿，一般不必补钾。

2. 新生儿肝功能较差对乳酸盐代谢缓慢，故应用碳酸氢钠来纠正酸中毒，而不用乳酸钠。新生儿禁用高渗碳酸氢钠。

3. 新生儿极易发生低钙血症和低镁血症，应在液体疗法的第 1 天即给予钙的补充，必要时补充镁制剂。

4. 新生儿脱水和酸中毒的临床表现常不典型，需密切观察及早诊断，以免延误治疗。

5. 新生儿光疗、使用开放暖台不显性失水增多，应适当增加生理需要量；使用闭式暖箱适当减少生理需要量。

二、重症肺炎时的液体疗法

1. 要保证足够的液量和热卡的供应，以免发生脱水、痰液黏稠和酸中毒。能口服者尽量口服，不能口服者由静脉补充，液量为 60～80ml/(kg·d)。

2. 无脱水但不能进食时，可按生理需要量静脉输液，如气温高、持续高热或喘息重、呼吸促者总液量可偏高，用 1/3～1/4 张液。

3. 伴有脱水，多属高渗性脱水，可先用 1/2～1/3 张液补其累积损失，然后再用 1/3～1/5 张液补充生理需要。

4. 呼吸性酸中毒或碱中毒，治疗重点是纠正缺氧和改善通气功能，一般不需要用碱性液或酸性液。

三、脑水肿的液体疗法

1. 输液量要恰当控制，使患儿处于略有脱水的状态，可按每日每平方米（体表面积）1000～1200ml 给予。

2. 每日液体需要量用输液泵均匀给予。

3. 按生理需要量给予电解质。注意纠正酸中毒，可使用碳酸氢钠，但需同时或用后立即静点甘露醇。

4. 脑水肿合并休克或明显脱水时，应“边脱边补”；脑水肿合并脑疝或呼吸衰竭时，应“快脱慢补”；脑水肿合并心力衰竭或肺水肿时，应“先利尿，后慢脱慢补”。

四、心力衰竭的液体疗法

1. 轻度且能口服的患儿，应根据其渴感供应，液体总量以50～70ml/（kg · d）为宜。对于左向右分流的先天性心脏病合并心力衰竭者，要严格限制液量（包括奶量）。

2. 合并腹泻脱水时，液体总量应比一般小儿同等程度脱水补液量减少一半。

3. 合并严重低钠血症时，可酌情补给高张氯化钠或碳酸氢钠，但仅可给计算量的一半。

4. 纠正低钾血症：静点 0.15% 氯化钾，剂量 50～100mg/kg，于 2～4h 内输入。严重低血钾者给予 40mmol/L 含钾液，以输液泵均匀持续滴注，速度为 0.2～0.3mmol K^+/（kg · h）。

5. 如合并低钙血症，补充钙剂时应与洋地黄以不同的途径给药，并相差 2～4h。

五、小儿外科液体疗法注意事项

1. 外科患儿的输液分为术前、术中、术后三个阶段：术前输液重点是纠正脱水和酸中毒，补充失衡量；术中输液除继续补充失衡量，还应补充术中的额外损失量即滞留在创伤组织的液体、创面暴露丢失的蒸发液体量及失血量；术后输液需补齐失衡量、补充日需量及额外损失量。

2. 外科急腹症的脱水：不需将脱水全部纠正再施行手术。

一般在术前补充 2～3 个治疗量，即 2∶1 液和/或生理盐水 20ml/kg/批，给予 2～3 批，能将失衡量基本纠正，生命体征维持平稳即可，剩余的失衡量可在术中、术后继续补充。

3. 术中输血，血钾含量高，术后第 1 天不给钾；大量输血，血钙不足，补充 10%葡萄糖酸钙。

六、营养不良伴腹泻补液

1. 补液总量按体重计算后减少 1/3：因患儿消瘦，皮肤弹性差，伴腹泻脱水时，易造成对其脱水程度估计过高，故补液总量按体重计算后宜偏低实施，一般减少总量的 1/3，补液速度宜慢，以免加重心脏负荷，引发心衰。

2. 注意电解质平衡问题：此类患儿脱水多呈低张性，补液中钠盐量应适当提高；因患儿容易出现低钙、低钾，特别是补液后尿量增多更易出现，故输液过程中要注意及时补钙、补钾。患儿往往伴有严重的慢性低钾，故血钾水平升至安全范围内之后，补钾的速度不宜过快，使细胞内的钾水平逐渐恢复。

第四节　小儿常用液体成分及张力

见表 2-6。

表 2-6 儿科临床常用溶液的成分和张力

溶液种类	电解质浓度(mmol/L)				电解质渗透压	张力	备注
	Na^+	K^+	Cl^-	HCO_3^-	(mOsm/L)		
5%葡萄糖	—	—	—	—	—	—	临床多用以稀释电解质液
0.9%氯化钠	154	—	154	—	308	等张	用于液体复苏,纠正急性血容量不足。氯含量高
2∶1液	158	—	105	53	316	等张	含2份0.9%氯化钠,1份1.4%碳酸氢钠。用于需要纠正酸中毒的液体复苏
改良达罗液(MD液)	117	40	104	53	314	等张	有尿后方可给予
5%碳酸氢钠	595	—	—	595	1190	3.9张	用于治疗酸中毒,一般稀释3倍成略高于等张液
1.4%碳酸氢钠	167	—	—	167	334	等张	用于治疗酸中毒
生理维持液	30	20	50	—	100	1/3张	用来维持生理需要的水及电解质
口服补液盐(ORS)	90	20	80	30	220	2/3张	适用轻中度脱水,补充累积损失和继续丢失

第三章　常见疾病

第一节　新生儿疾病

一、新生儿感染性肺炎

1. 分类

①宫内感染：母孕晚期常有感染史或胎膜早破史，经血行/上行传至胎儿，以 G^- 杆菌及 B 族溶血性链球菌多见，亦有病毒性感染，一般生后 3 天内发病。②产时感染：产时吸入母阴道内病原污染的分泌物所致，多为 G^- 杆菌感染，有一定的潜伏期，日龄 3 天后发病。③生后感染：多有呼吸道感染患儿接触史，发病相对晚。

2. 临床表现

①吐沫、呛奶、气促，日龄大儿可有咳嗽。②重者可有紫绀、呼吸困难。③早产儿症状不典型：常表现为不吃、不哭、呼吸暂停。④体征：肺呼吸音粗，可有干鸣音，湿啰音较少。

3. 辅助检查

①实验室检查：血白细胞计数及分类、CRP(C 反应蛋白)、痰培养、呼吸道病毒分离等检查分析病原。②胸 X 线片：肺部纹理粗多，可有小斑片影，病毒性肺炎呈间质改变。

4. 治疗

①对症治疗：有缺氧者吸氧，痰多黏稠者给予超雾吸痰，保持气道通畅等。②抗感染治疗：A. 宫内/产时感染多为 G^- 杆菌，常用氨苄青霉素治疗，耐药者可选用第三代头孢菌素如头孢噻肟；B. 生后感染性肺炎病原未明确时可选用广谱抗生素或两种抗生素联合应用，如水青和氨苄青霉素；C. 病毒性肺炎目前

尚无特效疗法，主要采取综合措施、护理。

二、新生儿呼吸暂停

1. 定义

呼吸停止≥20s，常伴有心率减慢（<100 次/min）、紫绀、肌张力低下，是新生儿尤其早产儿常见的一种临床症状，频发呼吸暂停可引起脑损伤，导致死亡或遗留后遗症。

2. 分类

（1）原发性呼吸暂停：多见于早产儿，为呼吸中枢发育不成熟所致，多发生于生后 2～10 天。

（2）继发性呼吸暂停：可发生于早产儿和足月儿。可继发于下列情况：①低氧血症：如肺炎、窒息、呼吸窘迫综合征、先天性心脏病等。②中枢神经系统疾病：缺氧缺血性脑病、颅内出血、胆红素脑病等。③代谢紊乱：低血糖、低血钠、酸中毒等。④感染：败血症、颅内感染。⑤反射性因素：气管插管、胃管插入及胃食道反流刺激咽喉部，反射性引起呼吸暂停。⑥其他：环境温度过高过低、体位不正、被动的颈部弯曲或面罩给氧时颌下受压等。

3. 临床表现

呼吸停止，常伴青紫、心率减慢和肌张力低下。

4. 辅助检查

①血气分析：PaO_2 下降和 $PaCO_2$ 增高，SO_2 下降；②进行相关检查，如血糖、血钙、血培养、胸片及头颅 CT 等，寻找病因。

5. 治疗

①加强监护：监测呼吸、心率、体温，保持颈部伸直；细心喂养，避免胃食道反流。②治疗原发病：纠正低血糖、低血钙、缺氧、酸中毒等，控制感染。③物理刺激：发作时可弹足心、托背或气囊加压给氧，刺激呼吸恢复。④药物治疗：若反复发作，可使用呼吸中枢兴奋剂，多用氨茶碱，首次剂量 4～6mg/kg，20～30min 内静脉滴注。12h 后给维持量 2～3mg/(kg · 次)，Q8～12h，疗程 5～7 天。⑤机械辅助呼吸：上述治疗无效、仍有频繁呼吸暂停者，给予鼻塞 CPAP 或气管插管机械通气治疗。

三、新生儿黄疸

1. 分类

(1)生理性黄疸：①多生后2～3天出现，4～6天达高峰。②血清总胆红素足月儿不超过220μmol/L(12.9mg/dl)，早产儿不超过256μmol/L(15mg/dl)。③足月儿在生后2周，早产儿在3～4周消退。④精神食欲好。⑤无导致黄疸的其他因素。

(2)病理性黄疸：①黄疸出现早，生后24h内出现。②黄疸程度重，超过生理性黄疸的范围。③黄疸进展快，血清总胆红素每天上升＞85μmol/L(5mg/dl)。④结合胆红素升高，＞34.2μmol/L(2mg/dl)。⑤黄疸消退延迟，＞2～4周。⑥黄疸退而复现。

2. 鉴别诊断

(1)胆红素负荷增加：①新生儿溶血病。②红细胞酶或结构缺陷：G6PD缺陷、丙酮酸激酶缺陷和红细胞膜或结构异常也可引起新生儿期溶血和高胆。③红细胞破坏过多：头颅血肿、颅内出血或其他隐匿的内出血等。④肠肝循环增加：肠梗阻或胎粪排出延迟可增加胆红素自肠道重吸收，使黄疸加重。⑤感染：细菌感染可引起红细胞的破坏加速外，还可抑制UDP-葡萄糖醛酸转移酶(UDPGT)的活性，从而减少了胆红素的排泄。⑥低血糖：使高血糖素和儿茶酚胺分泌增加，从而使HO活性增加，导致胆红素的形成增多。

(2)胆红素的清除减少：①母乳性黄疸：早发型母乳性黄疸由于母乳摄入不足，肠肝循环增加，而导致血清总胆红素水平增高。出现于生后3～4天。而晚发型母乳性黄疸通常发生在第1周后期，至2周左右达到高峰，然后逐渐下降，若继续母乳喂养，黄疸可历时3～12周消退，中止母乳喂养，血清总胆红素可在3～5天明显下降。②其他：半乳糖血症、先天性甲状腺功能低下等。

(3)结合胆红素升高：①感染：病毒、寄生虫、细菌等。②代谢性疾病：半乳糖血症、果糖不耐症、α_1抗胰蛋白酶缺乏症等。③胆道畸形。

3. 治疗

足月儿生理性黄疸无须治疗，早产儿尤其低出生体重儿，胆红素未达 256μmol/L（15mg/dl）亦可能发生胆红素脑病，故>171μmol/L（10mg/dl）就应治疗。

（1）病因治疗：处理原发病。

（2）一般治疗：保暖，尽早喂养，保证热卡，促进胎便排出。

（3）光照疗法：适用于高未结合胆红素血症。

（4）药物治疗：①白蛋白：1g/（kg · 次）静点，心衰者禁用，贫血者慎用。②酶诱导剂：苯巴比妥 5mg/（kg · d），tid 口服，3 天后起效，不适用于急重症患儿。③中药：茵栀黄等退黄。

（5）换血疗法：主要用于重症溶血病患儿。

四、新生儿溶血病

1. 定义

因母婴血型不合，母亲血型抗体（IgG）通过胎盘引起的胎儿、新生儿红细胞破坏，所致同族免疫性溶血。在我国 ABO 溶血最多见，Rh 溶血较少。

2. 临床表现

Rh 溶血症状比 ABO 溶血重，Rh 溶血患儿母亲多有流产、坠胎史或有受血史。ABO 溶血第一胎即可发病。

（1）胎儿水肿：主要发生于 Rh 溶血，表现为全身浮肿，可伴有苍白、心衰，胎盘亦明显水肿。

（2）黄疸：出现早，进展快，程度重。Rh 溶血黄疸多在生后 24h 内出现。部分 ABO 溶血黄疸较轻，与生理性黄疸相似。

（3）肝脾肿大见于重度溶血患儿。

（4）贫血：生后 2 周内血红蛋白<145g/L 为早期贫血，生后 2 周后发生的贫血（<80g/L）为晚期贫血，多见于 Rh 溶血。

（5）胆红素脑病：主要受累于早期（<7 天）新生儿，未结合胆红素>20mg/dl，初期表现为嗜睡、纳差等，之后出现眼神凝视、角弓反张或惊厥。

3. 辅助检查

（1）血清胆红素增高，以未结合胆红素为主。

(2)血常规：红细胞、血红蛋白下降，网织红细胞升高。

(3)母子血型不合：ABO 溶血多发生于母亲血型“O”，子血型“A”、“B”或“AB”；Rh 溶血常见于母亲 Rh 阴性，子 Rh 阳性；母子 Rh 均阳性者亦可发生抗 E、抗 C 抗原性溶血。

(4)抗人球蛋白实验(Coombs’实验)：子直接 Coombs’实验及红细胞抗体释放实验可判断子红细胞是否被致敏及抗体的类型，是诊断的重要依据；母、子间接 Coombs’实验则是分别测定母子血清中有无血型抗体，有参考意义。

4. 治疗

(1)一般退黄治疗：白蛋白静点、光照疗法。

(2)换血疗法：ABO 溶血首选“O”球“AB”浆进行换血，Rh 溶血选用 Rh 血型同母亲、ABO 血型同婴儿的血源，换血量 150～180ml/kg。

(3)丙种球蛋白静点：1g/kg 单次应用，可抑制溶血进展，减少换血。对确诊或高度疑似者应尽早使用。

五、新生儿出血症

1. 定义

由于维生素 K 缺乏，使其依赖凝血因子(Ⅱ、Ⅶ、Ⅸ、Ⅹ)合成不足及活性下降导致的一种自限性出血性疾病。

2. 临床表现

根据发病时间不同临床分为三型。

(1)早发型：生后 24h 内发生出血，多与母亲孕期服用抗凝药、抗癫痫药、抗结核药物等干扰维生素 K 代谢有关。出血轻重不一，有的仅少量脐部渗血，重者大量胃肠道出血甚至颅内出血。

(2)经典型：最多见，与孕期维生素经过胎盘通透性差、胎儿体内维生素 K 水平低有关。多生后 2～6 天发病，表现为脐残端渗血、皮肤出血、消化道出血、针刺处渗血等，一般为少至中量出血，个别可发生失血性休克，颅内出血多见于早产儿。

(3)晚发型：常发生于生后 1 个月，临床亦有生后 20 天左右发病者。患儿多发育较好，突然发病，出现出血倾向。其中颅内出血多见，预后不良。此型与单纯母乳喂养、肝胆疾病、腹泻等有关。

3. 辅助检查

(1)血常规：血小板、出血时间正常，重者可有血红蛋白下降、网织红细胞增高。

(2)凝血酶原时间及部分凝血活酶时间延长。

(3)怀疑颅内出血的患儿应做头颅CT、头颅B超。

(4)早期新生儿单纯消化道出血应做碱变实验，以区分是否为咽下母血。

4. 治疗

(1)补充维生素 K_1 5mg/次肌肉或静脉注射，连用3天。

(2)对出血严重、贫血明显或有失血性休克患儿，给予输血治疗，可输新鲜全血10ml/kg。

(3)消化道出血者，需短暂禁食，静脉补充营养。出血控制后及早喂奶，以建立肠道正常菌群。

(4)消化道或脐部出血重者，可用凝血酶局部止血。

六、新生儿肺出血

1. 定义

指肺的大量出血，至少影响两个大叶，不包括肺部只有散在的局灶性小量出血。本病发生在许多严重原发病的晚期。

2. 病因

(1)严重缺氧：如窒息、肺透明膜病，胎粪吸入综合征，肺发育不良等，发生在生后第1天。

(2)严重感染(如败血症和严重肺炎)、硬肿症和寒冷综合征、先天性心脏病如大型室间隔缺损，大型动脉导管未闭，大动脉错位等，发生在生后第6～7天。

3. 临床表现

(1)原发疾病的临床表现。

(2)肺出血的表现：呼吸急促，出现呼吸困难或呼吸困难加重，出现三凹征或呼吸暂停，从鼻孔或口腔流出血性或棕色液体，最后喷出大量血性分泌物，肺部出现湿啰音。

4. 肺部X线片

如原发疾病不在肺部，X线片表现为两侧肺门血管影增宽，有时两肺有较粗的网状影，可伴斑片影。心脏轻度至中度增大，以左心室扩大较明显。

5. 预防和治疗

(1)预防：①对早产儿的孕母预先注射肾上腺皮质激素，以促进胎儿肺的发育；②出生后积极复苏窒息；③积极治疗原发病。

(2)治疗：①对症治疗：保暖、保持呼吸道通畅、纠正酸中毒、限制液量[80～100ml/(kg·d)]等；②氧疗：鼻导管或面罩给氧；③正压呼吸：吸气峰压2.45～2.9kPa(25～30cmH_2O)，呼吸末正压0.49～0.69kPa(5～7cm H_2O)，吸与呼时间的比例为1～1.5∶1。

七、新生儿缺氧缺血性脑病

1. 定义

各种围生期因素引起的脑缺氧和脑血流减少形成的胎儿和新生儿的脑损伤疾病，常同时伴有其他器官和系统的功能异常，重者有严重的神经系统后遗症。

2. 临床表现

分为三度，见表3-1。

3. 辅助检查

(1)头颅CT：所见可分为4级：①正常：脑实质所有区域密度正常。②斑点状：区域性局部密度减低，分布在两个脑叶。③弥漫状：两个以上区域性密度减低。④全部大脑半球普遍性密度减低，灰白质差别消失，侧脑室变窄。

(2)头颅B超：可见弥漫性回声增强，侧脑室变窄或消失(提示有脑水肿)。

(3)脑电图：重者可见低电压、爆发抑制，甚至等电位，对判断预后亦有意义。

(4)血气、血生化检查可了解内环境情况及有无其他系统损害。

表 3-1　新生儿缺氧缺血性脑病临床分度

分度	意识	肌张力	原始反射		惊厥	中枢性呼吸衰竭	瞳孔改变	EEG	病程及预后
			拥抱反射	吸吮反射					
轻度	兴奋抑制交替	正常或稍增高	活跃	正常	可有肌阵挛	无	正常或扩大	正常	症状在 72h 内消失
中度	嗜睡	减低	减弱	减弱	常有	有	常缩小	低电压，可有痫样放电	症状在 14 天内消失，可能有后遗症
重度	昏迷	松软，或间歇性，伸肌张力增高	消失	消失	有，可呈持续状态	明显	不对称或扩大，对光反射迟钝	爆发抑制，等电线	症状可持续数周，病死率高，存活者多有后遗症

4. 治疗

关键在于预防窒息的发生,争分夺秒进行窒息后复苏,复苏后出现神经系统症状即进行治疗。

(1)生后 3 天内治疗:以保证内环境稳定、纠正多系统损害为主。①维持血气在正常范围:纠正低氧及高碳酸血症,使血气在 24h 内恢复正常。②维持血压、心率在正常范围。当心率小于 120 次/min 或皮肤苍白、肢端发凉等存在提示循环不良时,可应用多巴胺及多巴酚丁胺 5～10μg/(kg · min)静点。③维持血糖在正常高值(5.0mmol/L),以保证神经细胞代谢需要。低血糖者葡萄糖滴入速度以 6～8mg/(kg · min)为宜。④预防和治疗电解质紊乱:如低钠血症、低钙血症。⑤控制惊厥:首选苯巴比妥钠,负荷量 15～20mg/kg,静脉缓慢注射,12h 后给予维持量 5mg/(kg · d),Q12h 应用,监测血药浓度。惊厥不能控制,加用地西泮(安定)0.3～0.5mg/(kg · 次),注意有无呼吸暂停。⑥降低颅压:限制液体入量在 60～80ml/(kg · d),3ml/(kg · h)左右。出现颅高压症状后可先给予呋塞米 1mg/kg,必要时应用 20%甘露醇 0.25～0.5g/(kg · 次)。⑦对症治疗:如重度脑病出现昏迷、中枢性呼吸衰竭、瞳孔异常改变等脑干受损表现时可应用纳络酮治疗。

(2)生后 4～7 天,经上述治疗,神经系统症状已减轻,内环境趋于稳定,开始使用促进脑细胞代谢的药物,如脑活素、胞二磷胆碱、果糖等,疗程 10～14 天,重者可应用 28 天,甚至更长。高压氧治疗亦为辅助方法之一。

(3)认真随访,及时发现异常,早期干预、功能训练可尽量减少后遗症,提高生活质量。

八、新生儿胎粪吸入综合征

1. 定义

由于胎儿发生宫内窘迫或产时窒息排出胎粪,污染羊水,被吸入后所产生的肺部疾病。新生儿胎粪吸入综合征以足月儿和过期产儿多见,早产儿亦可发生。

2. 临床表现

(1)羊水胎粪污染是首要表现:羊水呈黄色,甚至呈墨绿色黏稠液,有时还夹有胎粪块。患儿脐带、皮肤和指趾甲可能被胎粪污染成黄色。

(2)无症状型:胎儿吸入胎粪的量不多,出生后被立即吸出,肺部即使有极少量胎粪,可被吸收而不出现症状。

(3)普通型:吸入胎粪较多,肺内表面活性物质已有轻度抑制,也可能有胎粪阻塞,已出现肺不张和肺气肿。患儿呼吸急促,皮肤发绀,病程约1~2周,逐渐恢复正常呼吸。

(4)重型:生后呼吸困难持续48h以上,需要机械通气才能维持动脉血pH>7.2,血氧分压>50mmHg和二氧化碳分压<60mmHg,约1周至10天后渐转入慢性期,此时呼吸仍急促,离不开氧的供给,肺部呼吸音低,时有啰音。症状和体征时轻时重。慢性期可能持续1个月以上,然后逐渐好转。

3. 胸部X线片

(1)轻型:肺纹理增粗,轻度肺不张或肺气肿,心影正常。

(2)普通型:肺野密度增加,出现粗颗粒或片状团块,或节段性肺不张和/或肺气肿。

(3)重型:结节状斑片影分布广泛,可能伴肺气肿。由于新生儿胎粪吸入综合征易继发感染或发生肺不张,X线表现多样化,一处阴影吸收,另一处又可能出现新阴影,病程时间长。

4. 治疗

(1)吸出胎粪:最佳时间是头部刚娩出,尚未出现第一口呼吸时。如出生时窒息需做气管插管,则在插管后尚未通气前吸出胎粪,尽可能吸净。

(2)氧疗:在清除呼吸道胎粪后用CPAP或PEEP通气,呼气正压<5cmH_2O,氧浓度开始时较高(FiO_2 0.6~1.0),以后随病情好转降至0.4以下,使PaO_2维持在60mmHg以上,供氧时间不宜过长,以防氧中毒。

(3)抗生素治疗:应早期应用抗生素。

(4)肺表面活性物质(PS)的应用:最好在出生后6h内供给,剂量每次150mg/kg,每6h 1次,共3~4次。

(5)对症治疗：保证供给足够的液体和营养，水需要量约 80～100ml/(kg·d)，营养从少量逐步达到需要量，不能口服者采用鼻饲或静脉营养液。

九、新生儿呼吸窘迫综合征(NRDS)

1. 定义

由于肺表面活性物质缺乏所致，多见于早产儿(特别是孕周<35 周)，生后数小时(一般生后 6～12h)出现进行性呼吸困难、青紫和呼吸衰竭。病理上出现肺透明膜，又称肺透明膜病(hyaline membrane disease，HMD)。

2. 临床表现

(1)呼吸急促，60 次/min 以上，呼气性呻吟，吸气时出现三凹征。

(2)病情呈进行性加重，出现呼吸不规则、呼吸暂停、青紫、呼吸衰竭。

(3)体检两肺呼吸音减弱。

3. 辅助检查

(1)实验室检查：血气分析 $PaCO_2$ 升高，PaO_2 下降，BE 负值增加。

(2)胸 X 线摄片：分为 4 级。①Ⅰ级：两肺野普遍透亮度降低(充气减少)，可见均匀散在的细小颗粒和网状阴影；②Ⅱ级：除Ⅰ级变化加重外，可见支气管充气征，延伸至肺野中外带；③Ⅲ级：病变加重，肺野透亮度更加降低，心缘、膈缘模糊；④Ⅳ级：整个肺野呈白肺，支气管充气征更加明显，似秃叶树枝。

4. 鉴别诊断

(1)B 族溶血性链球菌感染：宫内或分娩过程中发生的 B 族链球菌肺炎或败血症，极似 NRDS，但该病常有孕妇羊膜早破史或感染表现，肺部 X 线改变有不同程度的融合趋势，病程经过与 NRDS 不同，用青霉素有效。

(2)急性呼吸窘迫综合征(ARDS)：ARDS 主要继发于严重窒息和感染，常在原发病后 1～3 天出现呼吸急促、青紫、呼吸循环衰竭，胸片以肺气肿、浸润性改变为主，严重者融合成大片状，肺泡萎陷不明显。

(3)湿肺：多见于足月儿，病程短，呈自限性，X线表现以肺泡、间质、叶间胸膜积液为主。

(4)吸入性肺炎：生后即呼吸困难、呻吟，但不呈进行性发展，X线表现肺气肿较明显。

5. 治疗

(1)肺表面活性物质(PS)治疗：早期给药是治疗成败的关键，一旦出现呼吸困难、呻吟，立即给药。一般每次100～200mg/kg，可重复给药，多数病例需给2～3次，间隔时间10～12h。用PS前先给患儿充分吸痰，清理呼吸道，然后将PS经气管插管缓慢注入肺内，分仰卧位、左侧位、右侧位均等注入。对于胎龄<28周，出生体重<1000g的早产儿，生后即可预防性应用PS(100mg/kg)。

(2)持续气道正压呼吸(CPAP)：使肺泡在呼气末保持正压，防止肺泡萎陷，并有助于萎陷的肺泡重新张开。对轻度NRDS应早期使用，压力6～10cmH_2O。如用CPAP后出现反复呼吸暂停、$PaCO_2$升高、PaO_2下降，应改用机械通气。

(3)机械通气：对严重NRDS宜用间歇正压和呼气末正压(PEEP)机械通气，开始时吸入氧浓度60%～90%，呼吸频率50～70次/min，吸气峰压20～25cmH_2O，吸/呼＝1/1～1/1.5，呼吸末正压(PEEP)3～5cmH_2O。

(4)对症及支持疗法：及时纠正酸碱、水电解质、循环功能失衡，控制液体量，生后第1、第2天控制在60～80ml/kg，第3～第5天80～100ml/kg。

十、新生儿坏死性小肠结肠炎(NEC)

1. 病因

①早产；②细菌感染：克雷伯杆菌、大肠埃希杆菌、绿脓杆菌多见；③肠壁血管再灌注。

2. 临床表现

男婴多于女婴，生后2～3周内发病，2～10天为高峰。首先出现的症状是腹胀，以后出现呕吐和腹泻。呕吐物可呈咖啡样或带胆汁。腹泻开始时为水样便，1～2 天后为血样便。体温正常或有低热。其他症状有拒食、神萎，有时呼吸暂停，心率减慢，肠鸣音减少，进而体温不升，面色苍白，四肢厥冷，还可能并发败血症、肠穿孔和腹膜炎。

3. 辅助检查

(1)腹壁 X 线片：小肠排列紊乱，肠道充气，肠腔内可见有小液平。肠壁内出现积气，表现为密集的小泡沫样透亮区，称肠壁囊样积气（pneumatosis intestinalis)。急性肠穿孔时应出现气腹。

(2)实验室检查：①粪便检查：外观色深，潜血阳性，镜检下有数量不等的白细胞和红细胞。大便细菌培养以大肠埃希菌、克雷伯杆菌和绿脓杆菌多见。②血培养：如培养出的细菌与粪培养一致，对诊断 NEC 的病因有意义。③腹腔液培养：阳性率高。④周围血象：白细胞增高，分类核左移，血小板减少。⑤血 pH 和电解质测定：了解电解质紊乱和酸中毒程度。

4. 治疗

(1)禁食：有可能发生 NEC 的患儿可先禁食 1～2 天，观察病情的发展，计划下一步治疗。对确诊的患儿，症状轻的禁食 3～4 天，重的禁食 7～10 天，大部分患儿同时需要胃肠减压。禁食期间营养和液体主要从肠外营养液补充。待腹胀、呕吐消失，才可开始喂奶，以新鲜母乳为宜，从少量开始(5～10ml/次)，逐渐缓慢加量。

(2)抗生素：首选头孢哌酮或头孢他啶(剂量各 50mg/(kg·d)，分 2 次)或头孢曲松 50mg/(kg·d)，分 1～2 次。如能口服可用阿莫西林，剂量 50mg/(kg·d)，分 2～3 次。

(3)肠穿孔和严重肠坏死需要外科手术治疗，切除坏死和穿孔的肠段。

十一、新生儿败血症

1. 病因

①宫内或产时感染：一般生后 3 天内发病，以 G^- 杆菌感染为主，母孕晚期感染、胎膜早破、早产、不洁生产史等均是常见的

易感因素；②生后感染：起病晚，以 G^+ 球菌为主，常为呼吸道、消化道、皮肤、脐部感染所致。

2. 临床表现

临床表现多不典型。早期精神吃奶欠佳、哭声减弱、体温不升等，很快进展为精神萎靡、嗜睡，体壮儿可有发热。

出现以下现象提示败血症：①生理性黄疸加重、消退延迟或退而复现；②肝脾肿大；③皮肤瘀点瘀斑，甚至弥漫性血管内凝血（针刺处出血不止、消化道出血、肺出血等）；④皮肤发绀、血压下降、尿少等休克表现；⑤其他：中毒性肠麻痹、呼吸暂停、硬肿等。

3. 辅助检查

（1）血培养：应在抗生素应用前做培养。尽量从两个不同静脉处取双份血培养，以除外标本污染的可能。血培养阴性不能除外本病。

（2）血常规：白细胞总数 $<5\times10^9/L$ 或出生 3 天后 $>20\times10^9/L$，杆状核粒细胞/中性粒细胞 >0.2。

（3）血清-C 反应蛋白（CRP）增高。

（4）其他细菌学检查：引流液、脐分泌物、尿液培养；疑为败血症时应放宽腰穿指征，行脑脊液检查。

4. 治疗

（1）抗生素治疗：病原菌未明确前，可选用两种抗生素，常用青霉素和头孢曲松。明确病原后可根据药敏实验用药。一般疗程不少于 14 天。

（2）对症及支持治疗：纠正缺氧、体液电解质紊乱、休克等。对重症患儿及早产儿可静注丙种球蛋白（IVIG）400mg/kg，每日 1 次，连用 3～5 天，提高免疫球蛋白水平。

十二、新生儿慢性肺疾病

1. 定义

指在生后 28 天或更长时间仍依赖吸氧或机械通气，并有肺功能异常。其中最常见的是支气管-肺发育不良症（bronchopulmonary dysplasia，BPD），该症为新生儿生后不久在需机械通气和高浓度氧治疗后发生的慢性肺部疾病。在早产儿呼吸窘迫综合征(NRDS)存活者中，BPD发生率达20%～30%。

2. 病因

(1)肺发育未成熟：早产和低出生体重是BPD最主要的发病因素，BPD发病率与胎龄、出生体重呈负相关。

(2)严重肺部疾病：如NRDS、肺部感染、吸入性肺炎等疾病之后，由于这些疾病需要吸氧或机械通气。

(3)机械通气和氧中毒：BPD几乎都发生在机械通气和长时间吸氧的患儿，疗程超过3天就有可能发生BPD，气道压力越高、吸入氧浓度越高，治疗时间越长，BPD发生率也越高。

(4)其他因素：输液过多、肺水肿、动脉导管未闭、维生素A和维生素E缺乏，可促使BPD发生。此外，白种人、男婴、多胎婴儿易发生BPD。

3. 临床表现

(1)绝大多数发生在早产儿，常因NRDS、肺炎、吸入综合征等疾病需要机械通气和高浓度氧。

(2)原发病改善后，仍需要机械通气和吸氧，并产生依赖。

(3)反复发生肺部感染，不易控制，气道分泌物很多。

(4)呼吸困难明显，有三凹征，易发生CO_2潴留和低氧血症，肺功能指标明显下降。部分病例并发肺动脉高压和心力衰竭。

(5)轻症病例可在3个月脱离呼吸机，以后病情逐渐恢复正常。重症病例常需要机械通气或吸氧数月，甚至数年，病死率较高，存活者生长发育受到影响。

4. 辅助检查

胸X线片分为6级：

1级：轻度不明确的混浊、模糊；2级：有明确的线网状模糊影，中内带为主；3级：更加粗的线网状模糊影，扩展到外带；4级：除3级改变外，有非常小的但可看得出的囊状影；5级：囊状透亮区比4级多，密度增高区与囊状透亮区相等；6级：囊状透亮区比密度增高区大，肺呈囊泡样改变。

5. 鉴别诊断

(1)Wilson Mikity综合征：该病也属慢性肺病，X线检查可见两肺蜂窝样囊性变，与 BPD 相似，但该病出生时常无呼吸困难，常在生后 2～3 周起病，没有机械通气和吸高浓度氧的病史。

(2)早产儿慢性肺功能不全(CPIP)：该病常发生在出生体重 <1000g 的早产儿，生后数天无症状，多在第 2 周后出现呼吸衰竭，X 线检查可见肺有分布不均匀的气囊肿。

6. 治疗

对 BPD 尚无特效治疗，应采取综合治疗措施。

(1)呼吸支持：原则是以尽可能低的呼吸机参数，使 PaO_2 维持在 50～70mmHg，$PaCO_2$ 维持在 40～55mmHg。尽可能早些撤离呼吸机。拔管后仍需给氧，解除吸氧宜缓慢进行。撤离呼吸机过程中要积极进行肺部物理治疗，清除气道分泌物。

(2)限制液体量和使用利尿剂：限制液体入量，一般 80～100ml/kg。同时使用利尿剂，减轻肺水肿，改善肺功能，剂量宜小，可采用隔日疗法。

(3)糖皮质激素的应用：仍存在争议。

(4)其他治疗：控制感染、营养支持非常重要。胺溴索具有化痰、抗氧自由基、刺激肺表面活性物质合成等作用，值得推荐。

第二节　营养性疾病

一、单纯性肥胖症

1. 定义

是以体内脂肪积聚过多为主要症状的一种慢性营养障碍性疾病，以过度营养、缺乏运动及行为异常为特征。儿童肥胖的发生不仅与遗传因素有关，更与不健康的生活方式密切相关，是环境因素与个体因素相互作用的结果。

2. 临床表现

(1)症状：①易发生肥胖的三个时期为生后 1 岁以内、4～5 岁及青春期。②食欲极佳，多食善饥，喜食甜、油脂类食品，常有不良饮食习惯。③体重增长速度过快，易有头晕、疲乏感、活动后气短。④常有心理障碍，如自卑、胆怯、孤独等。⑤家族史：常有肥胖、高血压、糖尿病等家族史。

（2）体征：①皮下脂肪分布较均匀，重度肥胖儿皮肤可见白色或淡红色条纹。②可有多血质外貌，皮肤紫纹、体毛增多及痤疮等表现。③青春期前可生长过速，骨龄正常或超过实际年龄。青春期启动可早于一般儿童。④注意识别假性乳房肥大及男孩的外生殖器发育不良，有无指趾及其他畸形。⑤常有合并症：高血压、糖尿病、脂肪肝、肥胖-肺通气不良综合征、痛风等。

3. 辅助检查

对中、重度肥胖患儿应全面检查。①糖耐量及胰岛素释放试验。②血脂四项及载脂蛋白测定。③高敏感性 C 反应蛋白。④血清 IGF-I、$IGF\text{-}BP_3$。⑤瘦素、脂联素等脂肪因子。⑥肝功能。⑦腹部 B 超，必要时心、肺功能检查。⑧对眼底改变者应查脑 CT，除外颅内占位性病变。⑨怀疑性发育障碍者应检查骨龄、甲状腺素、性激素（LH、FSH、T、E_2）。⑩对怀疑皮质醇增多症者进行皮质醇节律及地塞米松抑制试验。

4. 诊断标准

体内脂肪含量超过标准的 15%，即为肥胖。通常按体重测量法判断：以身高比体重超过参照人群的 20%作为肥胖的标准，超出标准体重 20%～29%为轻度肥胖；30%～50%为中度肥胖；>50%为重度肥胖。肥胖度计算公式为：（实际体重－标准体重）/标准体重×100%。目前多数学者认为以体块指数（BMI）为标准更科学合理，BMI＝体重（kg）/身高^2（m^2），与同年龄同性别儿童比较，BMI>第 85%位线为超重，BMI>第 95%位线为肥胖（具体标准见表 3-2）。对于 18 岁以上中国成年人，BMI≥24kg/m^2 为超重；≥28kg/m^2 为肥胖。

表 3-2　中国学龄儿童青少年超重、肥胖筛查 BMI 分类标准

年龄（岁）	男超重	男肥胖	女超重	女肥胖
7—	17.4	19.2	17.2	18.9
8—	18.1	20.3	18.1	19.9
9—	18.9	21.4	19.0	21.0

续表

年龄(岁)	男超重	男肥胖	女超重	女肥胖
10—	19.6	22.5	20.0	22.1
11—	20.3	23.6	21.1	23.3
12—	21.0	24.7	21.9	24.5
13—	21.9	25.7	22.6	25.6
14—	22.6	26.4	23.0	26.3
15—	23.1	26.9	23.4	26.9
16—	23.5	27.4	23.7	27.4
17—	23.8	27.8	23.8	27.7
18—	24.0	28.0	24.0	28.0

来源：中华流行病学杂志，2004；25(2)

5. 鉴别诊断

注意与病理性肥胖相鉴别，比如甲状腺功能低下、皮质醇增多症、下丘脑或垂体病变、Prader-Willi 综合征、Laurence-Moon-Bardet-Biedl 综合征、Beckwith-Wiedemann 综合征等。

6. 治疗

(1)饮食调整及管理：①饮食调整应在均衡膳食的基础上减少高脂肪、高能量食物的摄入；保证矿物质和维生素供给充分，以满足小儿基本营养及生长发育的需要。A. 热卡控制标准：根据肥胖轻、中、重度，分别减少 10%、20%和 30%的能量供给。5 岁以下 2512～3349kJ/d(600～800kcal/d)；5 岁以上 3349～5024kJ/d(800～1200kcal/d)；青春期为 5024～8374kJ/d(1200～2100kcal/d)。B. 热能分配：蛋白质占总热能的 15%～20%或 1～2g/(kg · d)，尽量采用优质蛋白；碳水化合物：占总热能的 50%～60%左右；脂肪：占总热能的 25%～30%，多采用富含不饱和脂肪的植物油，少吃肥肉、油煎和油炸食品。②重塑能量摄入和消耗之间的平衡。每天以热卡的方式计算摄入量是不精确的，执行起来比较困难；而最实际有效的方法是从食物中剔除高脂肪、高能量食物和高血糖指数食物。③注意烹调方法，用煮、炖、凉拌代替油煎和油炸，以清淡为主。④能量应一日三餐均衡分配，早餐占 30%，午餐占 45%，晚餐占 25%。⑤改变狼吞虎咽、挑食、吃零食等不良饮食习惯；创建良好的饮食环境。

(2)体育锻炼：有规律地进行，每天运动 1h，保持中等强度，运动时心率维持在各年龄最大心率的 60%～80%；将看电视、玩电子游戏等静止运动时间限制在每天 1～2h。

(3)行为矫正和心理治疗：关心鼓励患儿，发挥其主观能动性，建立坚持治疗的决心和信心。

(4)家庭、学校、社区参与，为孩子肥胖的治疗创造一个良好的环境。

(5)药物治疗：在小儿肥胖治疗中不占重要地位，一般不主张应用。但是对于有胰岛素抵抗者，可以使用二甲双胍治疗。

二、蛋白质-能量营养不良

1. 定义

蛋白质-能量营养不良是由于长期摄食过少，热能不足，不能满足身体的需要而导致的一种营养缺乏性疾病。多见于食物供应不足，尤其多见于饥荒发生时期、喂养知识缺乏以及卫生状况不良的地区。

2. 病因

①喂养因素：母乳不足又未及时补充乳类制品，人工喂养调配不当，以谷类为主食，或断奶后辅食添加不当等。②疾病因素：如患先天性唇、腭裂，腹泻或胃肠炎，慢性代谢性疾病，各种感染性疾病，慢性肠炎，慢性消耗及摄入不足。③先天营养基础差：多见于胎儿期营养不良引起的低出生体重儿、足月小样儿，以及双胎、多胎及早产儿等。

3. 临床表现

①体重不增、体重减轻是营养不良的最初症状，病程持久时身长(高)也会低于正常。②皮下脂肪层消减，顺序依次为腹部、胸、背、腰部、上下肢，臀部、额、颈、颏及面颊部。③皮肤干燥、苍白、皱纹和松弛，失去弹性。④肌张力低下。⑤体温降低，心音

低钝、节律不齐、血压偏低，呼吸表浅。⑥对周围环境不感兴趣，睡眠障碍，或抑郁与烦躁交替出现。⑦可出现饥饿性腹泻。⑧易患腹泻、肺炎以及各种感染。

4. 分型和分度

①体重低下：儿童体重低于同年龄、同性别参照人群值的变异范围。低于中位数减2个标准差，但高于或等于中位数减3个标准差为中度；低于中位数减3个标准差为重度。不能区别急性或慢性营养不良。②生长迟缓(stunting)：儿童身长(高)低于同年龄、同性别参照人群值的正常变异范围。低于中位数减2个标准差，但高于或等于中位数减3个标准差为中度；低于中位数减3个标准差为重度。主要反映慢性长期营养不良。③消瘦：儿童体重低于同性别、同身高参照人群值的正常变异范围。低于中位数减2个标准差，但高于或等于中位数减3个标准差为中度；低于中位数减3个标准差为重度。主要反映近期急性营养不良。④严重营养不良：同时存在生长迟缓和消瘦，或者表现为夸希奥科(Kwashiorkor)。后者为蛋白质缺乏所致的全身浮肿，又称浮肿型营养不良。

5. 并发症

营养性小细胞性贫血，各种维生素及微量元素缺乏，感染，自发性低血糖。

6. 诊断

①病史及体格检查：典型病例诊断并不困难，对轻症患儿，需通过纵向生长监测才能发现。②体格测量：身长(高)和体重，然后根据“分型和分度”标准进行判断。③可采用腹壁皮褶厚度辅助诊断：轻度营养不良腹壁皮褶厚度＜0.8cm，中度＜0.4cm，重度基本消失。④3岁以下可测头围，一般中度营养不良头围多＜2SD，重度＜3SD或以下。

7. 实验室检查

①血常规检查，血红蛋白水平降低。②血浆白蛋白、前白蛋白、转铁蛋白、视黄醇结合蛋白浓度降低。③血浆胰岛素生长因子I(IGF-I)降低。④血浆必需氨基酸与非必需氨基酸相关的比值下降。⑤多种血清酶活性降低。⑥血糖水平降低，呈糖尿病

型耐量曲线，血清胆固醇水平降低。⑦微量元素含量降低。⑧免疫功能低下。

8. 治疗

采用综合治疗措施：

(1)紧急情况的处理：如纠正脱水、酸中毒、电解质紊乱、休克、低血糖，治疗继发性感染及维生素 A 缺乏引起的眼部损害。补液时需注意以下几点：①消瘦儿的脱水程度常易估计过高，故补液总量按体重计算宜偏低；②脱水多呈低渗性；③重度营养不良儿童常伴有缺钾、缺钙及酸中毒。

(2)调整饮食补充营养：可根据营养不良的程度、消化功能和对食物的耐受力逐步调整营养。①原则：由少到多，由稀到干，由单一到多样化，直到小儿恢复到正常进食，营养改善为止。②热量及蛋白质的计算：轻度营养不良可基本维持原膳食不变，热卡由 250～330kJ/(kg · d)[60～80kcal/(kg · d)]开始；中至重度营养不良，热卡应从 165～230kJ/(kg · d)[40～60kcal/(kg · d)]开始，逐步过渡到 500～727kJ/(kg · d)[120～180kcal/(kg · d)]，恢复期 458～500kcal/(kg · d)[110～120kcal/(kg · d)]。蛋白质摄入量从 1.5～2.0g/(kg · d)开始，逐渐增加至 3.0～4.5g/(kg · d)。③食物的选择：补充能量和优质蛋白。任何饮食都应从少量开始，如无不良反应，可逐步增加。补充维生素和矿物质，特别是维生素 A、B 族维生素、钙、镁、铁、锌等。

(3)静脉营养支持：对于重度、消化道摄食障碍者，可给予葡萄糖、氨基酸、脂肪乳、维生素和矿物质静脉注射。对于贫血或低蛋白血症者，可输注血浆、全血或白蛋白。

(4)促进消化，改善代谢：给予各种消化酶以助消化；中药、针灸调理脾胃。

(5)积极治疗合并症与并发症。

(6)精心护理：病室应创造良好的气氛，医护人员态度应和蔼、亲切，多给患儿抚爱。居室阳光宜充足，空气新鲜，清洁并卫生。卧床患儿应防止呕吐及呛咳、褥疮。

三、维生素D缺乏性佝偻病

维生素D缺乏性佝偻病是儿童期，尤其是婴幼儿期，由于维生素D摄入不足而导致的钙、磷代谢障碍，骨骼生长发育异常的一种疾病。

1. 临床表现

①神经精神症状：多汗、烦躁、易惊、易激惹、夜啼。②骨骼改变：头部：囟门加大或闭合延迟、颅缝增宽、颅骨软化(乒乓球感)、方颅、出牙迟。胸部：肋串珠、郝氏沟、肋缘外翻、鸡胸、漏斗胸。四肢：手镯、脚镯、“O”形腿、“X”形腿。其他：脊柱侧弯、骨盆畸形。

2. 辅助检查

①血钙、磷降低，血清碱性磷酸酶升高；血清25-(OH)D_3和1,25-$(OH)_2D_3$降低。②X线片：临时钙化带模糊甚至消失，干骺端增宽、杯口样凹陷、边缘呈毛刷样，骨皮质变薄，骨质疏松。

3. 分期

①初期：主要表现为神经精神症状，骨骼、血生化、X线改变不明显。②激期：神经精神症状，骨骼、血生化、X线典型改变。③恢复期：神经精神症状减轻，血生化恢复正常，X线改善。④后遗症期：仅遗留不同程度骨骼畸形。

4. 诊断与鉴别诊断

对于患儿早期诊断、及时治疗可避免骨骼畸形的发生。诊断主要依据病史、临床表现、血生化检测及骨骼X线检查，有条件可行血清维生素D_3检测。注意与先天性甲状旁腺功能低下、软骨营养不良、先天性成骨不全、家族性低磷血症、肾性佝偻病、肝性佝偻病、维生素D依赖性佝偻病等相鉴别。

5. 治疗

①维生素D治疗：初期：口服维生素D 1000～2000IU/d，1个月后改预防量。激期：口服维生素D 2000～4000IU/d，1个月后改预防量。突击疗法：轻度10万～15万IU，一次肌注；中、重度20万～30万IU，1次肌注，1～2个月后改预防量。②同时补充钙剂，元素钙200～500mg/d。③治疗原发病。④矫形疗

法：适用于3岁以后遗留的骨骼畸形。⑤预防：孕母及小儿多晒太阳；给予富含钙、磷及维生素D的饮食；生后2周～1个月开始补充维生素D，每日400IU。

四、维生素D缺乏性手足搐搦症

维生素D缺乏性手足搐搦症又称佝偻病性低钙惊厥，主要为维生素D缺乏、血钙降低而甲状旁腺不能代偿，造成血钙持续性降低，导致神经-肌肉兴奋性增高，多见于6个月以下婴儿。

1. 临床特点

(1)显性症状：①惊厥：最常见发作形式，多见于小婴儿。表现为突发四肢抽动、两眼上翻、面肌痉挛、意识丧失，持续数秒至数分钟不等，每日发作1次或数次，不发热，发作停止后意识恢复。②手足搐搦：本病特殊症状，多见于较大婴幼儿与儿童。表现为腕部屈曲、手指伸直、大拇指贴近掌心，足趾伸直、跖部略弯呈弓状。③喉痉挛：主要见于2岁以下婴幼儿，喉肌及声门突发痉挛，吸气性呼吸困难，喉鸣，青紫，严重者可窒息，甚至死亡。④佝偻病症状：多汗、易惊、夜啼等。

(2)隐性体征：①奇沃斯蒂克征(Chvostek's sign)：叩击颧弓与口角间面颊部(第7颅神经出口)引起眼睑及口角抽动，即为阳性。②腓反射：叩击膝部外侧腓神经处(腓骨头之上)引起足向外侧收缩为阳性。③特鲁索征(Trousseau's sign)：血压计袖带包裹上臂，使血压维持在收缩压与舒张压之间，5min之内手搐搦发生，为阳性。

2. 实验室检查

血清总钙＜1.75～1.88mmol/L，离子钙＜1.0mmol/L。

3. 诊断与鉴别诊断

诊断主要依据典型症状与体征：惊厥突然发生，反复发作，无发热及神经系统体征；维生素缺乏病史和佝偻病症状、体征可协助诊断；血清钙或离子钙降低可确诊。注意与低血糖、低镁血症、原发性甲状旁腺功能减退、婴儿痉挛症、中枢神经系统感染等相鉴别。

4. 治疗

(1)紧急处理:①迅速控制惊厥或喉痉挛:肌注苯巴比妥钠,每次 8mg/kg;或 10%水合氯醛保留灌肠,每次 50mg/kg;也可肌肉或静脉注射地西泮,每次 0.1~0.3mg/kg。②吸氧。③保持呼吸道通畅。

(2)补钙:同时给予 10%葡萄糖酸钙 5~10ml 加入 10%葡萄糖 10~20ml 缓慢静脉滴注(10min 以上);惊厥反复发作时,可重复 1~2 次,惊厥停止后改为口服钙剂。

(3)惊厥停止后给予维生素 D 治疗。

五、锌缺乏病

1. 病因

①入量不足:素食者,生长发育期和营养不良恢复期,全胃肠道外营养未加锌或加锌不足;感染、长期发热、食欲下降、入量减少。②吸收不良:腹泻,特别是慢性腹泻,如吸收不良综合征、脂肪泻、胰腺囊性纤维性变等。③丢失过多:如反复失血、溶血、外伤、烧伤,锌随体液丢失;肝硬变、慢性尿毒症等所致高锌尿症;长期应用金属螯合剂(如青霉胺等)及反复静脉滴注谷氨酸盐等导致锌丢失。④遗传缺陷:如肠病性肢端皮炎。⑤其他:如铅中毒及被动吸烟等。

2. 临床表现

①厌食、食欲不振、摄食量减少,消化能力减弱。②认知能力不良、精神萎靡、共济失调、精神发育迟缓、行为障碍等。③生长发育落后,严重者有侏儒症。④青春期性发育迟缓。⑤异食癖:喜食泥土、墙皮、纸张、煤渣或其他异物等。⑥易感染:反复感冒、肺炎、腹泻等。⑦皮肤黏膜表现:皮肤干燥、各种皮疹、大疱性皮炎、复发性口腔溃疡、下肢溃疡长期不愈,秃发等。⑧胎儿生长发育落后、多发畸形、低体重、流产、早产等。⑨其他:如白内障、暗适应时间延长、夜盲等。

3. 实验室检查

①空腹血浆(清)锌:低于正常,在正常低限 11.47μmol/L (75μg/dl)以下。②餐后血清(浆)锌浓度反应试验(PZCR):

PZCR＞15％,则为锌缺乏。③发锌:可为慢性缺锌的参考指标。发锌与血浆锌无密切相关,并非诊断锌的可靠指标。④血清碱性磷酸酶:缺锌时下降,补锌后又上升。⑤白细胞锌:为反映人体锌营养水平较灵敏的指标,但操作较复杂。

4. 诊断

依据病史及临床表现,结合实验室检测血清锌水平降低、PZCR 升高,即可诊断锌缺乏。

5. 治疗

①去除病因,积极正确治疗原发病,改善饮食,适当增加富含锌的食物。②补锌:每日口服锌剂(按元素锌计)0.5～1.5mg/kg,最大量每日 20mg,疗程 3 个月。口服锌剂最好在饭前 1～2 小时以利于锌的吸收。由于吸收不良及丢失过多造成的缺锌,开始每日 1mg/kg,以后每日可增至 2mg/kg,但应密切监测血浆锌含量。全胃肠道外静脉营养早产儿每日 0.4mg/kg,3 个月以下的足月儿每日 0.2mg/kg,较大婴儿及幼儿每日 0.1mg/kg,儿童每日 0.05mg/kg,总量不超过 4mg/d。

第三节　免疫缺陷病

一、X 连锁无丙种球蛋白血症(XLA)

XLA 又称为 Bruton 病,是由于人类 BTK 基因突变所致,使 B 细胞不能由原 B 或前 B 细胞分化成熟入外周血,外周血 B 细胞明显下降或缺如,各种免疫球蛋白显著降低,进而导致免疫缺陷病。

1. 临床表现

该病仅见于男孩,一般在生后 4～12 个月开始出现感染症状。

①反复感染:反复严重的细菌性感染,以荚膜化脓性细菌,如溶血性链球菌、嗜血性流感杆菌、金黄色葡萄球菌和假单胞菌属感染最为常见。对革兰氏阴性杆菌如致病性大肠杆菌、绿脓杆菌、变形杆菌、沙雷菌等的易感性也明显增高。对一般病毒的

抵抗能力尚好，但对某些肠道病毒抵抗能力较差。②过敏性和自身免疫性疾病：自身免疫溶血性贫血、类风湿性关节炎、免疫性中性粒细胞减少、吸收不良综合征等。③体格检查：慢性消耗性面容，扁桃体和腺样体小或缺如，浅表淋巴结及脾脏均不能触及，鼻咽部侧位X线检查腺样体阴影缺乏或变小。

2. 室验室检查

①血清总Ig≤2～2.5g/L；IgG可能测不出，或≤1g/L；IgM和IgA微量或测不出。②抗体反应：同族红细胞凝集素(抗A及抗B血型抗体)缺如，特异性抗体反应缺乏。③外周血白细胞总数可在正常范围，淋巴细胞数量正常或轻度下降，成熟B细胞缺如。骨髓B细胞和浆细胞缺如，可见少量前B细胞。④产前检查和突变基因携带者检测：检查羊水或脐带血B细胞数量。或通过DNA序列测定了解BTK基因突变或与其紧密连接的复合基因片段(DXS178)是否存在的方法确诊。

3. 鉴别诊断

①婴儿生理性低丙种球蛋白状态：一般情况下，血清IgG≥3.5g/L，IgM和IgA含量≥0.2g/L。②婴儿暂时性丙种球蛋白缺乏症：血清总Ig水平≥3g/L；IgG≥2g/L，一般于生后18～30个月时可自愈。③重症联合免疫缺陷病(SCID)：发病年龄较XLA更早，多于出生后不久即发病，病程严重，外周血T细胞和B细胞数量均显著减低，三种Ig均甚低或检测不到。T细胞功能发生严重缺陷，全身淋巴组织发育不良，胸腺甚小，多<2g，且缺乏胸腺小体。预后较XLA更差。④慢性吸收不良综合征和重度营养不良：同时存在低蛋白血症和低白蛋白血症，而低免疫球蛋白血症的程度较轻，达不到XLA的程度。

4. 治疗

①IVIG替代疗法，可控制大多数XLA患儿的感染症状、全身状况迅速改善，伴发病症也明显缓解。IVIG治疗宜早开始。大剂量(400mg/kg，每3～4周1次)明显优于小剂量(200mg/kg，每3～4周1次)疗法。②各种支持疗法，包括营养、生活及卫生条件的改善，预防感染的发生，适当的体育锻炼，良好心理状态的维护，对各种并发症的预防和治疗等。

二、选择性 IgA 缺乏症

1. 概述

为最常见的原发性免疫缺陷病，我国汉族人群中患病率 1：2600～1：5300，以 IgA 水平降低（＜50mg/L），sIgA 含量极低，其他各类 Ig 水平正常为主要表现。主要是由于 Th 细胞功能异常，导致 B 细胞得不到有效辅助刺激信号，进而不能合成转换 IgA。已证实 T 细胞分泌的转化生长因子-β_1（TGF-β_1）不足是原因之一。

2. 临床表现

①轻者可长期无任何症状，部分病例仅表现轻度的上呼吸道感染。②呼吸道感染：可能在婴幼儿期起病，部分可持续到青春期，此后有所缓解；少数病例成人期开始出现症状。③肠道疾病：腹泻和吸收障碍，可伴发溃疡性结肠炎、节段性小肠炎、萎缩性胃炎、胃溃疡、肠淋巴管扩张症、肠道贾第鞭毛虫感染、胰腺炎和肝炎等。④约 50％的病例合并其他疾病，特别是自身免疫病和过敏性疾病等。⑤部分患儿伴有智能低下和感觉神经异常，与原发性癫痫也有密切关系，甚至可能伴发恶性肿瘤。

3. 实验室检查

①血清 IgA 水平常＜0.05g/L，甚至完全测不出。②重症患儿唾液中不能检测到 sIgA，尿液中含量极低。③IgG 和 IgM 水平正常或升高，甚至可 2 倍于正常值。④约 40％的患儿可检测到自身抗体。

4. 治疗

①主要治疗各种合并症，如伴发系统性红斑狼疮，应用激素及免疫抑制剂。②如发生感染则采用敏感抗生素治疗。③对于腹泻患儿可口服含有丰富分泌型 Ig 的人初乳。④禁忌输注含 IgA 的新鲜血和免疫球蛋白制剂。当患儿需要输血时，血液的供者也应当是选择性 IgA 缺乏症患儿，或输注洗涤红细胞。

三、普通变异性免疫缺陷病(CVID)

1. 概述

CVID 遗传方式尚不清楚，男女均可发病，发病年龄可在幼儿期，但更常见于学龄期，甚或成人期发病。现认为 CVID 发病除与原发性 B 细胞缺陷有关外，还与 T 细胞调控网络异常相关。

2. 临床表现

①感染：常见反复细菌性感染，如急慢性鼻窦炎、中耳炎、咽炎、气管炎和肺炎，可导致支气管扩张。病原为流感嗜血杆菌、链球菌、葡萄球菌、肺炎链球菌、支原体、念珠菌、肺孢子虫。单纯疱疹和带状疱疹病毒也可感染。②消化道症状：慢性吸收不良综合征、脂肪泻、叶酸和维生素 B_{12} 缺乏、乳糖不耐受症、双糖酶缺乏症、蛋白质丢失性肠病等。③淋巴系统表现：少数患儿可出现淋巴结和脾肿大。④自身免疫性疾病和肿瘤：如自身免疫性溶血性贫血、特发性血小板减少性紫癜、中性粒细胞减少症、类风湿性关节炎、系统性红斑狼疮、克隆病和非特异性慢性溃疡性结肠炎等。肿瘤包括白血病、淋巴网状组织肿瘤、胃癌和结肠癌等。

3. 实验室检查

①血清免疫球蛋白普遍降低，但一般不会低至 XLA 的水平。血清 IgG(<3g/L)、IgA(<0.05g/L)降低，其中约 50%的患儿 IgM 也出现明显降低(<0.3g/L)。②外周血 B 细胞计数：大致正常，但呈未成熟状态。③外周血 T 细胞计数：大致正常，1/3 的病例 T 细胞亚群出现异常，表现为 $CD8^+$ T 细胞升高，CD4/CD8 T 细胞比值下降(低于 1.0)。

4. 治疗

①IVIG：400mg/(kg · 月)。②皮下注射丙种球蛋白：可用于对 IVIG 有不良反应者。③T 细胞缺陷为主者可胸腺肽注射或胸腺移植。④适当的抗微生物制剂治疗和预防感染。

四、婴儿暂时性低丙种球蛋白血症

1. 临床表现

反复感染：如中耳炎，咽炎，支气管炎等不威胁生命的感染，偶尔会发生黏膜念珠菌病。

2. 实验室检查

①一种或多种免疫球蛋白低于相同年龄组水平 2～3 个标准差或血清 IgG<2.5g/L，2～3 岁以后免疫球蛋白水平达到正常。②B、T 细胞数和 T 细胞增殖反应正常。

3. 治疗

以支持疗法和适当的抗生素治疗为主，发生严重感染时，可考虑使用 IVIG。

五、X-连锁严重联合免疫缺陷病(SCID)

SCID 是一组遗传异质性疾病，其特征为 T、B、NK 细胞的发育和功能显著异常。发病原因是一系列的分子学缺陷，主要特征为细胞免疫和体液免疫异常，X-连锁 SCID 最常见。

1. 病因

IL-2、IL-4，、IL-7、IL-9 和 IL-15 共同拥有的受体 γ 链(γc)基因突变引起。编码基因位于 Xq12-13.1。已发现 γc 基因 8 个外显子的 135 种基因突变。

2. 临床表现

①感染：临床表现为口腔念珠菌病，红斑，持续性腹泻，呼吸道合胞病毒、副流感病毒、腺病毒、肺孢子虫感染以及革兰阴性菌败血症。接种卡介苗(BCG)和非典型分枝杆菌感染可能导致严重或致死性感染。②皮肤表现：脂溢性皮炎、外胚层发育不全、颊黏膜、舌和会阴部有慢性深部溃疡等。③胃肠道症状：巨细胞病毒或其他病原菌引起的慢性肝炎、硬化性胆管炎和慢性肝硬化。可并发轮状病毒、贾第鞭毛虫或隐孢子虫感染。④血液系统异常：中性粒细胞减少，红细胞发育不全，耐维生素 B_{12} 和叶酸的大细胞贫血。⑤神经系统表现：慢性脑病、慢性进行性多灶性脑白质炎。

3. 实验室检查

①多数患儿淋巴细胞数目<1200/mm^3。T细胞亚群及功能异常，包括各种丝裂原、抗原引起的T细胞增殖反应低下，血清免疫球蛋白减少，不能产生特异性抗体。②B细胞数量多正常，但功能严重损害，三种Ig浓度均低下，甚至缺如。③证实γc基因突变可确诊XL-SCID。

4. 治疗

①IVIG替代疗法。②预防及抗感染治疗。③外周血、骨髓和脐血干细胞移植。在发生严重感染，尤其是肺炎之前进行移植成功率较高。④移植之前不接受任何活菌免疫接种。

六、胸腺发育不全(DGS)

又称DiGeorge综合征(DGS)，包括胸腺发育不全、低钙血症、先天性心脏疾病和面部畸形。大部分病例为部分DiGeorge综合征，即胸腺未受损害，T细胞数量及功能正常。少数病例为完全DiGeorge综合征，即指胸腺缺如或部分缺陷的患儿。完全性DiGeorge综合征患儿的T细胞数量和功能显著下降。本病多为散发，亦可呈常染色体显性遗传。

1. 病因

①接触致畸形剂或患儿母亲为糖尿病患儿。②大多数DGS(90%)患儿及心脏畸形患儿22q11存在基因缺失。高危突变或转位的基因片段在D22S75(N25)和GM00980之间，其中D22S427至D22S36间的基因片段突变率最高。另一个易于突变区为FCF2远端。

2. 临床表现

①心脏异常：大多数患儿伴有左心流出道畸形。其他损害有右心流出道畸形，包括肺动脉闭锁及法洛四联症、右心室流出道及肺动脉狭窄等。②低钙血症：低钙血症所致的手足抽搐通常发生在生后24～48h内。生后最初2周低钙血症尤其突出，但大多数为暂时表现，随年龄增长而缓解。③特殊面容：面部较长、球形鼻尖和狭窄的鼻翼、腭裂、颧骨扁平、眼距增宽、斜眼、低垂耳并伴有耳围凹陷和耳轮发育不全及下颌过小。其他少见的

体型异常有小头畸形、身材矮小、指趾细长、腹股沟疝和脊柱侧凸。④反复感染：表现为慢性鼻炎，反复肺炎，口腔念珠菌感染和腹泻。患儿非常衰弱而不易成活。⑤神经精神问题：轻度神经精神发育落后和认知障碍。

3. 辅助检查

①血清低钙和高磷。②甲状旁腺素降低或缺乏。③免疫功能检查：• 不完全DGS：T淋巴细胞增殖反应正常，Th细胞功能明显降低。B细胞数量正常或增多，可表现为高IgG血症、高抗体反应和自身抗体。• 完全性DGS：T细胞增殖反应缺陷。NK细胞减少，其数量和功能受损程度与T细胞的受损程度相一致。B细胞数可增多，可出现免疫球蛋白增高或降低，IgA缺乏症和抗白喉破伤风类毒素特异性抗体低下。④产前诊断：羊水细胞或绒毛膜细胞染色体分析发现22q11缺失可确诊。产前超声学检查可发现心脏畸形。⑤影像学检查：• 胸部X线片可能提示无胸腺影，可见心脏和大血管发育异常，如右位动脉弓、肺动脉扩张和心脏扩大等。• 磁共振发现部分病例小脑蚓部和后颅凹变小以及前角附近小囊肿形成。

4. 治疗

①手术治疗心脏及其他畸形。②纠正低钙血症：可用钙制剂、维生素D和低磷饮食治疗。发生低钙惊厥时，可应用药物止惊，静脉注射离子钙。③预防和治疗感染，慎用活疫苗。④免疫重建：不完全性DGS不需要考虑免疫重建治疗，但对完全性DGS患儿应尽早做骨髓移植或胸腺移植。

七、慢性肉芽肿病(CGD)

1. 病因

为原发性吞噬细胞功能缺陷病。CYBB、CYBA、NCF1、NCF2基因突变与本病有关。遗传学上可将本病分为四类：最常见者为X-连锁遗传，其余三类是常染色体隐性遗传，其临床表现大致相同，X-连锁较其他三类严重。

2. 临床表现

①感染：通常在生后数月出现临床表现，以反复发生的严重

感染为主。最初是耳和鼻周围皮肤湿疹样改变，逐渐进展为化脓性皮炎，形成瘢痕伴局部淋巴结肿大。感染反复发作，形成肉芽肿。肺部感染最为常见，还可伴有消化道感染、慢性鼻炎和结膜炎。脓肿形成是CGD的重要表现，可发生在机体的任何部位。引起CGD患儿发生感染的病原体为过氧化氢酶阳性细菌，最常见为金黄色葡萄球菌、沙门菌属、大肠杆菌、假单胞菌属和曲菌，少见菌包括色素杆菌属、分枝杆菌、放线菌属等。②其他表现：胃窦狭窄引起梗阻相当普遍。肉芽肿扩散还可引起食管、小肠和输尿管的阻塞。患儿身材矮小，成为一个重要的主诉。有报道并发系统性或盘状红斑狼疮以及幼年类风湿性关节炎。

3. 实验室检查

①四唑氮蓝试验(NBT)、化学发光试验和氧化酶活性测定：NBT可作为CGD的筛查及女性X-连锁CGD携带者筛查。②中性粒细胞杀菌功能试验：CGD的初筛试验。③CGD类型的鉴别：基因分析发现突变或缺失可确诊CGD，并能了解CGD的不同类型。④产前诊断：分析胎儿DNA，可作CGD的产前诊断。

4. 治疗

①抗生素预防和治疗感染。②阻塞性病变的治疗：口服激素治疗可缓解胃肠道阻塞和泌尿道阻塞症状，必要时外科手术治疗。③白细胞输入和输血：可纠正持续贫血，控制危及生命的感染。④干扰素治疗：重组人干扰素-γ $50\mu g/m^2$，皮下注射，每周3次。⑤基因治疗和骨髓移植。

八、中性粒细胞减少症

当10～14岁儿童中性粒细胞数$<1.8\times10^9/L$，<10岁的儿童及婴幼儿$<1.5\times10^9/L$，称为粒细胞减少症；当中性粒细胞数$<0.5\times10^9/L$，称为中性粒细胞缺乏症。该病可分为内源性(骨髓干细胞的缺陷)和外源性(骨髓外因素)两种。

1. 慢性良性中性粒细胞减少症

(1)概述：又名原发性中性粒细胞减少症、家族性中性粒细胞减少症、先天性中性粒细胞减少症或慢性再生低下性中性粒细胞减少症。多数无家族史，但有报道提示有常染色体显性遗传者。

（2）临床表现：90％发生于14个月内，可表现为婴儿期重症感染，也可无任何症状。随年龄增长感染发生率逐渐下降。易患蜂窝织炎、乳突炎、中耳炎、咽炎和肺炎，偶尔可发生脑膜炎和败血症。

（3）实验室检查：①外周血检查：白细胞总数正常或轻度增高，粒细胞绝对计数<0.5×10^9/L，其变异很大。单核细胞和嗜酸粒细胞增高与粒细胞减少及感染程度无关，常见轻度贫血和反应性血小板增高。②骨髓检查：髓样增生活跃，粒细胞系统早期发育受阻，后期成熟障碍（晚幼粒细胞/带状核粒细胞）。③病原菌主要为革兰阳性菌。

（4）治疗：①一般处理：应注意口腔牙齿卫生，一般不必用抗菌药预防感染。②有明确感染者，应给予有效的抗菌药物，金黄色葡萄球菌是最常见的病原菌。③IVIG用于伴有严重感染者。④重组人类G-CSF具有很好的效果，但作用短暂。

（5）预后：大多数患儿在确诊后数月至数年内自愈，病程平均20个月；多在4岁前痊愈。年长儿自行缓解的机会减少。

2. 周期性中性粒细胞减少症

（1）临床表现：①反复感染，每一周期约持续21天，在两次粒细胞减少的间隙期内，患儿常无感染症状。男女均可患病。②感染的严重程度取决于外周血中性粒细胞减少的程度，可发生不明原因发热、牙龈炎、口腔炎、蜂窝织炎和直肠周围脓肿。③周期性粒细胞减少可持续终身，部分患儿随年龄增长，粒细胞减少状况趋于不显著，感染症状也随之改善。

（2）辅助检查：①严重中性粒细胞减少的周期多为21天，部分粒细胞减少的周期变化在14～36天；每次持续3～10天，其他血细胞数量正常。②骨髓检查：粒细胞减少期时粒系统发育不良和成熟障碍，而在间隙期粒系增生活跃。

（3）治疗：脾切除、雄性激素、锂和糖皮激激素对阻断周期性粒细胞减少有一定疗效。可使用rhG-CSF每周3次，效果较好，但停药后复发。

3. 严重先天性中性粒细胞减少症(Kostmann 综合征)

(1)概述:又称婴儿先天性中性粒细胞减少症,以婴儿早期严重的化脓性感染为主要表现,其发病主要与严重中性粒细胞减少和粒细胞/原粒细胞水平发育障碍有关。

(2)临床表现:①1 岁内即反复发生危及生命的感染,包括蜂窝织炎、口腔炎、脓毒血症、脑膜炎和腹膜炎。病原菌多为金黄色葡萄球菌,大肠杆菌和铜绿假单胞菌。②可伴发恶性肿瘤。③未经有效治疗者多于 2 岁左右死亡,中位存活年龄为 13 岁。

(3)实验室检查:出生时即可发现中性粒细胞减少,绝对计数<0.1×10^9/L。可能有轻度贫血,血小板数量正常或增高。

(4)治疗:①一般支持疗法和抗感染治疗。②糖皮质激素、锂、脾切除术的疗效均不满意。③使用 rhG-CSF 可增高粒细胞,还能促进其杀菌能力。IL-3 与 rhG-CSF 同时应用可能有协同作用。④骨髓移植是有效的治疗手段。

九、高 IgE 综合征

1. 概述

该病是一种少见的多系统免疫缺陷性疾病,大多具有常染色体显性遗传的特点,基因定位于染色体 4q 上,少数病例具有常染色体隐性遗传特点,以慢性皮炎、反复发生葡萄球菌性脓肿、肺炎,同时伴外周血嗜酸性粒细胞增加和血清 IgE 水平升高为特征。

2. 临床表现

①乳牙不脱落是高 IgE 综合征的特点,多数 8 岁时仍保留乳牙,恒牙未萌出或乳牙与恒牙同时存在,形成双排牙。②16 岁时均可见到特殊的面容:面部不对称(半侧肥大),前额突出,眼眶深陷,凸腭,鼻根宽和鼻尖肥大。面部皮肤粗糙,毛孔增大。③不明原因的骨质疏松,可引起反复性骨折。关节过度伸展,包括指趾关节、腕、髋和膝关节。④出生第 1 天即可发生反复金黄色葡萄球菌感染,包括皮肤蜂窝织炎和脓肿,肺炎伴肺大泡、肺脓肿和脓气胸。其他病原菌包括流感杆菌、肺炎链球菌、A 族链球菌、其他革兰氏阴性菌、霉菌(曲菌和毛霉菌)感染,部位以下

呼吸道为主，也见于眼、耳、口腔黏膜、鼻窦、关节和全身性感染。⑤多数患儿有湿疹样皮疹，其分布和性质不像异位性湿疹。

3. 实验室检查

①血清 IgE 高达 20000IU/ml 或更高是本病的典型表现，部分病例血清 IgE 增高发生于婴儿早期。多数病例伴有轻～中度嗜酸性粒细胞增多症，可高达白细胞总数的 55%～60%。白细胞总数正常或因急性细菌性感染而增高，可因慢性疾病而发生继发性贫血。②红细胞沉降率常增高，尤见于疾病加重时。③中性粒细胞趋化功能时而低下时而正常，抗体反应低下，IgG_2 亚类缺陷和 IgG_4 亚类增高。T 细胞增殖反应低下、$CD45^+$ T 细胞数减少、产生 IFN-γ 明显下降。

4. 治疗

①一旦确诊，即应使用抗菌药物预防葡萄球菌感染。发生肺炎或其他深部感染时，应积极给予有效抗感染治疗。葡萄球菌肺炎合并肺大泡，抗感染效果不满意者，应考虑外科切除。②小剂量环孢素（3～5mg/kg）并不是一线治疗方案，但作为难治病例的短期治疗其疗效显著。③IFN-γ 治疗可能有一定效果。

第四节　变态反应性疾病

一、严重过敏反应

1. 病因

①任何食物：最常见引起过敏的是牛奶、鸡蛋、花生、大豆、坚果等少数几种食物。②与禽类有关的疫苗：如麻疹、腮腺炎、流行性感冒疫苗。③膜翅目昆虫：如蜂类可引起致敏者发生局部或全身过敏症。④药物：以 β-内酰胺抗生素和阿司匹林/非类固醇类抗炎剂最常见。⑤皮肤试验和变应原特异性免疫治疗。⑥运动：有些患儿运动后出现风团和其他过敏症状称为运动诱发严重过敏症（exercise induced anaphylaxis，EIA），有一些患儿在饭后运动就会发生，与食物的种类无关。而另一些则在食入特殊食物后才随着运动出现反应，称运动依赖食物诱发过敏症，

预防的方法是在饭后 2h 内不要运动。⑦寒冷：轻者遇冷全身起风团，发痒，暖和后很快消失，重者可诱发全身性过敏症。⑧天然橡胶：99%是来自橡树的胶乳。任何患儿在吸吮奶嘴、吹气球、玩橡皮玩具或用其他胶乳制品后出现症状，应疑及对胶乳过敏。⑨全身麻醉：90%的过敏症在静脉用药 3 分钟内发生，常涉及肌肉松弛剂，可表现为循环衰竭、全身潮红、皮肤水肿、支气管阻塞、心跳停搏。⑩原发性复发性过敏症：其中许多只是暂时未找到病因。

2. 临床表现

①起病、表现和过程不一，与变应原的强度、患儿的健康状况和遗传素质有关。一般症状开始很快，可发生在暴露于诱发物后几秒几分，也可发生于 1h 以后。症状呈全身性，轻重不等。大多数患儿以皮肤症状开始。②有些患儿可有先兆：如焦虑、头晕等。③皮肤：潮红并常伴出汗、红斑，瘙痒特别多见于手、足和腹股沟。荨麻疹/血管性水肿是暂时的，一般不超过 24h。④呼吸道症状：口腔、舌、咽或喉水肿，窒息是致死的主要原因；胸紧、刺激性咳嗽、哮鸣、呼吸停止等。⑤心血管系统：低血容量性低血压、心律不齐、心动过速、心肌缺血、心脏停搏。⑥胃肠道：恶心、呕吐、腹绞痛、腹泻，其中腹痛常是本病的早期表现。⑦泌尿生殖系统：有尿失禁、子宫收缩。⑧神经系统症状：焦虑、抽搐、意识丧失。可有精神症状。⑨上述症状和体征既可单独存在也可联合出现。但一般过敏反应的症状开始越晚，反应的程度越轻。

3. 治疗

死亡可发生于几分钟内，迅速处理极为重要，开始治疗越晚，死亡率越高。开始治疗的关键是维持呼吸道通畅和维持有效的血液循环。

①一般处理：尽可能迅速移去或中止诱发症状的原因或诱发物；伴低血压者应采取头低足高位；必要时吸氧和用支气管扩张剂；消除患儿的紧张和恐惧情绪。②药物：首先，小儿皮下注入 1∶1000 肾上腺素，0.01ml/kg，最大量 0.3ml，如需再用，应间隔 15min。肾上腺素起效快速，是过敏急救的首选。其次，抗组

胺药和皮质激素。同时注意治疗休克和纠正酸中毒。

二、食物过敏反应

1. 儿童常见的食物过敏原

牛奶,鸡蛋,坚果,小麦,大豆。

2. 临床表现

①过敏反应。②皮肤综合征:荨麻疹和血管性水肿。慢性荨麻疹通常与食物过敏无关。③胃肠综合征:a. 口腔过敏综合征:由于摄入某种新鲜的水果或蔬菜后出现口腔黏膜水肿,极少进展到口腔以外的部位。b. 过敏性嗜酸细胞性胃肠病:反流,腹痛,腹泻,早饱,以消化道嗜酸性粒细胞浸润为特征。c. 小肠结肠炎:见于婴儿期,表现为呕吐、腹泻(有时为血便),严重时可导致淡漠,脱水,低血压,酸中毒。一般与牛奶和大豆蛋白有关。d. 婴幼儿直肠结肠炎:局限于远端结肠,仅表现为腹泻,症状持续时间较短且很少导致贫血。④呼吸系统综合征:鼻炎、哮喘、Heiner 综合征(使 IgG 抗体对牛奶产生反应而沉淀,导致肺部浸润,含铁血红素沉着症,贫血,难治性肺炎,生长困难)等。⑤吸收不良综合征。

3. 食物过敏的评价与处理

首先通过询问病史确定特异性食物,见图 3-1。

4. 实验室检查

①皮肤点刺试验:阳性预计值较小,但阴性结果可除外 IgE 介导的过敏反应,必须停用抗组胺药物,皮内试验具有很高的假阳性率。②放射性过敏原吸附实验(RAST):阳性预计值很小,但是阴性预计值非常可观。③双盲安慰剂对照食物激发试验:必须在药物监控下进行,必要时,通过静脉通路给予紧急治疗,必须停用抗组胺药物。④血清过敏原特异性 IgE 检测。

三、支气管哮喘

1. 定义

支气管哮喘(bronchial asthma)是由多种细胞,包括炎性细胞(嗜酸性粒细胞、肥大细胞、T 淋巴细胞、中性粒细胞等)、气道

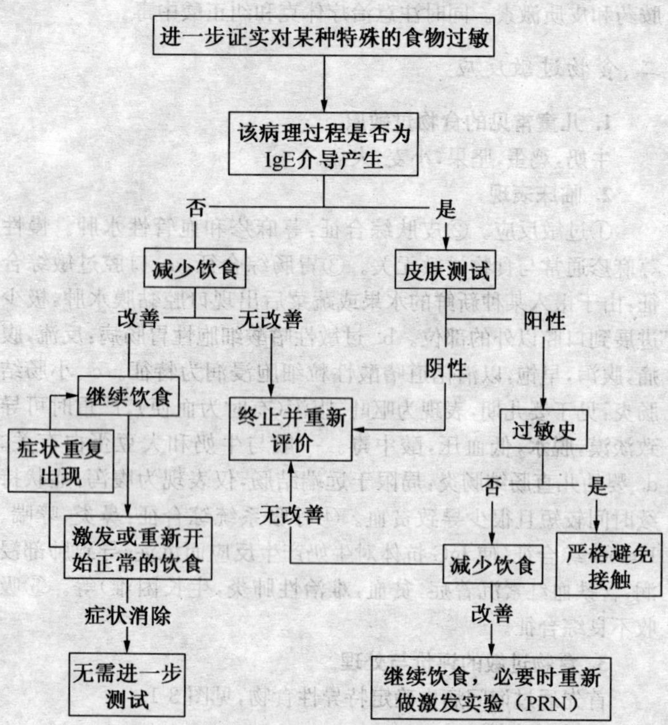

图 3-1　食物过敏的评价与处理

(数据来源 Wood RA. Pediatrics 2003,111(6):1631－1637;和美国胃肠病学协会:直到 2004 年)

结构细胞(气道平滑肌细胞和上皮细胞等)和细胞组分参与的气道慢性炎症性疾病。这种慢性炎症导致易感个体气道高反应性,当接触物理、化学、生物等刺激因素时,发生广泛多变的可逆性气流受限,从而引起反复发作的喘息、咳嗽、气促、胸闷等症状,常在夜间和(或)清晨发作或加剧,多数患儿可经治疗缓解或自行缓解。

2. 病因

(1)遗传因素:①含有哮喘及表型的相关基因座位或哮喘候

选基因的染色体区域包括 5q31-33，6p21.3，11q12，12q14.3-24.1，第 7、14 号染色体，19q13，21q21。②特应性：特应性个体及其家属哮喘患病率高于非特应性个体。特应性是指个人和/或其家族在对通常暴露的变应原产生 IgE 抗体反应的倾向。

(2)环境因素：①呼吸道病毒感染：主要包括 RSV、鼻病毒等。其他感染原包括支原体、衣原体等也可诱发或加重哮喘。②过敏原暴露：主要为尘螨、霉菌、蟑螂、宠物、花粉等吸入性过敏原；少数因食物过敏，如牛奶、鸡蛋、花生、大豆、海鲜等。③运动：90%过敏性哮喘患儿表现运动诱发加重。④污染：香烟暴露，室内甲醛污染，各种空气污染物如臭氧(O_3)、二氧化氮(NO_2)、二氧化硫(SO_2)、酸性气溶胶、颗粒物等可诱发或加重哮喘。⑤压力和情绪精神因素。

3. 临床表现

①典型症状为喘息、气促、胸闷或咳嗽。②以上症状呈反复发作性，常在夜间和(或)清晨发作、加剧；或可追溯与某种变应原或刺激因素有关，时有突发突止现象。③发作前可伴有流涕、喷嚏、鼻痒、眼痒等症状，或在病程中伴发这类症状。④有多种诱发因素，包括室内外变应原、冷空气、物理或化学性刺激、病毒性上下呼吸道感染、运动、药物或食物添加剂、吸烟或过度情绪激动、胃食管反流等。⑤急性发作期呼吸频率增快，重度发作表现三凹征、紫绀。⑥发作时双肺闻及以呼气相为主的哮鸣音，呼气相延长。⑦慢性重度持续患儿可出现桶状胸、杵状指等或生长发育受限。⑧部分患儿仅表现慢性持续咳嗽，对支气管舒张剂反应良好。

4. 辅助检查

①外周血嗜酸性粒细胞可增高。②痰涂片可见库什曼螺旋体及夏科-雷顿结晶；痰细胞学嗜酸细胞通常大于 2.5%，可见嗜酸细胞脱颗粒。③肺功能检查以阻塞型通气功能障碍为主，肺容量显示残气量增加，残总比增加。④支气管舒张试验阳性。⑤支气管激发试验阳性。⑥过敏原皮肤点刺试验和/或血清过敏原特异性 IgE 可见大多数患儿阳性。⑦重症患儿或急性发作患儿胸 X 线可见两肺透亮度增加或肺气肿表现。⑧呼出气一氧

化氮(NO)浓度可增高。

5. 诊断

(1)诊断标准:①反复发作喘息、咳嗽、气促、胸闷,多与接触变应原、冷空气、物理刺激、化学刺激、呼吸道感染以及运动等有关,常在夜间和/或清晨发作或加剧。②发作时在双肺可闻及散在或弥漫性,以呼气相为主的哮鸣音,呼气相延长。③上述症状和体征经抗哮喘治疗有效或自行缓解。④除外其他疾病所引起的喘息、咳嗽、气促和胸闷。⑤临床表现不典型者(如无明显喘息或哮鸣音),应至少具备以下 1 项:A. 支气管激发试验或运动激发试验阳性。B. 证实存在可逆性气流受限。a. 支气管舒张试验阳性:吸入速效 β_2 受体激动剂[如沙丁胺醇(Salbutamol)]后 15min 第 1 秒用力呼气量(FEV_1)增加≥12%。b. 抗哮喘治疗有效:使用支气管舒张剂和口服(或吸入)糖皮质激素治疗 1~2 周后,FEV_1 增加≥12%。c. 最大呼气流量(PEF)每日变异率(连续监测 1~2 周)≥20%。

符合第①~④条或第④、⑤条者,可以诊断为哮喘。

(2)5 岁以下儿童喘息的特点和评估:①临床表型:A. 早期一过性喘息:多见于早产和父母吸烟者,喘息主要是由于环境因素导致肺的发育延迟所致,年龄的增长使肺的发育逐渐成熟,大多数患儿在生后 3 岁之内喘息逐渐消失。B. 早期起病的持续性喘息(指 3 岁前起病):主要表现为呼吸道病毒感染相关的反复喘息,本人无特应症表现,也无家族过敏性疾病史。喘息症状一般持续至学龄期,部分患儿在 12 岁时仍然有症状。C. 迟发性喘息/哮喘:这些儿童有典型的特应症背景,往往伴有湿疹,哮喘症状常迁延持续至成人期,气道有典型的哮喘病理特征。②评估:有以下临床症状特点时高度提示哮喘的诊断:A. 多于每月 1 次的频繁发作性喘息。B. 活动诱发的咳嗽或喘息。C. 非病毒感染导致的间歇性夜间咳嗽。D. 喘息症状持续至 3 岁以后。③哮喘预测指数:用于预测 3 岁内喘息儿童发展为持续性哮喘的危险性。

哮喘预测指数:在过去 1 年喘息≥4 次,具有 1 项主要危险因素或 2 项次要危险因素。如哮喘预测指数阳性,建议按哮喘规范治疗。

主要危险因素：父母有哮喘病史；经医生诊断为特应性皮炎；有吸入变应原致敏的依据。

次要危险因素：有食物变应原致敏的依据；外周血嗜酸性粒细胞≥4%；与感冒无关的喘息。

(3)咳嗽变异性哮喘的诊断：A. 咳嗽持续>4 周，常在夜间和(或)清晨发作或加重，以干咳为主。B. 临床上无感染征象，或经较长时间抗生素治疗无效。C. 抗哮喘药物诊断性治疗有效。D. 排除其他原因引起的慢性咳嗽。E. 支气管激发试验阳性和(或)PEF 每日变异率(连续监测 1～2 周)≥20%。F. 个人或一、二级亲属特应性疾病史，或变应原检测阳性。

以上 a～d 项为诊断基本条件。

6. 哮喘的分期与分级

(1)分期：急性发作期、慢性持续期和临床缓解期。

(2)分级：①急性发作严重度分级：气促、咳嗽、胸闷等症状突然发生，有呼吸困难，以呼气流量降低为其特征；分级标准见表 3-3。②病情严重程度的分级：用于初次诊断和既往虽被诊断但尚未按照哮喘规范治疗的患儿，作为制定起始治疗方案级别的依据(表 3-4)。③哮喘控制水平分级：用于评估已规范治疗的哮喘患儿是否达到哮喘治疗目标及指导治疗方案的调整以达到并维持哮喘控制(表 3-5)。

表 3-3　哮喘急性发作严重度分级

临床特点	轻度	中度	重度	危重度
气促	走路时	说话时	休息时	
体位	可平卧	喜坐位	前弓位	
讲话方式	能成句	成短句	说单字	难以说话
精神意识	可有焦虑、烦躁	常焦虑、烦躁	常焦虑、烦躁	嗜睡、意识模糊
呼吸频率	轻度增加	增加	明显增加	减慢或不规则

续表

临床特点	轻度	中度	重度	危重度
辅助呼吸肌活动及三凹征	常无	可有	通常有	胸腹反常运动
哮鸣音	散在，呼气末期	响亮、弥漫	响亮、弥漫、双相	减弱乃至消失
脉率	略增加	增加	明显增加	减慢或不规则
奇脉(kPa)	不存在<1.33	可有1.33~3.33	通常有2.67~5.33	不存在(提示呼吸肌疲劳)
使用速效 β_2 受体激动剂后PEF占正常预计值或本人最佳值的百分数(%)	>80	60~80	<60或治疗效应维持<2h	<33
PaO_2（吸空气）(kPa)	正常	>8	<8，可能有紫绀	呼吸衰竭
$PaCO_2$(kPa)	<6	<6	≥6，短时间内明显上升	呼吸衰竭
SaO_2(吸空气)	>0.95	>0.92~0.95	0.90~0.92	<0.90

注：(1)正常儿童清醒时呼吸频率上限：<2个月，<60次/min；~12个月，<50次/min；~5岁，<40次/min；~8岁，<30次/min；

(2)正常儿童脉率上限：2~12个月，<160次/min；~2岁，<120次/min；~8岁，<110次/min；

(3)小龄儿童较年长儿和成人更易发生高碳酸血症(低通气)；

(4)判断急性发作严重度时，只要存在某项严重程度的指标(不必全部指标存在)，就可归入该严重度等级。

表 3-4　儿童哮喘严重程度分级

严重程度	日间症状	夜间症状/憋醒	应急缓解药的使用	活动受限	肺功能（≥5岁者适用）	急性发作（需使用全身激素治疗）
＜5岁						
间歇状态（第1级）	≤2天/周，发作间歇无症状	无	≤2天/周	无		0～1次/年
轻度持续（第2级）	＞2天/周，但非每日有症状	1～2次/月	＞2天/周，但非每天使用	轻微受限		6个月内≥2次，根据发作的频度和严重度确定分级
中度持续（第3级）	每天有症状	3～4次/月	每天使用	部分受限		
重度持续（第4级）	每天持续有症状	＞1次/周	每天多次使用	严重受限		
≥5岁						
间歇状态（第1级）	≤2天/周，发作间歇无症状	≤2次/月	≤2天/周	无	FEV_1或PEF≥正常预计值的80%，或PEF变异率＜20%	0～1次/年

续表

严重程度	日间症状	夜间症状/憋醒	应急缓解药的使用	活动受限	肺功能（≥5岁者适用）	急性发作（需使用全身激素治疗）
轻度持续（第2级）	>2天/周，但非每日有症状	3～4次/月	>2天/周，但非每天使用	轻微受限	FEV_1或PEF≥正常预计值的80%，或PEF变异率20%～30%	≥2次/年，根据发作的频度和严重度确定分级
中度持续（第3级）	每天有症状	>1次/周，但非每晚有症状	每天使用	部分受限	FEV_1或PEF达正常预计值的60%～79%，或PEF变异率>30%	

续表

严重程度	日间症状	夜间症状/憋醒	应急缓解药的使用	活动受限	肺功能（≥5岁者适用）	急性发作（需使用全身激素治疗
重度持续（第4级）	每天持续有症状	经常出现，通常每晚均有症状	每天多次使用	严重受限	FEV_1 或 PEF＜正常预计值的60%，或PEF变异率＞30%	

注：①评估过去2～4周日间症状、夜间症状/憋醒、应急缓解药使用和活动受限情况；

②患儿只要具有某级严重程度的任一项特点，就将其列为该级别；

③任何级别严重程度，包括间歇状态，都可以出现严重的急性发作；PEF变异率测定方法：每日清晨傍晚定时测定PEF，至少连续监测1周，然后计算每日PEF变异率；

$$\text{PEF 变异率}=\frac{\text{日内最高 PEF}-\text{日内最低 PEF}}{1/2(\text{日内最高 PEF}+\text{日内最低 PEF})}\times 100\%$$

表 3-5　哮喘控制水平分级

临床特征	控制（满足以下所有表现）	部分控制（任意1周出现1种表现）	未控制
日间症状	无（或≤2天/周）	＞2天/周或≤2天/周但多次出现	
夜间症状和/或憋醒	无	有	任意1周出现部分控制表现≥3项
应急缓解药的使用	无（或≤2次/周）	＞2次/周	

续表

临床特征	控制（满足以下所有表现）	部分控制（任意1周出现1种表现）	未控制
活动受限	无	有	
肺功能（≥5岁者适用）	正常	<80%预计值或个人最佳值	
急性发作（需使用全身激素治疗）	0～1次/年	2～3次/年	>3次/年

注：①评估过去2～4周日间症状、夜间症状/憋醒、应急缓解要使用和活动受限情况；②出现任何一次急性发作都应复核维持治疗方案是否需要调整。

7. 治疗

(1)治疗原则：①急性发作期：快速缓解症状、抗炎、平喘。②慢性持续期：避免触发因子，加强管理和监测，长期控制症状、抗炎、降低气道高反应性。③积极治疗合并的过敏性鼻炎。

(2)哮喘控制的标准：①无（或最少的）日间症状。②无活动受限。③无夜间症状。④无（或最少的）使用缓解药物。⑤正常的肺功能。⑥无哮喘急性加重。

(3)急性发作期治疗：①吸入型速效 β_2 受体激动剂，开始可每20分钟1次，1小时以后渐延长时间1～2h至4～6h 1次，若无即刻效果需用全身性应用皮质激素及氨茶碱治疗。②肾上腺皮质激素：首次氢化可的松10mg/kg，以后5～10mg/kg，或地塞米松0.2～0.5mg/kg/次；甲基强的松龙1～4mg/(kg·次)，每6～8h 1次，一般用药4～6h后起作用，2～3天病情好转后改气雾剂。③氨茶碱：入院前6h未用茶碱类药物者先给负荷量4～6mg/kg（年长儿、体重大者用偏小量）加10%葡萄糖30～50ml，30min内静滴。此后从0.8～1.0mg/(kg·h)速度静点；用过者则酌情减量。有条件时于负荷量开始前、给药后1h、用维持量4h后分别取1ml血测氨茶碱血浓度，以免过量。氨茶碱血清有效浓度 10～20μg/ml，中毒剂量＞25μg/ml。

(4)慢性持续期长期控制治疗：见表 3-6～表 3-8。①控制类药物：首选低中剂量吸入型糖皮质激素(ICS)，剂型常用布地奈德、氟替卡松的气雾剂或干粉剂，以低中剂量起始按照控制水平达到 3 个月可减量维持；白三烯调节剂孟鲁司特可用于轻度持续病例单药维持治疗或中重度病例的联合治疗之一。中重度慢性持续首选低剂量 ICS 与长效 β_2 受体激动剂(LABA)联合剂型。②缓解类药物：首选吸入型速效 β_2 受体激动剂缓解急性加重的哮喘症状。

表 3-6 ≥5 岁儿童哮喘长期治疗方案

分级	治疗级别				
	第 1 级	第 2 级	第 3 级	第 4 级	第 5 级
非药物干预			哮喘教育、环境控制		
缓解类药物			按需使用速效 β_2 受体激动剂		
控制类药物	一般不需要	选用以下一种 · 低剂量 ICS · 白三烯受体拮抗剂(LTRA)	选用以下一种 · 低剂量 ICS 加吸入型长效 β_2 受体激动剂(LABA) · 中高剂量 ICS · 低剂量 ICS 加 LTRA	选用以下一种 · 中高剂量 ICS 加 LABA · 中高剂量 ICS 加 LTRA 或缓释茶碱 · 中高剂量 ICS/LABA 加 LTRA 或缓释茶碱	选用以下一种 · 中高剂量 ICS/LABA 加 LTRA 和(或)缓释茶碱加口服最小剂量的糖皮质激素 · 中高剂量 ICS/LABA 加 LTRA 和(或)缓释茶碱，≥12 岁可加抗 IgE 治疗

ICS：吸入糖皮质激素　LABA：长效 β_2 受体激动剂

表 3-7　<5 岁儿童哮喘长期治疗方案

分级	治疗级别				
	第 1 级	第 2 级	第 3 级	第 4 级	第 5 级
非药物干预			哮喘教育、环境控制		
缓解类药物			按需使用速效 β_2 受体激动剂		
控制类药物	一般不需要	选用以下一种 · 低剂量 ICS · 白三烯受体拮抗剂(LTRA)	选用以下一种 · 中等剂量 ICS · 低剂量 ICS 加 LTRA	选用以下一种 · 中高剂量 ICS 加 LTRA · 中高剂量 ICS 加缓释茶碱 · 中高剂量 ICS/LABA 加 LTRA 或缓释茶碱	选用以下一种 · 高剂量 ICS 加 LTRA 与口服最小剂量的糖皮质激素 · 高剂量 ICS 联合 LABA 与口服最小剂量的糖皮质激素

表 3-8　儿童常用吸入型糖皮质激素的估计等效每日剂量

药物	低剂量(μg)		中剂量(μg)		高剂量(μg)	
	>5 岁	≤5 岁	>5 岁	≤5 岁	>5 岁	≤5 岁
丙酸倍氯米松	200～500	100～200	～1000	～400	>1000	>400
布地奈德	200～600	100～200	～1000	～400	>1000	>400

续表

药物	低剂量(μg)		中剂量(μg)		高剂量(μg)	
	＞5 岁	≤5 岁	＞5 岁	≤5 岁	＞5 岁	≤5 岁
丙酸氟替卡松	100～250	100～200	～500	～500	＞500	＞500
布地奈德雾化悬液		250～500		～1000		＞1000

四、变应性鼻炎

变应性鼻炎也称过敏性鼻炎，属 IgE 介导的Ⅰ型变态反应。分为间歇性和持续性，其中还分为轻度、中重度。过敏症状＞3 天/周和/或＞4 周/年为持续性；＜3 天/周和/或＜4 周/年为间歇性。

1. 临床表现

①喷嚏：每天数次阵发性发作，每次多于 3 个，多在晨起或夜晚时发作。②清涕：多量清水样鼻涕。③鼻塞：轻重程度不同，间歇性或持续性，单侧或双侧。④鼻痒：大多数患儿，感鼻内发痒，可伴眼睛、外耳道、软腭等处发痒。⑤查体：鼻黏膜苍白、灰白或暗紫色；鼻甲黏膜水肿；病史长者可伴有鼻甲黏膜息肉样变。

2. 辅助检查

皮肤点刺试验、血总 IgE、特异性 IgE、鼻黏膜激发试验。

3. 治疗

(1)药物治疗：①抗组胺药物，常用药物：氯雷他定、西替利嗪；②肥大细胞稳定剂，常用药物：色甘酸二钠；③糖皮质激素，常用药物：糠酸莫米松鼻喷剂、丙酸氟替卡松鼻喷剂、布地奈德鼻喷剂；④白三烯受体拮抗，常用药物：孟鲁司特咀嚼片；⑤减充血剂：羟甲唑啉、麻黄素。

(2)免疫治疗：变应原特异性免疫治疗：皮下注射、舌下含服。

(3)手术治疗：鼻中隔黏膜下矫正术、下鼻甲黏膜部分切除术、筛前神经切断术。

4. 预防

环境控制对于预防变应性鼻炎十分重要。

五、荨麻疹

1. 概述

荨麻疹是一个由多种原因引起的表现为皮肤组织一过性水肿的过敏性皮肤病，病程不足 6 周的为急性荨麻疹，超过 6 周的为慢性荨麻疹，儿童急性荨麻疹的常见诱因为感染、食物、疫苗及药物等，而慢性荨麻疹常找不到原因。

2. 临床表现

荨麻疹是一种暂时性、局限性真皮充血水肿，表现为淡红色或暗红色斑片上苍白的风团，起病迅速，时起时落，此起彼伏，单一风团多在 24h 内消退，可合并手足、眼睑，甚至整个面部水肿，伴有剧烈的瘙痒。部分患儿可以伴有发热，关节肿痛，头痛，恶心，呕吐，腹痛，腹泻，胸闷，呼吸困难，心悸等全身症状。特殊类型的荨麻疹包括：血清病型荨麻疹、寒冷性荨麻疹、胆碱能性荨麻疹、人工荨麻疹等。

3. 实验室检查

血常规、尿常规、总 IgE 及特异性 IgE 检测(过敏原检测)、皮肤划痕试验。

4. 鉴别诊断

本病需与荨麻疹样血管炎和多形红斑相鉴别。荨麻疹样血管炎为自身免疫病，风团样皮疹 24h 内不能消退，组织病理为真皮浅层的白细胞碎裂性血管炎，可有补体 C3 的降低。多形红斑皮疹 24h 内也不能消退，虹膜现象阳性。

5. 治疗

(1)查找过敏原因并去除之。

(2)全身治疗：①抗过敏：口服抗组胺药，如马来酸氯苯那敏 0.35mg/(kg·d)，分 3～4 次口服，2 岁以上患儿可口服氯雷他定或西替利嗪，用法为：2～12 岁，每日 1 次，每次 5mg，12 岁以上儿童或体重>40kg者,每日1次,每次10mg。皮损广泛者可静脉注射葡萄糖酸钙及维生素C。②抗感染:有感染征象时应用。③激素:水肿严重或合并腹痛、关节痛等全身症状时,酌情予泼尼松[1mg/(kg·d)]口服,或地塞米松[0.3～0.5mg/(kg·d)],或氢化可的松静点[6～8mg/(kg·d)]。④出现喉水肿症状,给予拟交感神经药,如肾上腺素。必要时气管切开。

(3)局部治疗:外用炉甘石洗剂止痒。

六、湿疹

1. 概述

湿疹是由多种内外因素引起的真皮浅层及表皮的炎症反应。病因复杂,一般与变态反应有关。本病瘙痒剧烈,可分为急性期、亚急性期,慢性期,并易反复发作。

2. 临床表现

①急性湿疹:红斑基础上密集的针头至粟粒大小丘疹、丘疱疹或小水疱,常融合成片,境界不清,损害周边,丘疱疹逐渐稀疏。皮疹对称分布,瘙痒剧烈,常因搔抓形成点状糜烂面,有明显的浆液性渗出。如继发感染,可形成脓疱、脓痂。②亚急湿疹:炎症、渗出较急性期轻,皮损以小丘疹、鳞屑和结痂为主,少量丘疱疹、糜烂,有轻度浸润。③慢性湿疹:皮肤增厚、浸润、苔藓化,棕红色或灰色,有色素沉着,表面粗糙,有鳞屑、痂。④特殊类型的湿疹:a. 盘形湿疹:丘疹及丘疱疹密集而成的圆形损害,界限清楚,似钱币状,好发于手背,臀部和四肢伸侧。b. 传染性湿疹样皮炎:局部先存在化脓性感染灶,病灶周围红肿、丘疹、水疱、脓疱、渗出及结痂。⑤湿疹病程呈慢性迁延,易反复发作。

3. 实验室检查

血常规、嗜酸细胞计数、IgE及特异性IgE检测、斑贴试验。

4. 治疗

(1)全身治疗:①抗组胺药:如马来酸氯苯那敏0.35mg/(kg·d),分3～4次口服。②抗生素:有继发感染征象时应用。③激素:不主张应用,除非皮损严重,可酌情小剂量、短疗程口服,如泼尼松1mg/(kg·d),疗程7～10天。

(2)局部治疗:①急性期:3%硼酸水冷湿敷。②亚急性期:外用含有激素的霜剂,如:丁酸氢化可的松、1%糠酸莫米松、丙酸倍氯美松等。③慢性期:外用糠馏油、焦馏油,或含有激素的软膏。④局部有细菌感染时,外用莫匹罗星软膏等。

第五节　感染性疾病

一、麻疹

是由麻疹病毒引起的急性出疹性呼吸系统传染病。以 5 岁以下小儿多见。

1. 临床表现

麻疹的流行有一定的季节性,发病高峰多在春季后期,但一年四季均可发病。

(1)典型麻疹:①潜伏期多为 9～14 天。②前驱期 3～5 天。以发热、咳嗽、流涕、流泪、眼结膜充血为主要表现。发热 2～3 日后,可见颊黏膜粗糙,并有数量不等的 0.5～1mm 的灰白色斑点,周围有红晕,为麻疹黏膜斑(Koplik 斑),唇内、牙龈少见。出疹后 1～2 日消失。③出疹期:皮疹常于发热后第 4 日出现,先见于发际、颈侧部、耳后,由上向下渐及额面、颈、躯干、四肢,最后达手掌、足底。2～5 日出齐。皮疹初为玫瑰色斑丘疹,大小不等,以后部分融合而呈黯红色,疹间肤色正常,此期全身毒血症状及呼吸道症状加重。④恢复期:出疹 3～5 天后,体温开始下降,全身症状减轻,皮疹按出疹顺序逐渐消退,疹退后有糠屑样脱屑及棕色色素沉着。

(2)不典型麻疹:①轻型麻疹:常见于机体具有部分免疫力者。柯氏斑不典型或无,皮疹稀疏、色淡,可无色素沉着。②重型麻疹:多见于免疫力低下者或继发严重感染的儿童。常表现为:中毒性、休克性、出血性和疱疹性麻疹。

2. 并发症

(1)呼吸系统并发症:①肺炎:最常见,多发生于出疹期 1 周内。严重者应考虑继发细菌或其他病毒的混合感染。②急性喉炎:2～3 岁以下小儿多见。

(2)中枢神经系统并发症:多表现为麻疹后脑炎,细胞免疫功能缺陷者可发生麻疹包涵体脑炎。数年后(2～17 年)偶可发生亚急性硬化性全脑炎。

(3)其他并发症:中耳炎、心肌炎及循环衰竭等。

3. 鉴别诊断

猩红热、传染性单核细胞增多症、肠道病毒感染、风疹、幼儿急疹及药疹等。

4. 实验室检查

①外周血:白细胞初期正常或稍高,出疹期偏低,淋巴细胞增多。②病原学检查:取鼻咽拭子做涂片镜检可找到多核巨细胞;检测麻疹抗原及麻疹病毒特异性 IgM,均可早期诊断。

5. 治疗

无特效抗病毒药。治疗原则是:加强护理、对症治疗、防止并发症。

①一般治疗:卧床休息至体温正常、皮疹消退。居室保持清洁、空气新鲜。口腔、眼、鼻、皮肤保持清洁。②对症治疗:高热应做温水擦浴或用少量退热剂。咳嗽剧烈时给祛痰止咳剂。③中药治疗:前驱期以"辛凉透表"为主,出疹期以"清热解毒、透疹"为主。④并发症的治疗 a. 麻疹肺炎如继发细菌感染,选择敏感的抗生素。b. 麻疹喉炎:除根据致病菌选用抗生素外,可采用超雾吸痰,重症者短期用肾上腺皮质激素治疗。迅速出现喉梗阻者及早行气管插管或气管切开。c. 麻疹脑炎:与其他病脑治疗相同。

6. 预防

接种麻疹减毒活疫苗。

二、风疹

是由风疹病毒所致的急性呼吸道传染病。可见于儿童各年龄段,学龄前及学龄儿童多见,6 个月以下婴儿具有母体的被动免疫,很少发病。冬春季发病率高。

1. 临床表现

①潜伏期：长短不一，一般为 14～21 日。②前驱期：多为半天至 1 天，主要表现为轻～中度发热，流涕、咽痛、咳嗽等上呼吸道感染症状，可伴有头痛、食欲不振。③皮疹多在发热 1～2 天出现，先见于面、颈部，一日内遍及全身，但手心、足底多无疹。皮疹为淡红色斑丘疹（似麻疹，第 1 日多见）或细点状丘疹（似猩红热疹，第 2 日多见），多伴轻痒感。一般疹出 3 天即退，故又称“三日疹”。疹退后无脱屑及色素沉着。部分患儿出现全身浅表淋巴结肿大，尤以耳后、枕部和颈部最为明显。体温持续不降或退而又升，应注意并发症或继发感染。④妊娠期尤其是妊早期的妇女感染风疹病毒时，可经胎盘感染胎儿，引起先天性风疹综合征，表现为生长发育迟缓及中枢神经系统畸形、白内障及视网膜病变、耳聋、先天性心脏病等。

2. 并发症

风疹并发症少，少数人可并发脑炎、中耳炎、支气管炎、肺炎、心肌炎、肾炎、关节炎、血小板减少性紫癜。一般症状轻，预后良好。

3. 鉴别诊断

不典型麻疹、猩红热，与幼儿急疹及川崎病有相似之处，应注意鉴别。

4. 实验室检查

①外周血：常见白细胞减少，淋巴细胞增多。②病原学检测：咽拭子涂片剥脱细胞中的病毒抗原，以及测定血清特异性风疹病毒 IgM 抗体均可早期诊断。

5. 治疗

本病无特效药物治疗，主要采取对症处理和并发症治疗。

6. 预防

接种风疹减毒活疫苗。

三、幼儿急疹

为人类疱疹病毒 6 型感染所致，是婴幼儿常见的一种以高热、皮疹为特点的疾病，尤以 6 个月～1 岁婴儿多见，经呼吸道传播，冬春季高发。

1. 临床表现

潜伏期 8～15 日。起病急，突然出现高热 39～41℃，呈稽留热或弛张热。可伴高热惊厥，但患儿一般情况良好。可有轻微上呼吸道症状，咽部常见弥漫性充血，在后咽部及软腭可见到特征性红斑丘疹。部分患儿呕吐、腹泻明显，在感染的婴儿中大约 1/3 常诊断为胃肠炎。常见耳后、颈部、枕骨下淋巴结肿大。其他表现：眼睑水肿，约 1/4 的患儿出现前囟隆起。高热持续 3～5 日，体温常骤然降至正常，热退疹出是本病特点。皮疹为鲜红色斑疹或斑丘疹，分布于面部、躯干，四肢较少，多在 24h 内出齐，可持续 3～4 天，疹退后无色素沉着，无脱屑。

2. 鉴别诊断

麻疹、风疹及药疹。出现前囟饱满者应与中枢神经系统感染鉴别。

3. 实验室检查

外周血常见白细胞减少，淋巴细胞增多，最高可达 90%以上，可见到异型淋巴细胞。

4. 治疗

本病为自限性疾病，尚无特效药物，应加强护理，对症治疗，特别是对发热的控制。

四、水痘

水痘和带状疱疹由同一种病毒引起，即水痘-带状疱疹病毒。水痘是一种传染性很强的疾病，以斑疹、丘疹、疱疹、结痂为主要特点。5～9 岁高发，发病高峰冬末春初。

1. 临床表现

①潜伏期为 11～21 天。临床表现轻重不一。出疹前可有低热或无热、全身不适、食欲减退等。②发热同时或 1～2 日后出疹，水痘的皮疹首先出现于头皮、面部或躯干部。初为强烈瘙痒性的红斑疹，然后发展成为充满透明液体的水疱疹，24～48h 内疱内液体变浑浊，继而中心出现脐凹现象。疱疹部位表浅，椭圆，周围红晕。经 1～3 周痂皮脱落，一般不留瘢痕。如继发化

脓性感染，皮损累及真皮层，则留下瘢痕。③皮疹呈向心性分布，躯干和头面部多，四肢少。在头皮、口腔、咽喉、结膜上都可见皮疹。④皮疹多次分批出现，可见丘疹、疱疹、痂疹等不同时期的皮疹是水痘的特征。

2. 并发症

继发细菌感染以金黄色葡萄球菌和A族链球菌感染多见。其他并发症有脑炎、肺炎、关节炎等。

3. 实验室检查

水痘诊断主要依据典型临床表现。诊断困难者，起病3日内，取新鲜疱疹液做病毒分离，或用免疫荧光检查病毒抗原等。

4. 鉴别诊断

其他病原如疱疹病毒、肠道病毒或金黄色葡萄球菌等引起的疱疹性皮肤损害，药物反应、疱疹样皮炎、昆虫叮咬等。

5. 治疗

①卧床休息，严格隔离，注意口腔、皮肤、手清洁卫生，避免指甲抓破水痘继发感染。②可用炉甘石洗剂止痒。③肌注维生素B_{12} 500μg 1次，可使皮疹减轻。④重者可用抗病毒药更昔洛韦10mg/(kg·d)，分2次静点。如继发细菌感染，及时应用抗生素。

6. 预防

易感儿童进行水痘减毒活疫苗接种。

五、流行性腮腺炎（流腮）

是由腮腺炎病毒引起的急性自限性呼吸道传染病，最常见于学龄期儿童。

1. 临床表现

①潜伏期为2～3周，平均18天。②前驱期：很短，数小时至1～2天，常有发热、食欲不振、乏力。③腮腺炎期：腮腺肿大出现在发热1天左右，多先于一侧，然后另一侧也肿大。可有颌下腺或舌下腺肿大。腮腺肿大特点：以耳垂为中心，向周围扩大，边缘不清；触之有弹性感及轻度压痛，张口及咀嚼时疼痛加剧；表面皮肤不发红，但可有热感，腮腺管口可见红肿。腮肿约

3～5 天达高峰，一般 1 周左右消退。

2. 并发症

流行性腮腺炎并发症较多，一些病情较重。①神经系统并发症：临床表现为脑炎、脑膜脑炎、脑脊髓炎。可发生于腮肿之前、同时、腮肿后。②生殖器官并发症：睾丸炎，多见于青少年或成人，多为单侧，表现为高热、睾丸肿胀、疼痛。卵巢炎比较少见，且症状轻。③急性胰腺炎：可见于年长儿，主要表现为体温骤升，上腹疼痛，频繁呕吐、腹胀，上腹压痛明显。④神经性耳聋：不仅见于脑炎的患儿，也可见于单纯性流腮患儿，一般为单侧，多数可恢复，也可有不可逆的听力丧失。⑤其他：心肌炎、肾炎、甲状腺炎、乳腺炎、关节炎、泪腺炎、血小板减少性紫癜等。

3. 鉴别诊断

其他病毒所致腮腺炎，如流感、副流感、腺病毒、肠道病毒等；化脓性腮腺炎；其他原因所致的腮腺肿大，如慢性消耗性疾病、营养不良、肿瘤等。

4. 实验室检查

①外周血：白细胞数多正常，少数可偏低或偏高。②脑炎时脑脊液改变同其他病脑。但糖和氯化物少数可降低，易误诊为结脑。③血、尿淀粉酶增高，不能作为胰腺炎的诊断依据，但胰淀粉酶和脂肪酶增高有助于诊断。④病原学检查：急性期取唾液、血、尿、脑脊液可分离出病毒；血清特异性 IgM 抗体阳性或恢复期血清抗体滴度增高 4 倍以上可确定诊断。

5. 治疗

①对症处理：急性期卧床休息。予以易消化饮食，避免用酸性等刺激性食物。高热降温、腮肿疼痛严重时用止痛药。颅压增高予甘露醇等脱水剂。睾丸炎时阴囊悬吊，局部冷敷，重者可用肾上腺皮质激素 2～4 天。胰腺炎时予镇静、止痛、禁食、补液，必要时胃肠减压。②中药治疗：清热解毒、消肿散瘀。腮肿局部用如意金黄散或紫金锭，用醋调匀后外敷。③抗病毒治疗：病毒唑 10～15mg/(kg·d)静点，有一定效果，疗程 4～7 天。

6. 预防

接种腮腺炎减毒活疫苗。

六、传染性单核细胞增多症

由 EB 病毒引起的一种单核-巨噬细胞系统急性增生性传染病。小儿期常见。

1. 临床表现

(1)潜伏期：小儿较短，约 4～15 天。

(2)典型症状：①发热：热型不定，一般波动在 39℃左右。发热维持约 1 周左右。幼儿多不发热或仅有低热。②淋巴结肿大：为本病的特征之一，肿大部位主要在双侧前后颈部（环绕胸锁乳突肌的上段），柔韧、无压痛或轻度压痛、互不粘连。亦可出现于腋窝，肱骨内上髁和鼠蹊部。③咽峡炎：扁桃体充血、肿大，陷窝可见白色渗出物，偶可形成假膜。④肝脾肿大：肝脏肿大，肝区压痛，还可出现类似肝炎的症状。在发病约 1 周多可触及脾脏 1～3cm，伴轻压痛。避免局部受撞击，警惕脾破裂的危险。⑤皮疹：多在病程第 4～10 天出现，无定型，可为猩红热样、麻疹样、水疱样或荨麻疹样斑丘疹。3～7 天即消退。⑥其他：鼻塞、眼睑浮肿也是传染性单核细胞增多症的重要特征。

2. 并发症

①血液系统：自身免疫性溶血性贫血，粒细胞减少、全血细胞减少或血小板减少性紫癜。②神经系统：脑炎、格林-巴利综合征、视神经炎等。③消化系统：肝酶增高，可有黄疸。④呼吸系统：胸膜炎或胸腔积液、肺炎等。⑤心脏：不常见，主要为心电图非特异性 T 波改变或轻度传导异常。⑥眼部：可并发结膜炎、视网膜炎、巩膜炎等。⑦泌尿系统：血尿、蛋白尿以及溶血性尿毒症综合征等。⑧其他：腮腺炎、睾丸炎、中耳炎等。

3. 实验室检查

①血常规：白细胞增多，少数可降低。典型改变是淋巴细胞总数增高，可占 50%以上，且有 10%以上为非典型性淋巴细胞。②血清嗜异凝集反应：一般认为 1∶40 以上即为阳性反应。1∶80 以上更具有价值。于起病 5 天后即可呈阳性反应。但有迟至病程 4 周后才显阳性。③特异性抗体测定：a. 抗衣壳抗原抗体：又分 IgM 及 IgG 两型，出现于本病的急性期。b. 抗早期抗原抗

体:在病后 2 周以上出现高峰。c. 抗核心抗原抗体:出现于发病后 4～6 周。④EB 病毒培养:临床上极少应用。⑤EB 病毒 DNA 的检测:外周血 EBV-DNA 检测:敏感性和特异性均高,为早期诊断的方法之一。

4. 鉴别诊断

化脓性扁桃体炎、败血症、病毒性肝炎、皮肤黏膜淋巴结综合征、淋巴瘤、急性肾炎等。

5. 治疗

本病无特效治疗,以对症及支持治疗为主。①一般治疗:急性期应卧床休息,加强护理,避免发生严重并发症。脾脏显著增大时尤应避免剧烈运动,以防破裂。②抗病毒治疗:更昔洛韦 5mg/kg,q12h,静脉输注,疗程 14 天。③对症治疗:退热、止咳及保肝等措施。④对严重病例如持续高热、伴有咽喉部梗阻或脾脏肿痛症状者宜短期应用肾上腺皮质激素,约 3～7 天。并发心肌炎、严重肝炎、溶血性贫血或因血小板减少性紫癜并有出血时,激素应用可延至 2 周。重症患儿可应用丙种球蛋白。

七、巨细胞病毒感染

由人巨细胞病毒(CMV)感染所致。根据感染发生的时间分为:先天性感染:指由 CMV 感染的母亲所生育的子女出生 14 天内证实有 CMV 感染,是宫内感染所致;围生期感染:指由 CMV 感染的母亲所生育的子女出生 14 天内没有 CMV 感染,而于生后 3～12 周内证实有 CMV 感染;生后感染:又称获得性感染:指在出生 12 周后才发现 CMV 感染,并在出生 12 周内做过检查证实未受 CMV 感染。

1. 传播途径

①母婴传播:包括:宫内传播,经产道传播、母乳传播。②水平传播:家庭内传播、集体机构内传播。③医源性传播:通过医疗措施如输血及血制品、器官移植、骨髓移植等。

2. 临床表现

CMV 感染表现多种多样:①无症状性感染:最多见的临床类型,无明显的症状、体征和生理功能损害。②有症状性感染:

a. 中枢神经系统损害：主要见于宫内感染：包括脑膜脑炎、小头畸形、颅内钙化、脑积水、脑瘫等。b. 耳聋：有轻有重，可单侧或双侧。c. 肝炎：宫内感染及围生期感染经常累及肝脏，以无黄疸型肝炎和亚临床型肝炎多见，也可表现为黄疸型及淤胆型肝炎。d. 肺炎：先天性 CMV 感染的新生儿出生时可存在严重肺炎，围生期感染者可发生间质性肺炎。e. 单核细胞增多综合征：发热和严重不适，周围血象中淋巴细胞总数和异型淋巴细胞增加。f. 其他：溶血、血小板减少、脉络膜视网膜炎、心肌炎、胃肠炎等。

3. 实验室检查

①病毒检测：a. 显微镜下检测病毒颗粒及包涵体。b. 病毒分离：为标准的、确切的诊断方法。c. 病毒抗原检测：如抗原 pp65。d. 病毒核酸检测：方法有核酸杂交，聚合酶链反应（PCR）等。②血清学检测：抗 CMV IgM 阳性表明为产毒性感染，同时测得抗 CMV IgG 阴性，则表明为原发性感染。抗 CMV IgG 由阴转阳，表明为原发性感染。

4. 治疗

更昔洛韦静脉输注：诱导治疗：5mg/(kg·次)，q12h，共 2 周；维持治疗：5mg/(kg·d)，静脉输注，每次 5 天，总疗程 2～3 个月。

八、轮状病毒肠炎

1. 概述

轮状病毒是 2 岁以下婴幼儿腹泻的主要病原。主要经过粪口途径传播，但近年来越来越多证据显示呼吸道传播也是感染的途径之一。

2. 临床表现

①有明显的季节性，每年的 10 月到次年 2 月是感染的高发季节，其他季节可以散发。一般病程 3～8 天。②潜伏期约 24～48h，起病急，轻症仅表现为轻度腹泻，重者出现发热，频繁排水样便或蛋花汤样大便，每日可达数十次，呕吐重，尿量减少明显，很快出现脱水、酸中毒、电解质紊乱甚至休克体征。腹泻同时一般没有腹痛表现。③肠道外表现：相当多患儿合并肝脏以及心

肌损害，表现为转氨酶以及心肌酶升高、心电图 ST-T 改变、心脏扩大等。有些患儿还出现惊厥表现，原因与电解质紊乱以及病毒侵犯中枢神经系统有关。多数患儿伴有呼吸道感染的症状。④体征：轻重不一的脱水表现，如精神萎靡、口唇干燥、眼窝凹陷、皮肤弹性差、四肢循环不良等，严重者出现休克体征。合并肺炎、心脏损害、神经系统病变者可以出现相应阳性体征。

3. 辅助检查

①血常规：白细胞大多正常，合并呼吸道感染时可以升高。②便常规：大多正常或见少量白细胞，常可以见到脂肪球。③大便轮状病毒抗原检测：是确诊的指标。④肝肾功能、心肌酶：可有不同程度升高。⑤血气分析以及电解质：可以出现低钠、低氯、低钾、代谢性酸中毒。⑥心电图出现 ST-T 改变。⑦胸片可以出现气管炎、肺炎征象。

4. 并发症

①肝脏、心肌损害：一般症状不明显，需要化验检查发现。②病毒性脑炎：在腹泻基础上出现惊厥或意识障碍，查体有脑膜刺激症状以及病理征，脑脊液检查可以正常，也可以表现为细胞数以及蛋白轻度升高。③肠套叠：见于小婴儿，表现为阵发性哭闹、精神萎靡、排黏液血便或果酱样大便。腹部可以触及到包块，出现上述情况需要及时行腹部 B 超检查。

5. 鉴别诊断

其他病毒感染所致的腹泻。

6. 治疗

无特异性治疗方法，以对症为主。①饮食：建议继续饮食，小婴儿使用免乳糖奶粉，幼儿以清淡饮食为主，保证液体摄入。②脱水的治疗：a. 轻者可以给予口服补液盐，按腹泻呕吐的丢失量随时补充。b. 重者需要在监测血电解质情况静脉补液。主要分累积丢失、继续丢失、生理需要三部分进行补充。一般轻度脱水补液量为 30～50ml/kg，中度脱水 50～90ml/kg，重度脱水 100～120ml/kg。继续丢失以及生理需要按实际需要补充。③微生态制剂：预防肠道菌群紊乱，可以选用培菲康、金双歧等。④肠道黏膜保护剂：思密达等。⑤并发症治疗：合并细菌感染可以加用抗生素，出现肝脏、心肌损害者可以使用相应营养药物治疗。

九、诺瓦克病毒肠炎

1. 概述

诺瓦克病毒肠炎具有症状较轻、自限性、易引起暴发、无明显季节性、可以反复感染等特点。近年来，发达国家诺瓦克样病毒感染率已超过轮状病毒。患儿、隐性感染者及健康携带者均可为传染源，传播途径主要是通过粪口途径传播。密切接触，空气传播亦是病毒传播的途径。食用被病毒污染的食物如牡蛎、冰、鸡蛋、色拉及水等常引起暴发性流行。

2. 临床表现

①潜伏期一般为24～48h，最短仅数小时，感染人群没有性别和年龄差异。②起病突然，以急性胃肠炎为主要表现，如发热、呕吐、腹泻、腹痛，大便为稀水便，无黏液和脓血。儿童呕吐症状明显，容易导致脱水、电解质紊乱、酸中毒等合并症。无合并症者，一般患儿3天左右即可自愈。③部分患儿出现全身症状：畏寒、头痛、肌痛、咽痛等症状。体弱老人和儿童容易继发肺部感染。

3. 辅助检查

①大便病毒检测：常用方法包括免疫电镜、放射免疫试验、酶联免疫吸附试验和逆转录聚合酶链反应试验等，是确诊指标。②血常规：白细胞大多正常，分类以淋巴为主，合并细菌感染者白细胞升高。③便常规：大多正常。④肝肾功能、心肌酶、电解质：用于了解脏器功能有无受损，并指导补液。

4. 并发症

①水、电解质、酸碱失衡。②心肌、肝脏损害：病毒可以侵犯心肌以及肝脏等。③呼吸道感染：气管炎、肺炎等。

5. 鉴别诊断

轮状病毒肠炎、沙门菌肠炎、肠道病毒感染等。

6. 治疗

无合并症者大多能自愈，治疗以对症支持为主。①合理进食:流食为主,适当减少食物种类,保证液体摄入。呕吐严重不能进食者,需要补液。②微生态制剂:预防肠道菌群紊乱。③合并症治疗:出现脱水、酸碱失衡者根据电解质情况适当静脉补液,有脏器功能受损给予相应保护药物。

十、格林-巴利综合征

是一种小儿常见的免疫介导的周围神经系统疾病,主要侵犯颅神经、脊神经,以运动神经受累为主,本病为急性发病,有自限性,预后良好。

1. 临床表现

四肢表现为急性、对称性、弛缓性麻痹,肌张力减低、腱反射减弱或消失、病理征阴性。多由下肢开始,从下向上发展,肢体麻痹远端重于近端,恢复期近端较远端先恢复。颅神经麻痹的表现为运动颅神经均可受累(常累及Ⅶ、Ⅸ、Ⅹ和Ⅺ颅神经),表现为面部缺少表情、眼睑闭合不全、眼球活动障碍、鼻唇沟消失、张口困难、不能伸舌、流涎、吞咽困难、饮水呛咳、语音减低、转头受限等。颅神经麻痹较肢体麻痹先恢复。严重时导致呼吸肌麻痹。有些患儿可出现自主神经功能障碍,如多汗、短期尿潴留、心律失常、低血压、高血压或血压波动。

2. 辅助检查

①脑脊液检查:常规、生化检测:病程 1 周后蛋白升高而细胞数正常,称蛋白细胞分离。免疫学检测:IgG 指数、24h IgG 合成率均可升高,可以出现寡克隆区带。②血液检查可测出抗神经节苷脂抗体、空肠弯曲菌 IgM 抗体等。③肌电图及神经电生理:周围神经传导速度降低,远端潜伏期延长,F 波潜伏期延长,以及远端运动神经复合动作电位波幅减低。

3. 诊断条件

①急性发病,不发热,可见上行性、对称性、弛缓性麻痹。少数为下行性麻痹。腱反射减低或消失,肌张力减低、病理征阴性。②四肢有麻木或酸痛等异常感觉或呈手套样、袜套样感觉障碍,但一般远较运动障碍为轻。③可伴有运动颅神经障碍,常见面神经、舌咽神经、迷走神经受累。病情严重者常有呼吸肌麻

痹。④脑脊液可有蛋白细胞分离现象。肌电图的检查可显示下运动神经元受损，神经传导速度减慢，复合肌肉动作电位的波幅降低。

4. 鉴别诊断

脊髓灰质炎和急性脊髓炎。

5. 治疗

①一般护理，预防交叉感染、意外及合并症发生。②呼吸监护：及时行气管插管或气管切开及辅助呼吸，维持正常的通气及换气功能。心功能监护：注意血压改变及心律失常。③免疫球蛋白的应用：静脉给予大剂量丙种球蛋白，剂量为每日 400mg/kg，持续应用 5 日。治疗越早，效果越好，可缩短病程。某些患儿因病情减轻可幸免气管切开。④自主神经功能障碍治疗：主要是对症治疗。由于自主神经功能障碍时，可有药物异常动力学反应，对血管活性药物尤其敏感。治疗时剂量应偏小。持续性高血压，可应用心得安或小剂量苯巴比妥。室上性心动过速可选用西地兰。⑤康复治疗：如按摩、针灸、理疗等，目的是改善患肢的肌力及肌萎缩，预防关节挛缩，促进肢体功能恢复。

十一、狂犬病

是由狂犬病病毒引起的急性传染病，为人畜共患性疾病，病死率极高。传播途径及方式：受到病犬咬伤或抓伤后，病毒由伤口进入人体内。

1. 临床表现

①潜伏期：患儿除伤口的局部症状外，无其他不适，最短 4 天，最长 19 年，一般 20～90 天。②前驱期：持续时间 2～10 天。早期症状呈非特异性，发热、食欲减低、恶心、呕吐、头痛、嗜睡；可出现咳嗽、咽痛。伤口处疼痛、感觉异常。③急性期：持续时间 2～7 天，出现中枢神经系统受累的体征。表现为狂躁型、麻痹型。a. 狂躁型：主要表现恐水、恐风、恐光、恐声、躁动不安、幻觉等。其他表现：发热、肌肉自发性收缩、过度通气、局部或全身性痉挛。b. 麻痹型：被咬伤的肢体瘫痪最重，瘫痪也可是弥漫性、对称性，瘫痪水平可呈上升性进展，可有颈强直。④昏迷期：

症状出现后 10 天左右患儿发生昏迷,其后不久发生呼吸骤停死亡。

2. 并发症

颅内压增高,自主神经功能紊乱:血压增高或降低、心律紊乱、体温过低,后期可有急性充血性心力衰竭、急性肾功能衰竭。

3. 实验室检查

①病毒分离:从唾液、脑脊液或脑组织分离到病毒,但时间长。②抗原检测:从组织中,如角膜印片、皮肤、脑活检材料中检出病毒抗原,可确定诊断。③病毒核酸检测:从脑组织中检测到病毒 RNA 诊断。④血清学检测:自然感染时,机体对该病毒的免疫反应延迟,因此,抗体检测对早期诊断意义不大。

4. 鉴别诊断

假恐水症,急性感染性多发性神经根炎,脊髓灰质炎。

5. 治疗

无特效药物,给患儿以全面支持治疗、对症治疗及加强监护。患儿需隔离、保持安静,减少任何类型的刺激。

6. 预防

首先是控制、管理、消灭传染源。被病犬咬伤后及时、彻底地进行伤口处理,并及时进行疫苗接种。

十二、儿童获得性免疫缺陷综合征(艾滋病)

由人类免疫缺陷病毒(HIV)引起的慢性严重传染病。HIV 感染人体后引起辅助性 T 淋巴细胞即 $CD4^+$ T 淋巴细胞的损伤和减少,同时导致其他免疫功能的损伤,引起各种机会性感染及肿瘤,最终导致患儿死亡。母婴传播是儿童 AIDS 的主要感染途径,可发生于妊娠期(宫内感染)、分娩过程中以及哺乳期。其次为医源性传播(受 HIV 感染者的血液或血制品、组织或器官移植)。也有性传播。

1. 临床表现

①儿童艾滋病,特别是婴幼儿与成人表现不同,潜伏期相对短、病情进展快。②垂直传播的 HIV 感染主要临床表现有生长停滞、淋巴结肿大、慢性咳嗽和发热、反复发生肺部感染,以及持

续性腹泻。③肺部感染主要是肺孢子虫肺炎(PCP)、淋巴细胞性间质性肺炎(LIP)、反复发生细菌感染,包括结核。④中枢神经系统感染包括肠道病毒性脑膜炎、虫媒病毒性脑炎等。⑤口腔面部感染:包括念珠菌病、单纯疱疹病毒感染、线性齿龈红斑、口腔毛状白斑。

2. 实验室检查

HIV病毒学检查:病毒分离或用PCR方法检测HIV的DNA或RNA。

3. 治疗

治疗目的是减少病毒负荷量,改善患儿免疫状态及防止机会性感染。①HIV感染母亲所生婴儿,在6周前未能确定为HIV感染时,可单一用齐多夫定治疗,一旦被确诊,即应改用联合疗法。最佳推荐方案:采用1种高活性蛋白酶抑制剂及2种核苷类逆转录酶抑制剂(NRTI)治疗。②机会性感染的防治:a. 肺孢子虫肺炎(PCP):复方磺胺甲噁唑(TMP-SMZ)治疗剂量100mg/(kg·d),BID;疗程一般3周。预防剂量为30mg/(kg·d)。b. 弓型虫感染:应避免与猫、狗等可能携带弓型虫的动物接触。药物预防可用TMP-SMZ。对弓型虫抗体阳性的患儿,可用乙胺嘧啶(1mg/(kg·d),BID),或克林霉素(10~20mg/(kg·d),分3~4次)治疗,疗程4周。c. 隐孢子虫病:目前尚无有效的药物可以预防。已被感染时可用大蒜素治疗,每日8~10mg/kg,分4次口服,7天为1疗程,常需2~4个疗程。d. 结核病:对结核菌素试验阳性或有活动性结核接触史者,应定期检查以及早发现结核,并进行结核预防性治疗,异烟肼10mg/(kg·d),疗程6~9个月。一旦发现患有结核病,应采用4种抗结核药联合治疗。疗程1年,耐药菌应延长疗程。e. 呼吸道感染:接种b型嗜血流感杆菌疫苗、23价肺炎球菌多糖疫苗。在合胞病毒流行季节,可给RSV IVIG 750mg/kg做预防。细菌感染时,及时用敏感抗生素治疗,也可给予IVIG。f. 肠道感染:及早选用敏感抗菌药治疗,防止感染向全身扩散。g. 念珠菌病:发生皮肤、黏膜感染时应及时抗真菌治疗,对较重或反复发生的病例,进行全身抗真菌治疗。h. 巨细胞病毒感染(CMV):更昔洛韦或膦甲酸治疗。

十三、病毒性脑炎

由病毒感染造成脑实质病变，引起一系列相关临床表现。常见病毒有虫媒病毒、肠道病毒（柯萨奇、埃可病毒）、疱疹病毒（单纯疱疹、EB、水痘-带状疱疹）、副黏病毒（麻疹、风疹、流行性腮腺炎）等。

1. 临床表现

由于不同病毒所致的病变部位及程度不同，因此表现可多种多样、轻重不一。①病毒感染的一般性表现：如发热、咽痛、腹痛、全身不适、食欲不振等。②颅高压表现；头痛、喷射性呕吐等表现。③脑实质功能障碍和器质损害的症状和体征，如神志改变、精神症状、抽搐、麻痹、震颤、失语、共济失调等。病理反射常阳性。④伴随表现：据病毒不同而不同，如腮腺炎病毒伴腮腺肿大，风疹、麻疹病毒伴有皮疹。肠道病毒可见疱疹性咽峡炎、心肌炎等。

2. 辅助检查

①脑脊液：外观清亮、压力正常或稍高。细胞数增多或正常，以淋巴细胞为主（病初可见中性粒细胞增多）。蛋白轻至中度增高，糖和氯化物正常。②病原学检查：脑脊液病毒分离、病毒抗原或抗体检测。③脑电图：可见局灶性、多灶性、弥漫性高幅慢波或棘波。④影像学：CT、MRI 等检查对确定病变程度、部位等以及鉴别诊断都有一定帮助。⑤眼底检查：可见视神经水肿等。

3. 鉴别诊断

部分治疗的化脓性脑膜炎、结核性脑膜炎、脑脓肿、真菌脑炎等。

4. 治疗原则

①对症处理：高热降温、解惊止抽、甘露醇降颅压，纠正水、电解质及酸碱平衡紊乱，保证液量供给 800～1200ml/m^2。②肾上腺皮质激素：适当应用，有抗炎、减轻脑水肿的作用。应用原则是早期、足量、短程。首选地塞米松。③抗病毒治疗：更昔洛

韦对治疗疱疹病毒尤其是单纯疱疹病毒疗效较好，5mg/(kg·次)，q12h，疗程14～21天。病毒唑用于肠道病毒、乙型脑炎病毒等多种病毒，10mg/(kg·d)，静滴。

十四、猩红热

是由A族β溶血性链球菌引起的急性呼吸道传染病。常在冬末春初流行，以4～12岁儿童多发。

1. 临床表现

①临床分型：普通型、轻型、重型(包括中毒型和脓毒型)、外科型和产科型。②普通型临床表现。a. 潜伏期：1～7天，平均3天。b. 前驱期：起病急骤，发热、咽痛、头痛、扁桃体红肿，上覆脓苔。c. 出疹期：第1～2日出疹。典型的皮疹在皮肤充血的基础上有弥漫细小斑丘疹，似鸡皮样，抚摸有沙纸感，皮肤压之变白，去压数秒后恢复充血。面部充血无疹，而口周围反显苍白，即环口苍白圈。肘窝、腹股沟等皮肤皱褶处皮疹密集，夹杂针尖大小的出血点，形成横线，即帕氏(Pastia)线。可见草莓舌。此期体温最高，全身毒血症状加重。d. 恢复期：体温常在5日内恢复正常。皮疹开始消退，多为2～4天。1周后开始脱皮，躯干呈糠样脱屑。严重者四肢、手掌、足底可见片状脱皮。③并发症：a. 感染直接侵袭邻近组织器官，或经血行播散引起败血症及迁徙性病灶。b. 非化脓性并发症：链球菌感染后肾小球肾炎和风湿热，多发生于患病后2～3周，以年长儿童多见。

2. 实验室检查

①外周血：白细胞数及中性粒细胞增多。②细菌培养：鼻咽拭子培养出A族β溶血性链球菌可助诊断。③其他：抗链球菌溶血素“O”试验、抗链激酶试验等阳性，证实有链球菌感染，可辅助诊断。

3. 鉴别诊断

①渗出性扁桃体炎应与传染性单核细胞增多症、腺病毒感染鉴别。②皮疹应与麻疹、风疹、金黄色葡萄球菌感染、川崎病、药疹等鉴别。

4. 治疗

抗感染治疗：首选药物为青霉素，轻者 40 万～80 万 U/次，每日 2 次肌注，重者 10 万～20 万 U/(kg · d)，静滴。过敏者，可用头孢类抗生素或红霉素。疗程均为 7 天。脓毒败血症时，加大抗生素用量，酌情加用皮质激素并加强支持疗法。

十五、化脓性脑膜炎（化脑）

由各种化脓菌引起的脑膜炎症。各年龄组均可发病，婴幼儿常见。

1. 临床表现

不同年龄临床特点不同。①新生儿时期：起病隐匿，表现不典型。常有哭声低、吸吮力差、拒食、呕吐、黄疸、面色青灰、紫绀、呼吸不规则等表现。极易误诊。②婴幼儿时期：常先有呼吸道或消化道症状，继之出现发热、易激惹，嗜睡、烦躁不安或二者交替，尖叫、凝视，常见惊厥。体检：可见前囟饱满和布氏征阳性。③儿童时期：起病急，有高热、头痛、呕吐、嗜睡等。病重时有谵妄、惊厥或昏迷。查体可见意识障碍，脑膜刺激征阳性。

2. 并发症

①硬膜下积液：经恰当治疗症状不见好转，或病情及脑脊液好转后又出现发热及颅压增高表现，应怀疑有硬膜下积液。头颅超声波、脑 CT 检查有诊断价值。②脑室膜炎：有以下表现者，应考虑脑室膜炎：a. 脑室液检查出的病原菌与腰穿脑脊液的病原相同；b. 脑室液白细胞数$\geqslant 50\times 10^6$/L，以多核为主；c. 脑室液糖<1.60mmol/L 或蛋白>0.4g/L；d. 腰穿脑脊液已接近正常，但脑室液仍有炎性改变。③其他：脑性低钠血症、脑积水、颅神经损害、脑脓肿、颅内动脉炎等。

3. 辅助检查

①外周血：白细胞总数及中性粒细胞明显增高，血红蛋白降低见于流感嗜血杆菌感染。②血培养阳性有助于确定病原菌。③脑脊液：典型改变为白细胞增高，以中性粒细胞为主，糖降低，蛋白增高。涂片、培养或 PCR 法检查病原菌。④脑脊液特殊检查：a. 细菌抗原检测：可检测脑膜炎球菌、肺炎链球菌或流感杆

菌的荚膜多糖抗原。b. 酶学等检查：脑脊液中乳酸脱氧酶及其同功酶、免疫球蛋白、乳酸的测定有助于化脑和病脑的鉴别。增高见于化脑，降低为病脑。⑤头颅 CT 或 MRI 检查：有助于判断有无局限性积脓、硬膜下积液、脑室扩大等。

4. 治疗

①抗生素治疗：a. 常用药物：青霉素 G(肺炎链球菌、脑膜炎球菌、化脓性链球菌)、头孢噻肟或头孢曲松(流感嗜血杆菌、肺炎链球菌；革兰氏阴性肠杆菌)、万古霉素(金黄色葡萄球菌；耐青霉素肺炎链球菌)、头孢他定(假单胞菌属；革兰氏阴性肠杆菌)。b. 疗程：流感杆菌、肺炎链球菌脑膜炎 10 天，其他病原菌 14～21 天。治疗反应差或出现并发症时疗程延长。c. 停药指征：体温正常 1 周以上，症状消失；脑脊液白细胞$\leqslant 20\times10^6$/L，且 90%以上为单核细胞，糖和蛋白恢复或接近正常；病原学检查阴性。d. 鞘内和脑室内注药：脑脊液外观有脓块、细菌多、对抗生素耐药、晚期化脑脑膜有增厚时，需鞘内注射。并发脑室膜炎时，可侧脑室穿刺注药。②抗炎治疗：地塞米松 0.4～0.6mg/(kg · d)静滴，分 3～4 次，连用 4 日。③硬膜下积液的治疗：若积液量多同时有颅高压表现；积液蛋白量高；有积脓时均应穿刺放液。每日穿刺 1 次，每次放液一侧不超过 30ml。如穿刺 10 次左右效果不佳，行硬膜下穿刺持续引流术，如硬膜下积液已形成包裹则可手术摘除囊膜。④对症处理：如退热、止惊、降颅压、维持水、电解质平衡。

十六、流行性脑脊髓膜炎(流脑)

由脑膜炎双球菌所引起的化脓性脑膜炎，简称流脑。多数患儿小于 5 岁，尤以 6 个月至 2 岁的婴幼儿高发。主要于冬春季流行，2～4 月达高峰。

1. 临床表现

临床症状轻重相差悬殊，可分为普通型、暴发型、慢性败血症型。

①潜伏期 1～7 天。②普通型：按病情发展过程分为 3 期。a. 上呼吸道感染期：主要症状为鼻炎、咽炎或扁桃体炎，不具特

征性。b. 败血症期：突发高热伴畏寒、呕吐、神志淡漠，年长儿诉头痛、全身酸痛、关节痛。重要体征为皮肤黏膜瘀点瘀斑，分布不均，多少及大小不等，形态不规则，多为星状，多见于肩、肘、臀等身体受压处，口腔黏膜及眼结膜也可见到。颜色初为淡红，后为紫红。严重者瘀点、瘀斑迅速增多扩大，其中央呈紫黑色坏死或形成大疱。少数患儿唇周出现疱疹。此期瘀点涂片检查易找到病原菌。c. 脑膜炎期：多在发病 24h 左右出现脑膜刺激征，临床表现与一般化脑相同。③暴发型：分为休克型、脑膜脑炎型、混合型。病情进展极迅速，病势险恶。④慢性败血症型：少见。亚急性或慢性起病，病程迁延，以发热、瘀斑、关节病变等为特征。

2. 并发症

中耳炎、关节炎、心肌炎、肺炎、腹膜炎等。

3. 实验室检查

①外周血：白细胞总数及中性粒细胞明显增高。②皮肤瘀点涂片检菌，阳性率高。③脑脊液改变同其他化脑，涂片检菌及培养可获阳性结果。④血培养：在败血症期或休克型未经抗生素治疗者，可为阳性。⑤免疫血清学检查：可测定患儿血、脑脊液中的菌体抗原。

4. 鉴别诊断

血小板减少性紫癜、过敏性紫癜等。

5. 治疗

①抗生素治疗，疗程一般为 7 天。a. 青霉素 15 万～20 万 U/(kg · d)，分次静滴。与磺胺药合用时，剂量减半。用于暴发型时首次剂量 50 万 U/kg。b. 头孢噻肟或头孢曲松 100mg/(kg · d)静脉给药。c. 磺胺类：因耐药菌株增多，目前应用较少。用磺胺药 2 日无效者，及时更换。SD100～150mg/(kg · d)，分 3～4 次口服，首剂加倍。轻症可用 SD 与 SMZ_{CO} 合用，用量是 SD、SMZ_{CO} 各 75mg/(kg · d)或 SD100mg/(kg · d)加上 SMZ_{CO} 50mg/(kg · d)，分 2 次口服。②对症治疗：高热降温、解惊止抽，抗休克、抗 DIC 和降低颅高压等治疗见有关章节。

十七、伤寒

1. 概述

是由伤寒杆菌引起的急性消化道传染病，各年龄儿童均可以受感染，但以 7 岁以上儿童和青少年发病为主。

2. 临床表现

①全年均有发病，夏秋季节好发。②传染源主要是患儿和带菌者，通过粪—口途径传播，通过食物传染的潜伏期大约 3～4 日，污水传染的潜伏期大多在 10 日以上。③起病急，发热为主要表现，体温以高热为主，小婴幼儿可以伴有惊厥，发热持续时间较长，大多超过 5 天，其他消化道症状还有厌食、呕吐、腹痛、腹泻等。④肠道外症状：头痛、乏力、鼻出血、精神萎靡等，咳嗽等呼吸道症状较为常见。⑤体征：病程极期患儿多有精神淡漠、嗜睡表现；超过一半的患儿出现肝脏肿大，尤其在起病的前 2 周；相对缓脉多见于较大的学龄儿童。玫瑰疹近年来少见。

3. 辅助检查

①血常规：外周血白细胞减少，粒细胞有核左移现象，嗜酸性粒细胞计数减少或消失是重要的辅助诊断指标。②起病 1 周内血培养阳性率高，2～3 周尿便培养阳性率高，超过 4 周仍高度怀疑伤寒可考虑骨髓培养。③肥达反应：发病第 2 周起阳性率逐渐增高，第 4 周阳性率可达 90%。菌体抗原“O”以及鞭毛抗原“H”同时阳性才有诊断价值，而且需要滴度大于 1∶160，双份血清抗体进行性升高更有意义。④可以出现转氨酶、心肌酶升高、蛋白尿的多脏器受损现象。

4. 并发症

①支气管炎或肺炎：最常见的合并症。②肠出血：多见于病程的 2～3 周，出血前常有腹泻、心率增快表现，严重者出现失血性休克。③肠穿孔：多见于 5 岁以上儿童，易发生在病程的第 3～第 4 周，患儿表现为突然的腹痛、呕吐，查体右下腹压痛、腹肌紧张、肝浊音界消失，处理不及时可以致死。④伤寒肝炎、心肌炎。⑤肾脏损害。⑥胆道感染：发生在病程的 3～4 周以后，表现为长期持续的低热，腹部 B 超以及十二指肠引流可以协助

确诊。

5. 鉴别诊断

败血症、风湿热、类风湿关节炎全身型、病毒感染等。

6. 治疗

①一般治疗：卧床休息，尤其合并心肌炎者要严格卧床，给予无渣饮食，注意保证入量。退热药物剂量要减少，避免患儿出现虚脱现象。严密监测腹部症状、体征，及早发现出血、穿孔等急腹症。②支持治疗：补充维生素以及微量元素，必要时给予免疫球蛋白以及血浆。③抗生素治疗：静脉使用三代头孢菌素如头孢哌酮、头孢曲松等，同时口服抗生素，婴幼儿选用多黏菌素E、黄连素等，学龄儿童可以选用复方新诺明以及喹诺酮类抗生素。疗程根据体温下降以及血、大便培养转阴情况而定，一般体温降至正常后再用1周，总疗程不少于2周。④对症治疗：合并心脏、肝脏等脏器损害者使用相应的营养药物。

十八、细菌性痢疾

1. 概述

由志贺菌属引起的急性肠道传染病。分为急性细菌性痢疾、慢性细菌性痢疾、中毒性痢疾三型。传染源为患儿以及带菌者，主要通过粪—口途径传播。

2. 临床表现

①潜伏期1～3日，短者数小时即可发病。②急性细菌性痢疾：起病急，发热、呕吐、腹痛、腹泻、里急后重，大便为黏液脓血便，腹痛重，以左下腹明显。查体多有左下腹压痛、肠鸣音活跃表现。呕吐、腹泻严重时容易合并脱水。③慢性细菌性痢疾：腹泻病史超过2个月，一般由急性痢疾迁延不愈转化而来，常见原因有治疗不当、营养不良、免疫功能低下等，临床发热少见，表现为反复排黏液便或血便。

3. 辅助检查

①血常规：急性痢疾白细胞升高明显，以中性为主；慢性痢疾白细胞多正常，可以有轻度贫血表现。②便常规：外观黏液便或脓血便，化验有较多的红细胞、白细胞或脓细胞。③电解质：

腹泻严重者可有低钾、低钠、代谢性酸中毒表现。④肝、肾功能、心肌酶：可以出现多脏器损害表现。⑤大便培养：未经治疗者可以培养出志贺菌，但临床阳性率较低。

4. 并发症

①脱水、电解质紊乱。②心脏、肝脏等多脏器损害。③营养不良、贫血、肛周病变。

5. 鉴别诊断

其他侵袭致病细菌感染（侵袭性大肠杆菌、空肠弯曲菌、沙门菌等）、肠套叠、阑尾炎等外科急腹症。慢性细菌性痢疾需与肠结核、炎症性肠病等鉴别。

6. 治疗

①一般治疗：应注重隔离、休息，给予容易消化的少渣食物。腹痛严重者给予解痉药物如 654-2 或颠茄口服。注意肛周皮肤的护理。②抗感染治疗：轻者口服抗生素，重者静脉注射，疗程 7～10 天。静脉首选三代头孢抗生素，口服可选用的药物有喹诺酮类（大于 10 岁）、黄连素、多黏菌素 E 等。③液体疗法：按脱水程度以及电解质情况酌情补液。④微生态疗法：补充肠道有益菌可以预防肠道菌群紊乱，重建肠道天然屏障。注意与抗生素分开服用。⑤肠黏膜保护剂：蒙脱石散口服。⑥慢性痢疾的治疗除上述治疗方法外，还可以采用以下方法：a. 药物灌肠：蒙脱石散、中药（如锡类散）保留灌肠等。b. 营养支持：补充蛋白质、微量元素以及维生素，营养不良以及免疫功能低下者给予输血、血浆或免疫球蛋白治疗。c. 间断使用口服抗生素治疗。

十九、中毒性痢疾

1. 概述

是细菌性痢疾的一种严重类型，好发于 2～7 岁幼儿，起病急骤，病情进展迅速，主要是由于痢疾杆菌内毒素的作用，引起全身微循环障碍，进一步导致休克、DIC、脑水肿。治疗不及时可以危及生命。

2. 临床表现

①全年均有发病，以夏秋季节多见。②潜伏期短者数小时，

长者 1～2 天。③起病急骤，突然高热，精神萎靡、嗜睡，频繁惊厥，很快出现意识障碍。同时可以出现循环衰竭表现，如血压下降、心音低钝、尿量减少甚至无尿。④早期缺乏明显的消化道症状，常需要灌肠取便才能发现典型的痢疾样大便，后期出现腹泻，为典型的黏液脓血便，伴有里急后重。⑤体征主要有两方面：a. 休克表现：早期烦躁，后期精神萎靡甚至昏迷，面色苍白、皮肤发花、四肢湿冷、口唇紫绀、血压下降、毛细血管再充盈时间延长等。b. 脑水肿表现：面色发灰、呼吸增快或不规则、肌张力升高、血压升高、瞳孔不等大或对光反射迟钝。c. 严重患儿可以同时出现休克以及脑水肿表现，进一步发展还可以出现急性呼吸窘迫综合征和 DIC。

3. 辅助检查

①血常规：白细胞明显升高，以中性为主，多同时伴有 CRP 升高。②便常规：早期可以正常，后期见到较多的红白细胞或脓细胞。③便培养：使用抗生素之前采样阳性率较高。④脑脊液检查：用于与中枢神经系统感染进行鉴别诊断。⑤肝、肾、心脏功能方面检查。⑥其他：眼底以及有关 DIC 的检查。

4. 鉴别诊断

高热惊厥、大叶性肺炎、中枢神经系统感染（流脑、乙脑等）。

5. 治疗

①监测生命体征：脉搏、呼吸、血压、瞳孔、尿量、四肢循环等。②抗感染治疗：静脉使用三代头孢菌素如头孢哌酮、头孢曲松等。③抗休克治疗：快速扩容并纠正酸中毒，原则先盐后糖、先浓后淡、见尿补钾。必要时应用血管活性药物如多巴胺。④降颅压治疗：存在脑水肿者使用甘露醇 1g/(kg · 次)，根据病情，严重者可以 3～4h 1 次。必要时可以使用呋塞米 1mg/(kg · 次)。⑤激素：一般使用地塞米松 0.3～0.5mg/(kg · 次)，1 次/d 应用，有病情严重者可以增至 2 次/d。⑥对症：止惊、退热，必要时给予亚冬眠疗法。使用能量合剂保护重要脏器。出现呼吸窘迫时可以使用呼吸机辅助呼吸。出现 DIC 时可以使用小剂量肝素。

二十、侵袭性肺念珠菌病

1. 概述

由念珠菌属侵入肺组织引起的感染，也包括念珠菌属引起的支气管炎。主要发生于人体免疫力下降的患儿，如皮肤黏膜屏障破坏、长期使用广谱抗生素、使用免疫抑制剂、原发性免疫缺陷病和获得性免疫缺陷病、早产儿、新生儿、营养不良以及慢性消耗性疾病。

2. 临床表现

通常根据病变部位和病情发展，分为支气管炎型和肺炎型。①支气管炎型：病变主要累及支气管及其周围组织，而未侵犯肺实质，症状较轻，主要表现咳嗽、咳痰。②肺炎型：a. 感染多来自口腔或支气管蔓延至肺泡，引起肺实质急性、亚急性或慢性炎症性病变。b. 临床症状取决于发病过程、宿主状态和肺炎的范围等，多呈急性肺炎或伴有脓毒症表现。c. 有发热、咳嗽、咳痰，痰可呈黏稠胶胨样，由念珠菌菌丝和细胞碎片组成，有时带血，可伴有喘息。d. 体征往往很少。部分患儿口咽部可见鹅口疮或散在白膜，重症患儿出现口唇发绀、气促，肺部闻及干湿性啰音。

3. 辅助检查

(1)影像学表现：①支气管炎型：肺纹理增多、增粗且模糊，可伴有肺门淋巴结肿大。②肺炎型：a. 两肺中下野弥漫性斑点，小片状、大片状阴影，病变易于融合而成广泛实变，可伴有小结节病变或实变周围有结节病变。如为血行播散，肺内呈小结节或大小不等的融合结节或浸润，有些病例类似粟粒性肺结核。慢性病例由于肉芽肿形成，病灶可呈肿块样或呈大结节表现。少数表现为肺间质病变。b. 常累及 2 个以上肺叶，一般不侵犯肺尖。有些病变向周围发展而另一些病灶有消散现象。c. 偶尔有空洞或胸腔积液。d. 可伴有肺门淋巴结肿大。

(2)实验室检查：①外周血白细胞计数升高，中性粒细胞占优势，ESR 和 CRP 可升高。②血清(1,3) - β-D 葡聚糖测定(G 试验)阳性。③合格痰液或支气管肺泡灌洗液直接镜检可发现菌丝和孢子。④合格痰液或支气管肺泡灌洗液培养阳性。

4. 并发症

肺部感染未能控制，可发生全身血行播散，导致其他器官念珠菌感染。

5. 鉴别诊断

细菌性肺炎、肺结核等。

6. 治疗

①病情较轻可首选氟康唑，3～12mg/(kg·d)，疗程视患儿免疫功能而定，至少维持至症状和体征、影像学表现消失。②如病原菌为克柔念珠菌或其他耐药菌株感染，或患儿病情重，发生血行播散者，则可改为伊曲康唑或伏立康唑、棘白霉素、两性霉素B，剂量参照说明书。

二十一、肺部隐球菌病

1. 概述

主要由新生隐球菌引起。可发生于免疫功能低下儿童，也可见于免疫功能正常儿童，部分患儿有鸽子接触史。

2. 临床表现

①无症状型：仅在X线检查时偶然发现，见于免疫功能健全者。儿童极少见。②慢性型：起病隐匿，症状类似肺结核，包括咳嗽、胸痛、咳痰、血丝痰，常伴有低热、乏力、体重下降，很少有阳性体征。③急性型：表现为急性肺炎，有发热、呼吸困难，痰中可有大量菌体，可迅速进展导致呼吸衰竭。体检可有干、湿啰音。多见于AIDS和其他原因所致严重免疫抑制患儿。

3. 辅助检查

(1)影像学表现：①免疫功能低下儿童，多见斑片状或大片状实变，单侧或多侧，与其他病原体肺炎难以区别。②免疫功能正常的儿童，多见结节状阴影，单发或多发，常位于胸膜下，大小不一，可伴有肺门淋巴结肿大。③气管支气管旁淋巴结肿大者等也可见到。④弥漫性粟粒状阴影见于发生血行播散，合并脑膜炎或腹腔隐球菌病者。

(2)实验室检查：①外周血白细胞计数升高，中性粒细胞占优势，ESR和CRP可升高。部分患儿嗜酸细胞和IgE升高。

②血清、支气管-肺泡灌洗液(BALF)的隐球菌荚膜多糖抗原可阳性。③合格痰液或支气管肺泡灌洗液墨汁染色直接镜检可发现菌丝和孢子。④合格痰液或支气管肺泡灌洗液培养阳性。

4. 并发症

肺部隐球菌病若未控制,可经血行播散至全身,导致隐球菌脑膜炎或其他器官感染,称为播散性隐球菌病。中枢神经系统侵犯最常见,此外,尚有皮肤黏膜隐球菌病、骨隐球菌病等。

5. 鉴别诊断

其他原因肺炎、肺结核等。

6. 治疗

①免疫功能正常宿主,有轻度症状,应用氟康唑治疗,疗程6～12个月。不能口服者,应用两性霉素B 0.5～1mg/(kg·d)。②重症患儿应用两性霉素B 0.5～1mg/(kg·d)(或相当剂量含脂制剂)联合5-氟胞嘧啶,热退或培养转阴后,改为氟康唑口服,可持续至24个月。③合并隐球菌脑膜脑炎者,分期联合治疗,即初期治疗、维持治疗和抗复发治疗。初期一般为8～12周,应用两性霉素B或脂质体与5-氟胞嘧啶联合治疗,尽快使脑脊液转阴。脑脊液转阴后口服氟康唑维持治疗3～4个月。有复发倾向者,氟康唑的疗程延长。也可应用两性霉素B或脂质体与5-氟胞嘧啶连续治疗6～10周或两性霉素B或脂质体单药连续治疗6～10周。若能测定隐球菌荚膜多糖抗原,一般治疗至脑脊液抗原滴度1∶4以下。

二十二、侵袭性肺曲霉病

1. 概述

由曲霉属侵入肺组织引起的感染。急性和慢性肺曲霉病的发生与机体免疫状态和基础疾病有关。免疫功能受损越严重,越易发生急性肺曲霉病。慢性肺曲霉病主要见于患慢性肉芽肿等免疫缺陷患儿。

2. 临床表现

①急性肺曲霉病主要表现为长期发热、咳嗽、咳痰,咯血可以是本病不同于一般细菌性肺炎的有诊断参考价值的症状。

②约30%的患儿可有肺外器官受累。③可以迅速进展为呼吸衰竭。④慢性肺部曲霉病多表现为反复发热，咳嗽、咳痰可不明显，病程可长达数月甚至数年。病情进展缓慢，最后波及到整个肺或胸腔、纵隔、胸壁等，也可转化为急性曲霉菌肺炎。

3. 辅助检查

(1)影像学表现：①急性肺部曲霉病胸部CT的典型表现：A. 早期(0～5天)：为双肺弥漫性结节实变阴影，多位于胸膜下，周围可出现磨玻璃阴影(晕轮征)；B. 5～10天：结节实变阴影增大，肺实变区液化、坏死，出现空腔阴影；C. 10～20天：可见病灶呈半月型透光区(空气新月征)，进一步可变为完整的坏死空洞，多为单发性，或多发性，病灶大小不一。②慢性肺部曲霉病胸部CT表现：多为单发或多发的肺部实变，伴有结节病变和胸膜肥厚或积液，有空洞形成，空洞性病变中见球形块影，类似曲霉球。

(2)实验室检查：①外周血白细胞计数升高，中性粒细胞占优势，ESR和CRP可升高。部分患儿嗜酸细胞和IgE升高。②血清半乳糖甘露聚糖(GM)抗原检测可阳性。③合格痰液或支气管肺泡灌洗液直接镜检可发现菌丝和孢子。④合格痰液或支气管肺泡灌洗液培养阳性。

4. 并发症

肺部感染未能控制，可发生全身血行播散，导致其他器官感染，形成多发脓肿。

5. 鉴别诊断

其他原因肺炎、肺结核等。

6. 治疗

①目前基本获得认可的一线治疗方案包括两性霉素和伏立康唑，二线治疗方案包括伊曲康唑和卡泊芬净。剂量参照说明书。②治疗持续时间还不明确，取决于曲霉感染的范围和程度，对治疗的反应、患儿的潜在疾病和免疫状态等因素，至少维持治疗到临床和影像学异常改变完全或基本消失、曲霉培养阴性、潜在的疾病得到控制。

第六节 结核病

一、原发性肺结核

1. 概述

为结核杆菌初次侵入人体后发生的原发感染，是小儿肺结核的主要类型，包括原发综合征（primary complex）和支气管淋巴结结核。

2. 临床表现

①轻者可无症状，稍重者以结核中毒症状为主，表现乏力、食欲不振、体重不增、盗汗等，可伴有慢性咳嗽。婴幼儿可急性起病，持续2～3周高热后转为低热。②部分小儿可出现眼疱疹性结膜炎，皮肤结节性红斑或多发性一过性关节炎。③当胸内淋巴结高度肿大时可出现一系列压迫症状，如痉挛性咳嗽、喘鸣和呼吸困难等。④查体肺部可无阳性体征，有支气管受压或阻塞时可听到喘鸣音。

3. 辅助检查

①结核菌素试验多呈阳性。②血沉可增快。③血结核抗体或TB ELISPOT可阳性。④痰或胃液或支气管肺泡灌洗液可找到结核菌（涂片、培养、TB-PCR阳性），阳性率低。⑤胸部X线典型表现：由肺内原发灶、淋巴管炎和肿大肺门淋巴结形成哑铃状阴影，支气管淋巴结结核分为肿瘤型和浸润型。胸部CT可以发现平片不能显示的原发灶，更好地显示肺门和纵隔淋巴结肿大，增强扫描后淋巴结肿大周围环形强化。⑥支气管镜检查可显示支气管受压管腔狭窄，支气管黏膜充血、溃疡、肉芽肿或干酪样物质，可行活检病理检查。

4. 转归

①好转：完全吸收或硬结钙化。②进展：干酪性肺炎、原发空洞、支气管结核、结核性胸膜炎、肺段病变或肺不张。③恶化：粟粒性肺结核、结核性脑膜炎或其他肺外结核病。

5. 鉴别诊断

支气管炎、百日咳、细菌性肺炎、支原体肺炎、真菌性肺炎和纵隔良恶性肿瘤。

6. 治疗

①化疗:常用方案为 INHPRFP+PZA 联用 2 个月/INH+RFP 继用 4 个月,即 2HRZ/4HR,也可选用 9HR。对严重肺结核可加用链霉素(S)2 个月,或吡嗪酰胺用 3 个月,即 2SHR/4HR 或 3HRZ/3HR 方案。异烟肼(H)10~15mg/(kg·d),最大剂量不超过 300mg/d,1 次顿服。利福平(R)与 INH 合用时,肝毒性的危险性增加,故两者均不超过 10mg/(kg·d),1 日总量不超过 450mg,清晨空腹顿服。链霉素(S)副作用为过敏反应和第Ⅷ对颅神经损害,易造成不可逆耳聋,用药期间应定期测听力。剂量 15~20mg/(kg·d),1 日最大剂量不超过 0.75g。吡嗪酰胺剂量 20~30mg/(kg·d),1 日总量不超过 1.5g,分次口服或顿服。②浸润病变大及中毒症状重者,或支气管淋巴结结核导致呼吸困难时,在抗结核药物应用同时,可加用肾上腺皮质激素,泼尼松 0.5~1mg/(kg·d)。③局部治疗:对合并有支气管结核者可采取雾化吸入 INH 及支气管镜局部给药,灌洗和介入治疗。④手术治疗:胸腔内淋巴结高度肿大,有破入气管引起窒息或破入肺部引起干酪性肺炎之可能时,应考虑手术摘除。

二、干酪性肺炎

1. 概述

干酪性肺炎是结核杆菌引起的肺炎,为小儿肺结核中最严重的类型之一,分为大叶性和小叶性干酪性肺炎两种,大叶性多见于婴幼儿,小叶性者则多见于较大儿童。

2. 临床表现

①起病多较急,表现持续高热及明显中毒症状,咳嗽多痰,甚至咯血、紫绀和呼吸困难,同时伴面色苍白,消瘦,食欲不振。②少数起病较缓慢,表现长期低热和慢性结核中毒症状,病情逐渐恶化。③查体重病容,呼吸急促,肺部听诊轻者有少许散在干啰音,重者有管状呼吸音及大量中小水泡音。

3. 辅助检查

①外周血白细胞和中性粒细胞明显增高及核左移。②血沉和C-反应蛋白显著增快。③痰液和胃液中容易找到结核菌。④结核菌素试验可呈假阴性。⑤支气管镜检查支气管内可有干酪和肉芽肿病变。⑥胸部X线大叶性干酪性肺炎可见大片浓密阴影,较细菌性肺炎的渗出性阴影密度高,其内有透亮区;小叶性干酪性肺炎可见两肺散在密度不均之团块状阴影,内有蜂窝状透亮区或大小不等之无壁空洞。胸部CT在显示空洞、支气管播散病灶、淋巴结肿大方面优于普通X线片,并可测定实变阴影的CT值,高CT值提示干酪性肺炎,增强CT扫描可显示肺组织坏死。

4. 鉴别诊断

细菌性大叶性肺炎、支气管肺炎、腺病毒肺炎、肺脓肿和先天性肺囊肿等。

5. 治疗

①抗结核:强化期2～3个月,联合异烟肼、利福平、吡嗪酰胺,病情重者,可加用链霉素,巩固期继用异烟肼、利福平6～9个月。②糖皮质激素:如泼尼松1～1.5mg/(kg·d),最大量不超过45mg/d,2～4周后逐渐减量,4～6周停完。

三、急性血行播散性肺结核(急性粟粒型肺结核)

1. 概述

急性粟粒性肺结核为大量结核菌同时或在极短时间内相继进入血流所引起,是全身粟粒型结核病在肺部的表现。

2. 临床表现

①大部分急性起病,持续高热,中毒症状重,很像伤寒;部分患儿除高热外有咳嗽、呼吸急促和紫绀。半数以上患儿并发结核性脑膜炎,出现脑膜刺激症状。②少数患儿除弛张高热和中毒症状外,有全身紫癜和出血现象;另有少数婴儿表现为消化道症状、营养不良和明显消瘦。③体格检查往往缺乏明显体征,与X线肺内表现不一致。少数患儿晚期肺部可听到细湿啰音。半数以上可有淋巴结和肝脾肿大,少数病例可有皮肤粟粒疹。

3. 辅助检查

①结核菌素试验多呈阳性。②外周血：急性期半数患儿白细胞总数升高，可达（20～30）$\times 10^9$/L，中性粒细胞增多或出现核左移。极少数患儿呈全血减少或血小板减少。③血沉多增快。④约1/3患儿眼底检查可见脉络膜粟粒状结节，可作为确诊依据。⑤痰或胃液或支气管肺泡灌洗液容易找到结核菌（涂片、培养）。⑥肺部X线检查：在浓密的网状阴影上密布均匀一致的粟粒结节，其大小、密度、分布均匀一致，这种"三均匀"征象，是本病特征性X线表现。婴幼儿由于病灶周围反应显著和易于融合，点状阴影边缘模糊、大小不一而呈雪花状。胸部CT显示早期粟粒型肺结核较X线胸片更敏感。⑦应常规做腰穿查脑脊液，半数病例有常规和生化改变。

4. 鉴别诊断

典型X线变化出现前应与流感、肺炎、败血症和伤寒等鉴别；X线片显示粟粒样阴影后，需与支气管肺炎、衣原体肺炎、嗜酸细胞肺炎、霉菌性肺炎、结节病、郎格罕组织细胞增生症、恶性网状细胞病及特发性肺含铁血黄素沉着症等相鉴别。

5. 并发症

气胸、纵隔气肿，偶见心力衰竭、呼吸窘迫综合征及弥漫性血管内凝血，8%遗留纤维性变。少数死于结核性脑膜炎。

6. 治疗

①一般对症治疗：加强营养、降温、止咳化痰、吸氧，必要时可输血或丙种球蛋白。②抗结核：强化阶段INH＋RFP＋PZA联用3个月，并加用链霉素2个月，巩固阶段继续用INH＋RFP 6～9个月。③肾上腺皮质激素：根据病情轻重，静脉应用氢化可的松或口服泼尼松。氢化可的松剂量为5～10mg/（kg·d），泼尼松剂量为1～1.5mg/（kg·d），足量2～4周，以后逐渐减量，总疗程6～8周。④治疗并发症：合并结脑者，抗结核药物和激素的应用均按结脑处理；合并气胸、急性心力衰竭、急性呼吸衰竭、弥漫性血管内凝血应予以相应处理。

四、结核性胸膜炎

1. 概述

由于初染结核病灶紧邻胸膜，容易引起胸膜反应，加之，小儿身体对结核杆菌高度过敏，因此小儿原发性肺结核常并发胸膜炎，3岁以上儿童多见。

2. 临床表现

①多数起病较急，表现开始为38～40℃高热，1～2周后渐退为低热，同时有胸痛、疲乏、咳嗽、气促等，积液增多后胸痛渐消失。②体格检查：在干性胸膜炎期肺部听诊可有患侧呼吸音减低和胸膜摩擦音。大量积液时患侧胸廓和肋间饱满，呼吸运动减弱，气管和心脏向健侧移位，叩诊为浊音或实音，语颤或呼吸音减低或消失，叶间积液和肺底积液体征不明显。

3. 辅助检查

①结核菌素试验大多阳性，但在大量胸腔积液时可呈阴性反应，必要时需复查。②胸水检查：多为草黄色渗出液，少部分呈血性、脓性或乳糜样。白细胞数常为数百，以淋巴细胞占优势，胸水蛋白升高，糖正常或减低。胸水抗酸染色和结核杆菌培养可阳性。③胸水腺苷酸脱氨酶(ADA)升高，常≥40u/L，尤其同工酶ADA-2升高有诊断意义。胸水干扰素(IFN-γ)升高。④胸部B超：可估计胸腔积液多少，积液部位和距胸表面深度，可用作胸腔穿刺定位。⑤胸X线片：多表现为一侧胸腔内中等量以上积液而肺实质内未见明显病变；部分患儿肺内可见活动性结核病灶，肺门/纵隔淋巴结肿大或陈旧性钙化病灶；肺CT对于少量胸水、肺底积液、叶间积液、纵隔积液、包裹性积液、胸膜结核瘤等较胸片显示更清楚。⑥胸膜活检可发现结核性肉芽肿或干酪性坏死，抗酸染色和培养发现抗酸杆菌可确诊。

4. 鉴别诊断

应与细菌、病毒、支原体、真菌和寄生虫感染引起的胸膜炎，结缔组织病如系统性红斑狼疮和幼年类风湿性关节炎的胸膜受累，以及恶性疾病如淋巴瘤和胸膜肺母细胞瘤引起的胸腔积液相鉴别。

5. 治疗

①抗结核治疗：可采用 INH＋RFP 9 个月或 INH＋RFP＋PZA 治疗 2 个月，再用 INH＋RFP 6 个月治疗。同样遵守早期、足量、联合、规律和全程的治疗原则。②肾上腺皮质激素：用于中等量以上的胸腔积液、合并多浆膜腔积液以及合并血行播散型肺结核的病例。泼尼松 1mg/(kg · d)，儿童最大量 45mg/d，足量 2～4 周后减量，总疗程 6～8 周。对已有胸膜肥厚或慢性结核性胸膜炎则不再使用激素。③积极胸腔穿刺抽液，儿童每次抽液一般不超过 500ml。

五、浸润性肺结核

1. 概述

浸润型肺结核是继发性肺结核的主要类型之一，是指已感染过结核病的儿童，在原发病灶吸收或纤维钙化一个时期后，再次发生了活动性肺结核。多见于 10 岁以上儿童及成人，又称成人型肺结核，传染性较强，其发生是由于内源性复燃或外源性再感染。

2. 临床表现

①多数起病缓慢，表现为慢性结核中毒症状，少数起病急，表现畏寒、高热，开始为稽留热，持续数周后，逐渐变为弛张热。②早期轻微干咳，咳少量白色黏液痰，痰中带血和胸痛等。随病情进展可出现剧烈咳嗽，中等量甚至大量的咯血。合并有肺不张、气胸、胸膜炎等并发症时，可表现有气短、呼吸困难等。③体检在病变范围较大时可叩诊浊音，听诊局部呼吸音粗糙、减低，或有支气管肺泡音，有时可听到中小水泡音。

3. 辅助检查

①结核菌素试验多阳性。②约半数以上可在痰涂片找到抗酸杆菌。③胸部 X 线检查显示圆形、片状或团块状阴影，多位于肺的上部。肺门和纵隔淋巴结一般不肿大，浸润性病灶容易液化发生空洞，并在两肺中下部发生广泛的支气管播散性病变。圆形密度较高的病灶直径超过 1.5cm 者称结核瘤。

4. 鉴别诊断

浸润性病变须与各种肺炎和肺部真菌病相鉴别；空洞性病变应与肺脓肿、肺囊肿、肺包虫病、韦格纳肉芽肿相鉴别；结核瘤应与肺脓肿、动静脉瘘及肺部各种良恶肿瘤相鉴别。

5. 并发症

如人体抵抗力低下或延误治疗，病变可进展恶化成干酪性肺炎。如病程慢性迁延，空洞不闭合且反复出现新的播散病灶，广泛纤维性病变致纵隔移位，将发展为慢性纤维空洞型肺结核。

6. 治疗

①抗结核药物：INH＋RFP＋PZA 3 个月，病情严重者加用 SM 2 个月，继用 RFP＋INH 6～9 个月。②咯血的处理：反复少量咯血或中等量咯血时，需休息、镇静、镇咳，并给予止血药物；大量咯血或反复中等量咯血应患侧卧位，不能确定出血部位时，取头低脚高，俯卧体位，静点垂体后叶素，并准备输血。③外科治疗：孤立性结核瘤或陈旧性空洞，经内科治疗无效，可考虑外科切除手术治疗。

六、结核性脑膜炎

1. 概述

是小儿结核中最严重的病型，3 岁以内婴幼儿多见。常发生在原发感染 1 年内尤其是 3～6 个月内，多由于结核杆菌发生急性或隐匿血行播散所引起。

2. 临床表现

（1）典型结脑亚急性起病，病程分为三期：①早期（前驱期）：1～2 周。表现结核中毒症状和性格改变，如不规则低热、食欲减退、消瘦、精神淡漠、少言、懒动、喜哭、易怒，年长儿可述头痛。②中期（脑膜刺激期）：1～2 周。表现颅高压症状、颅神经麻痹、脑实质损害症状、脊髓症状、脑膜刺激症状和自主神经功能障碍。患儿可有头痛、呕吐、嗜睡、惊厥、口角歪斜、偏瘫、截瘫、失语、失明、震颤等，脑膜刺激征阳性和皮肤划痕征阳性。③晚期（昏迷期）：1～3 周。表现昏迷，频繁惊厥，可呈角弓反张。

（2）不典型结脑表现：①婴儿可急性发病，表现高热，以惊厥首发。②前驱期长，单纯表现发热，持续数月余。③以舞蹈样多动症状或精神障碍起病。④突然以偏瘫起病。

3. 辅助检查

①脑脊液：外观无色透明或毛玻璃样。白细胞轻至中度增高[$25\times10^6\sim500\times10^6$/L]，多以淋巴细胞占优势，蛋白增高，糖和氯化物同时降低是结脑典型改变。脑脊液涂片抗酸染色阳性或培养出结核杆菌可确诊。②胸部影像：婴幼儿常有活动性肺结核如原发肺结核和粟粒性肺结核表现，年长儿则常有既往结核感染的证据，如肺门或纵隔淋巴结钙化影。③结核菌素试验多阳性，少数可呈假阴性。④皮肤粟粒疹涂片、水疱或脓疱涂片可找到结核杆菌。⑤眼底检查可发现脉络膜粟粒结节。⑥头颅CT或MRI检查：a. 直接征象：基底池变窄或闭塞、脑膜广泛密度增强、脑结核瘤、脑实质内粟粒状结核灶。b. 间接征象：脑积水、脑水肿、脑出血和脑梗死等。

4. 鉴别诊断

脑膜刺激征出现前与一般非神经疾患尤其是呼吸道感染鉴别；在脑膜刺激征出现后，应与化脓性脑膜炎、病毒性脑炎、隐球菌脑膜炎、脑肿瘤、脑脓肿、脑囊虫病、良性复发性无菌性脑膜炎、小儿急性偏瘫和狼疮脑病等相鉴别。

5. 治疗

①抗结核治疗：强化阶段INH＋RFP＋PZA＋SM 3个月，若未合并肺结核或其他部位结核病时，可不加SM。巩固阶段INH＋RFP 9个月，病情重或恢复慢者PZA可再用3个月，总疗程1～1.5年，或脑脊液正常后6个月。②肾上腺皮质激素：泼尼松或泼尼松龙1.5～2mg/(kg·d)，最大量＜45mg/d；足量4～6周后减量，总疗程8～12周。③控制颅高压和脑积水。a. 脱水剂：20%甘露醇：0.5～1.5g/(kg·次)，2～3次/d，甘油果糖每日1～2次。b. 乙酰唑胺：剂量20～40mg/(kg·d)，持续2周～6个月。可致代酸，一般加用等量碳酸氢钠口服。c. 侧脑室穿刺引流：适用于急性脑积水及慢性脑积水急性发作，用其他降颅压措施无效，或疑有脑疝形成时。d. 分流手术：严重梗阻性脑积水，脑脊液恢复正常或炎症基本控制的情况下可考虑采用脑室

脑池分流术。④鞘内注药：适用于晚期患儿、耐药者、脑膜炎症及颅压高难以控制者、激素减量困难者、脑脊液蛋白量超过3.0g/L者、因肝功能不良而INH被迫减量或停用者以及复治者。常用INH和醋酸氢化可的松。3岁以上每次INH 50mg及醋酸氢化可的松25mg或地塞米松1mg；3岁以下剂量减半。每日1次，1周后据病情改为隔日1次、1周2次、1周1次。⑤对症治疗：控制惊厥，退热，纠正水电解质紊乱，尤其是低钠血症。

七、结核性腹膜炎

1. 概述

是较常见的腹腔结核，多由肠结核、肠系膜淋巴结结核或泌尿生殖系统结核直接蔓延至腹膜，或肺部或其他部位原发感染灶内的结核菌经淋巴血行播散感染腹膜，多发生于3岁以上儿童。

2. 临床表现

(1)起病缓慢，表现慢性结核中毒症状，包括不规则低热、消瘦、面色苍白、疲乏、食欲不好、盗汗等。

(2)临床分3型：①渗出型：表现腹痛、腹胀、腹泻或便秘。腹腔内大量积液致腹部膨隆呈球状，脐部突出，与四肢消瘦形成对比。查体腹壁静脉怒张，触诊有波动感，叩诊有移动性浊音，下肢可发生水肿。②粘连型：有腹痛、腹胀、腹泻、恶心及呕吐症状。常表现反复不全性肠梗阻。查体腹膨隆和胀气，触诊腹部柔韧有揉面感，可触到大小不等的肿块。③干酪溃疡型：多表现为弛张热、腹泻、腹痛和压痛等，进行性消瘦、无力和贫血，最后出现恶液质。腹部触诊柔韧或呈板状，腹肌紧张，轻度反跳痛，腹腔内有大小肿块并有压痛。可并发局限性化脓性腹膜炎、脐瘘、肠瘘或粪瘘等。

3. 辅助检查

①结核菌素试验多阳性。②胸部影像可能提示存在肺结核。③腹水检查为草黄色浆液性或浆液纤维素性渗出液。④腹部CT可见腹膜增厚增粗，肠系膜淋巴结肿大、网膜受累，增强扫描淋巴结为环状强化。⑤腹部B超：腹腔内游离的腹水，呈局限

性或分隔状。腹膜回声增厚,可见腹膜壁层与脏层光带呈不规则粘连。粘连的肠袢可浮游于腹水无回声区内。⑥腹腔镜检查:可见腹膜、网膜、内脏表面有散在或集聚的灰色结节,浆膜失去正常光泽,混浊粗糙。慢性者可见腹壁增厚,多量纤维组织条索与粗大纤维结节及幕状粘连等。病变活检阳性率高。

4. 鉴别诊断

①渗出型应与心、肾、肝疾病、恶性肿瘤及营养不良性水肿所引起的腹水,以及化脓性腹膜炎、巨结肠、腹腔内囊肿尤以大网膜囊肿、缩窄性心包炎、肝静脉阻塞(budd-chiari)综合征等鉴别。②粘连型及干酪溃疡型应与腹部恶性肿瘤、局限性回肠炎、蛔虫肠梗阻等相区别。③结核性腹膜炎常与肠结核、肠系膜淋巴结结核同时存在,在鉴别时需综合考虑。

5. 治疗

①予营养价值高、维生素充足及少渣的饮食。②抗结核:强化治疗阶段可选择三联或四联治疗,总疗程 9～12 个月。③肾上腺皮质激素:渗出型腹膜炎可加用激素治疗,但合并肠结核时是禁忌证。粘连型应慎用,干酪型也不宜应用。④腹水处理:大量腹水有压迫症状时,可穿刺放出腹水,腹腔内可注入异烟肼和地塞米松。⑤外科适应证:a. 并发完全性急性肠梗阻,或有不完全性慢性肠梗阻经内科治疗无效者。b. 肠穿孔引起急性腹膜炎,或局限性化脓性腹膜炎经抗生素治疗无效者。c. 肠瘘经加强营养和抗结核治疗而未能闭合者。

八、肠结核

1. 概述

肠结核绝大多数继发于肺结核等肠外结核病。无肠外结核病灶者为原发肠结核,可能为肠道原发综合征的一部分。肠结核可发生在肠的任何部位,回盲部结核最多见。

2. 临床表现

①轻者症状不明显,较重病例有不规则发热和消化道症状,包括食欲减退、恶心、呕吐、腹痛、腹胀、腹泻或腹泻与便秘相交替。②腹胀常午后为著,活动后加重。腹痛可在脐上、脐周围、

下腹部尤其右下腹部，呈阵发性疼痛。肠道狭窄时可出现阵发性绞痛，出现肠型和蠕动波，发生不全性或完全性肠梗阻。③溃疡型肠结核可大便带血，潜血试验阳性，有时是脓血便，重症病例严重营养不良、水肿、贫血和糙皮病等。④溃疡型常伴发局限性腹膜炎，局部有压痛和轻度反跳痛。增殖型肠结核腹部深部触诊可摸到肿块并有压痛，以回盲部多见。

3. 辅助检查

①结核菌素试验多阳性。②部分患儿胸部X线有活动性或陈旧性肺结核表现。③X线钡剂造影检查：a. 早期肠蠕动亢进，钡剂通过加速。病变部位肠黏膜褶襞僵直及增厚。b. 回盲部病变处钡剂不停留，而病变两端有钡剂停留，造成盲肠钡影残缺，为跳跃现象（Stierlin征）。c. 小肠结核时钡剂通过病变部位肠段激惹性增强，肠管痉挛，出现狭窄征象。d. 小肠有不完全梗阻时，立位X线可见肠管充气，肠内有多个液平面，钡剂通过延滞。e. 增殖型可出现黏膜充盈缺损、粘连和肠道狭窄，狭窄的上段肠扩张。④纤维结肠镜检查：可发现回盲部、乙状结肠或直肠等部位溃疡或增殖性病变，病变肠黏膜充血、水肿、环形溃疡、肠腔狭窄，活检找结核杆菌则可确诊。

4. 鉴别诊断

①须与慢性消化不良、细菌性痢疾、阿米巴痢疾、蛔虫病及肠型恶性淋巴瘤。②溃疡型应注意与溃疡性结肠炎鉴别。增殖型应与克罗恩病（Crohn病）及肿瘤鉴别。③回盲部肠结核须与急、慢性阑尾炎或阑尾脓肿鉴别。

5. 并发症

重者因并发肠出血、肠穿孔或肠梗阻而死亡，或死于恶液质或继发感染。

6. 治疗

①营养支持治疗：营养丰富的少渣、易消化、刺激性小的食物。②抗结核药物治疗：可采用四联或三联药物治疗，疗程1年。③对症治疗：肠狭窄及肠梗阻时应禁食，必要时行胃肠减压和静脉营养，注意水及电解质平衡。④外科手术治疗：a. 完全性或不完全性肠梗阻，内科治疗不能缓解者。b. 溃疡型肠结核伴

肠穿孔。c. 肠道大出血，经积极抢救，不能满意止血者。d. 结核性肛门瘘形成，全身及局部治疗无效者。e. 局限性增殖型结核引起部分肠梗阻或难与腹腔内肿瘤鉴别者。

九、肠系膜淋巴结结核

1. 概述

可能为肠道原发综合征的部分表现，也可由淋巴或血行播散而来，与胸腔内淋巴结结核或全身粟粒结核病同时存在，或继发于肠结核而与肠结核和腹膜结核并存。

2. 临床表现

①慢性结核中毒症状：不规则低热、食欲减退、消瘦、易疲劳等，并发腹膜炎时则可见高热。②局部胃肠道症状：恶心、呕吐、腹泻、便秘、腹胀、腹痛等。以腹痛为最常见，多为轻钝痛，多位于脐周，左上腹或右下腹。③体检可见腹壁轻度紧张和膨隆，常在右下腹相当于阑尾炎点处或在左上腹内带压痛，部分患儿可触到肿大淋巴结。小如蚕豆，大可似手拳，有压痛。肿大淋巴结可出现压迫症状，表现乳糜性腹水、下肢水肿及不全性肠梗阻等。

3. 辅助检查

①腹部 X 线摄片可发现钙化灶。②腹部 CT 显示肿大淋巴结以及钙化灶，增强后淋巴结中心低密度，周围环形强化。③腹部 B 超可明确腹部包块在腹腔内的位置、数量及与周围脏器的关系。④腹腔镜检查可见肠的表面呈灰色粟粒样结节，腹膜或肠壁表面的粘连，肠系膜淋巴结肿大，同时取病变组织做活检可确诊。

4. 鉴别诊断

急慢性阑尾炎、非特异性肠系膜淋巴结炎、包虫病、蛔虫病、胃及十二指肠溃疡、腹部肿瘤以及腹腔的真菌感染。

5. 治疗

①在全身疗法基础上进行抗结核治疗疗程 9～12 个月。②内科治疗无效且产生持久性压迫症状，不能缓解的急慢性肠梗阻，腹腔巨大结核性脓肿药物不能控制，可考虑外科手术

治疗。

十、结核性心包炎

1. 概述

多见于学龄儿童,可分为渗出性及缩窄性两型,临床以缩窄性心包炎多见。

2. 临床表现

(1)渗出性结核性心包炎:①起病可急可缓,表现发热,多为低热,主要在胸骨下疼痛,多为钝痛或胸部紧迫。②大量积液可出现心脏及腔静脉受压症状,表现为干咳、呃逆、声音嘶哑及下肢水肿等。③体征常见心脏中等度以上增大,心尖搏动减弱,心音遥远,奔马律,肝脏增大,腹水,下肢水肿,颈静脉怒张,奇脉,脉压变小,肝颈静脉回流征阳性。④约半数患儿在炎症初期可听到心包摩擦音,静脉压明显升高。

(2)缩窄性心包炎:①起病缓慢,病程多长,可以数月至数年,多见于年长儿。②主要表现呼吸困难及心脏填塞症状和体征,如肝肿大、腹水、下肢浮肿、颈静脉怒张、肺底啰音及口唇发绀等。

3. 辅助检查

①渗出性心包炎常为多发性浆膜炎一部分,70%合并胸膜炎和/或腹膜炎。②X线检查:a. 渗出性:心影扩大呈梨形,正常的心脏弧形消失,心脏搏动减弱或消失,上腔静脉增宽。胸部CT见心包积液和心包增厚,并能发现肺内、纵隔内的结核病灶。b. 缩窄性:心脏大小正常或轻度增大,半数患儿呈三角形,心缘曲线较为强直,上腔静脉扩张,心脏搏动减弱。肺CT可发现心包钙化。③心电图检查可见QRS综合波呈低电压,窦性心动过速,T波平坦或倒置。④超声心动图检查:a. 渗出性:在左心室后壁与心包肺界面之间及左心室前壁与胸壁之间出现液性暗区。积液量多时,前壁前方亦出现液性暗区,有心脏摇摆现象,室间隔反常运动。b. 缩窄性:心室容量变小,室间隔矛盾运动、室壁活动减弱和心包增厚。⑤结核菌素试验阳性及肺或其他脏器存在结核病有助于诊断。⑥心包穿刺液检查:常为草黄色渗

出液，也可为血性。蛋白含量高，以淋巴细胞为主，心包积液中 ADA 和 γ-干扰素升高，积液涂片和培养找到结核杆菌可确诊，但阳性率低。

4. 鉴别诊断

①渗出性：与化脓性心包炎、急性非特异性心包炎、风湿性心包炎以及全身性红斑狼疮和少年类风湿病合并心包炎等相鉴别。②缩窄性：与肝肾疾病、限制性心肌病、充血性心力衰竭以及心内膜弹力纤维增生症等相鉴别。

5. 治疗

①急性期时应卧床休息，保证充分营养。②抗结核应并用 3～4 种抗结核药物，联合用药疗程至少 9 个月。③有渗出液时应及时加用肾上腺皮质激素 3～4 周，加速渗出液吸收，减少粘连，防止缩窄。④大量积液应行心包穿刺抽液或持续引流，可缓解心包填塞症状，减少心包粘连缩窄。⑤缩窄性心包炎经确诊后，应施行手术治疗。

十一、泌尿系结核病

1. 概述

主要是肾结核以及继发于肾结核的输尿管及膀胱结核。肾结核是原发结核最晚发生的一种肺外结核病，从初染至临床肾结核的间隔可 3～20 年，主要见于学龄儿童和少年。

2. 临床表现

①早期可全无症状，少数病例以血尿为首现症状。②尿频、尿急、尿痛等是肾结核的最常见症状，同时伴血尿、脓尿、蛋白尿。病情进展可出现尿失禁，如输尿管被脓块、血块或干酪块阻塞时可出现排尿困难和肾绞痛。③在肾盂积脓或肾周围脓肿时，可出现一侧腰部肿物和腰痛，并伴有高热及严重中毒症状。

3. 辅助检查

①结核菌素多阳性。②既往有肺结核或腹腔结核病史或存在既往其他脏器结核感染的证据。③尿常规提示蛋白尿，存在白细胞和红细胞。④2/3 患儿尿沉渣抗酸染色可找到结核杆菌，尿结核杆菌培养阳性率可高达 90%。⑤腹部 X 线摄片可发现泌

尿器官的钙化，腹部 CT 可见肾盂肾盏扩张积水，肾盂输尿管壁增厚以及不规则钙化等。增强后能发现肾实质内不规则密度减低区。⑥静脉肾盂造影和腹部 B 超：轻症见肾盏呈虫蚀状缺损及变形，病情进展可见肾盏、肾盂破坏影像。肾盂呈不规则扩大，肾盏被挤移位，输尿管增粗、扭曲和僵直。⑦膀胱镜检查可见到结核结节，膀胱充血，患侧输尿管闭锁等，可做活检检查。

4. 鉴别诊断

慢性肾盂肾炎、肾小球肾炎、肾结石、肾囊肿和泌尿系肿瘤。

5. 治疗

①抗结核治疗：强化阶段多采用 INH、RFP、PZA 联用，也可加用 EB 或 SM，但 SM 可能引起纤维化并致输尿管狭窄，目前已少用。②外科手术：a. 肾病灶清除术用于肾限局性空洞和脓肿时，肾切除术适用于一侧破坏广泛的严重肾结核。b. 术前最少抗结核治疗 1 个月，术后继续用药至少 8～12 个月。c. 双侧肾结核，一侧严重破坏，另一侧病变较轻，经药物准备后可考虑做严重侧的肾切除术。d. 肾结核患儿并发对侧肾积水或输尿管狭窄时，根据不同情况选择手术，如在积水侧梗阻严重合并感染或肾功能不全时可行肾造口术和输尿管皮肤造口术。e. 儿童肾结核偶可并发膀胱挛缩，不必急于进行扩大膀胱的手术，部分患儿可恢复。

十二、骨关节结核

1. 概述

常是全身性结核感染的局部表现，结核杆菌经血或淋巴循环而侵入骨骺、干骺端或关节滑膜内。好发于脊椎，其次为髋关节及膝关节、短骨及长骨骨干。

2. 临床表现

(1)脊柱结核：①全身慢性结核中毒症状。②局部症状：早期表现有疼痛、脊柱僵直、特殊姿势，如颈椎结核时，常可斜颈及颈强直。晚期表现为驼背畸形，可见寒性脓肿，多在脊椎两旁，也可出现截瘫等脊髓压迫症状。

(2)髋关节结核：①早期症状为步态改变，表现间歇性跛行和腿痛，夜惊为小儿髋关节结核的特征。②肌张力低、肌肉萎缩有时为早期症状。③病变蔓延至滑膜，可出现关节肿胀及关节运动障碍。④晚期髋关节纤维性强直，活动完全受限，可发生寒性脓肿，破溃后形成瘘管。

（3）膝关节结核：①早期症状为轻度间歇性跛行及疼痛。②病变进展出现关节梭形肿胀，触诊有波动感或浮髌现象；滑膜增厚时触之有揉面感。膝关节伸直受限；晚期骨骺破坏，患肢变短，关节呈屈曲畸形，可并发脓肿及瘘管。

3. 辅助检查

（1）结核菌素试验多阳性。

（2）部分患儿存在肺部或其他部位活动性结核病。

（3）X线检查：①脊柱结核：早期见椎间隙变窄及骨质疏松，晚期椎体破坏而呈楔形，常见椎旁脓肿在脊柱两旁呈梭形阴影。②髋关节结核：早期见骨质疏松，关节囊肿胀和关节间隙变窄。晚期可见广泛骨质破坏、股骨头脱臼、关节纤维性强直。③膝关节结核：早期见限局性骨质疏松，病变进展见呈圆形或椭圆形骨质破坏病灶，有空洞形成，其内可见死骨。关节腔变窄，关节软组织肿胀，可见寒性脓肿形成。

4. 鉴别诊断

①脊柱结核应与佝偻病性脊柱后凸、脊椎先天性或后天性畸形、急性骨髓炎、脊髓及脊柱肿瘤、强直性脊柱炎、嗜酸性肉芽肿等鉴别。②髋关节和膝关节结核应与化脓性关节炎、类风湿性关节炎、风湿病、髋关节外伤性疾患和先天性髋脱臼等鉴别。

5. 治疗

①抗结核治疗：强化治疗阶段可选用异烟肼、利福平、吡嗪酰胺三联应用。②局部制动：脊柱结核卧硬床板休息，关节结核局部关节休息，在急性期疼痛剧烈时可行皮肤牵引减少畸形及保持功能体位。③手术治疗：a. 病灶清除术：对有较大椎旁脓肿、死骨或骨空洞形成等较严重病例，或有脊髓受压现象时，可采用病灶清除术。b. 脓肿切开引流：寒性脓肿有混合感染，中毒症状重，全身情况差，不能耐受病灶清除术，可先行切开引流。c. 其他手术：在单纯滑膜结核施行单纯滑膜切除术。d. 术前应进行2～4周的抗结核治疗。

第七节 呼吸系统疾病

一、急性上呼吸道感染

简称上感，是小儿时期最常见的疾病，主要侵犯鼻、鼻咽和咽部，包括急性鼻炎、急性鼻咽炎、咽炎。

1. 临床表现

①起病急，主要为流涕、鼻塞、咳嗽、咽痛或发热。年长儿以局部症状为主。年幼儿全身症状较重，可有高热、呕吐、腹泻、惊厥。高热惊厥常在起病后1～2日内发生，很少连续几次以上。急性腹痛多在脐周或其附近，是由于肠蠕动亢进或肠系膜淋巴结炎所致。②急性扁桃体炎是急性咽炎的一部分，由病毒引起者，除扁桃体弥漫红肿外，其表面可见白色干性滤泡渗出物；由链球菌引起者显示滤泡脓性渗出物。病毒感染引起的咽炎，有时在咽后壁可见淋巴滤泡充血肿大或伴双侧颊黏膜散在出血点。

2. 辅助检查

外周血：白细胞总数及分类多数正常，部分病例有白细胞减少。

3. 治疗

主要为对症治疗和家庭护理。

①抗病毒药物：利巴韦林滴鼻或口服，重者可静脉输入，10mg/(kg·d)。②抗生素治疗：疑有细菌感染者，可用青霉素、头孢类抗生素等。③对症治疗：体温高热者予退热处理。惊厥者予解痉镇静，常用者为：5%水合氯醛1ml/kg，灌肠；苯巴比妥钠5～8mg/kg，肌注；地西泮0.3～0.5mg/kg，静脉慢推。④局部治疗：如有鼻炎，应在进食和睡前用滴鼻药，保证呼吸道通畅，但婴儿忌用油剂滴鼻，以免吸入下呼吸道而致类脂性肺炎。⑤中医治疗。

二、急性支气管炎

急性支气管炎在婴幼儿时期发病较多、较重，病原是病毒、细菌、肺炎支原体，或为其合并感染。

1. 临床表现

①发病可急可缓，大多先有上呼吸道感染症状。②以咳嗽为主要表现。其咳嗽频繁而较深，初为干咳，以后渐有呼吸道分泌物。③在胸部可听到干、湿啰音，以中水泡音为主，偶可限于一侧，分泌物咳出后，水泡音可暂减少。婴幼儿不会咯痰，经常在咽喉部听到痰鸣。④症状轻者无明显病容，重者发热 38～39℃，疲乏、睡眠不安、食欲差，甚至发生呕吐、腹泻、腹痛等消化道症状。⑤病程一般可延续 7～10 天，先退热，咳嗽有时可迁延 2～3 周，并常复发。

2. 辅助检查

①外周血：细菌性感染：白细胞总数大多高于 15×10^9/L，分类中性粒细胞＞75％；病毒性感染：在病毒感染初 3 天内，白细胞总数与中性粒细胞可高于正常值，3 天后总数下降，淋巴细胞占优势。②粒细胞碱性磷酸酶试验：病毒性肺炎时积分值在20～30，细菌性肺炎均＞100。③四唑氮还原试验：病毒感染时＜10％，细菌感染时＞20％。④胸 X 线片：两肺纹理粗重为主。

3. 治疗

①一般治疗：发热期间宜卧床休息，给流食或软食，婴儿宜暂减奶量，室温一般保持在 20～22℃，医护人员应严格遵守消毒隔离制度，避免交叉感染，保持气道通畅，清理鼻腔分泌物，建立病房定时通风制度。②药物治疗：基本上同上感节，唯急性支气管炎可继发细菌感染或细菌混合病毒感染，一般多采用抗生素治疗。③中医治疗。

三、毛细支气管炎

毛细支气管炎是一种特殊类型的肺炎，以喘憋为特征。其主要病变在毛细支气管，炎症可波及肺泡、肺泡壁及肺间质。主要病原为呼吸道合胞病毒，其次为副流感病毒、腺病毒、流感病毒等，少数病例由肺炎支原体引起。

1. 临床表现

①发病多见于冬春季节，多见于1岁以内小儿，1～6个月多见。②初始症状有流涕、咳嗽等上感表现，1～2天咳嗽加重，出现持续干咳和喘憋、面色苍白、发绀、鼻煽、三凹，叩诊过清音，肺部体征以喘鸣音为主，喘憋稍缓解时可有弥漫性细湿啰音或中湿啰音。③体温一般不超过38.5℃，症状在5～7天消失。

2. 辅助检查

①于疾病早期取鼻咽分泌物送呼吸道病毒检测，以证实病毒病原。②外周血：白细胞总数及分类多在正常范围。③胸X线片：以肺纹理增粗、肺气肿为主要改变，或有小片阴影和肺不张。

3. 治疗

以对症治疗为主。①增加空气内的湿度极为重要，可用雾化加湿器。呼吸道雾化治疗也很重要，每日可3～4次或依病情增加，吸雾后拍背吸痰，促进分泌物的排出。近年应用β_2受体激动剂吸入治疗取得不错的疗效。②吸氧：抬高头部和胸部以减轻呼吸困难。烦躁者予以镇静。③注意补充液体，因患儿进食不好和呼吸急促丧失水分，可静脉或口服补液。④对呼吸性酸中毒宜用雾化吸痰的方法使呼吸道通畅，极端严重的需进行气管插管。⑤抗病毒治疗：常用利巴韦林10～15mg/(kg·d)静脉注射或肌肉注射或雾化吸入。也有应用干扰素雾化吸入取得不错的疗效。

四、化脓性胸膜炎

又称脓胸，金黄色葡萄球菌所致脓胸占主要地位，易形成肺大泡、纵隔气肿和脓气胸。

1. 临床表现

①大多数患儿有高热不退，全身中毒症状重。②可有咳嗽、胸痛、呼吸困难、端坐呼吸等。③积液量少时局部症状体征不明显。积液量多时呼吸困难、端坐呼吸明显。④积液在中等以上时，可有明显的阳性体征：a. 患侧肋间隙饱满，呼吸运动减弱。

b. 气管、纵隔、心脏向健侧移位。c. 语颤减弱或消失。d. 叩诊可呈实音或浊音。e. 听诊呼吸音减弱或消失。f. 积液如在右侧，可使肝脏向下移位。

2. 并发症

易并发支气管胸膜瘘及张力性脓气胸，肺脓肿，穿透膈肌可引起腹膜炎等。

3. 辅助检查

①外周血：白细胞一般都升高至 15×10^9～40×10^9/L，有中毒颗粒。②血沉增快，CRP 增高可达 100mg/ml。③胸腔穿刺，可鉴别渗出液与漏出液，见表 3-9。外观黏稠，混浊，细胞数可达 1000/mm^3 以上，糖减少。黄色脓液多为葡萄球菌，黄绿色脓液多为肺炎球菌，淡黄稀薄脓液为链球菌，绿色有臭味脓液为厌氧菌。脓液需做培养和药敏试验，为选用抗生素做依据。

表 3-9　渗出液和漏出液的鉴别

	渗出液	漏出液
比重	＞1.016	＜1.016
细胞数	＞0.5×10^9/L	＜0.1×10^9/L
蛋白定量	＞2.5～3g/dl	＜2.5～3g/dl
LDH	＞200u	＜200u
LDH 胸水/血清	＞0.6	＜0.6
rivalta	＋	－

4. 治疗

(1)抗生素：患儿以高烧中毒症状为主，压迫症状不明显者，采用全身大量抗生素治疗。抗生素应持续给药 3～4 周，为防止脓胸复发，在体温正常后应再给药 2～3 周。

(2)局部治疗：①胸腔穿刺引流：脓多，压迫症状为主，宜早期引流，最好在发病 3 天之内。分泌物少，可用隔日间断胸腔穿刺法至脓液减少为止。②胸腔闭式引流：1 周以上的脓胸，脓液增长迅速者宜闭式引流，一般引流 2 周即可。③慢性脓胸，以胸腔积气为主，无需局部治疗，可待自然吸收。支气管胸膜瘘，可行开放引流，日后行胸膜-肺切除术。胸廓畸形绝大部分可在数年后自愈。

(3)支持治疗：改善全身状况，应加强营养，必要时可给予丙种球蛋白支持治疗。

(4)急性脓胸出院停药条件：以下 4 条具备 1 周后，可以停药出院。有 1 条不足者，可停药出院观察。有 2 条不足者，应继续治疗：①体温平稳正常；②白细胞基本正常；③精神食欲良好；④局部无脓或每日引流量不超过 20ml。

五、支气管肺炎

是我国小儿的常见病，大多见于 3 岁以下年幼儿，是小儿时期最常见的肺炎和婴儿时期的主要死因。

1. 临床表现

①起病急，多见于冬春季。②有发热、拒食或呕吐、嗜睡或烦躁等全身症状，咳嗽、咯痰、气喘为主要表现，查体呼吸增快(2 月龄呼吸≥60 次/min，2～12 月龄≥50 次/min，1～5 岁≥40 次/min)、鼻翼煽动、三凹征、口周发青。③肺部体征：可听到细湿啰音或捻发音。部分病例可叩诊浊音或听到管状呼吸音。

2. 并发症

重症病例可出现心力衰竭、呼吸衰竭、中毒性脑病、中毒性肠麻痹。

3. 辅助检查

①外周血：病毒感染时白细胞总数较低，绝大多数患儿不超过 12×10^9/L，中性粒细胞不超过 70%。细菌感染时白细胞增高，中性粒细胞增高，有核左移、中毒颗粒。②病原学检查：病毒抗原或抗体快速诊断；下呼吸道分泌物(吸痰、咯痰或通过支气管镜取灌洗液)的培养。血、尿细菌抗原检查。酌情做血培养及药物敏感试验。③胸 X 线片：两肺下野、心膈角、中内带小斑片状浸润阴影。

4. 常见的各种肺炎的鉴别诊断

见表 3-10。

表 3-10　主要的急性肺炎临床鉴别要点

	大叶肺炎	支气管肺炎	金黄色葡萄球菌肺炎	腺病毒肺炎	副流感病毒肺炎	毛细支气管炎	支原体肺炎
好发年龄	较大儿童	婴幼儿	任何年龄	6月～2岁	婴儿	小婴儿	儿童，幼儿
热型	突然起病，稽留高热	不定	弛张	稽留或弛张高热	中度热	低热或无热，偶高热	不规则高热
发热日数	2周左右	1～2周	1～3周	1～3周	1～8天	1～5天	1周以上
一般病情	较重，可见休克型	较轻	中毒较重，可见皮疹	中毒较重，早期嗜睡	较轻	喘重	频咳，但病情较轻者多
肺部体征	实变体征明显	弥漫	弥漫	3～5天后出现	弥漫	气肿，喘鸣多	较少或局限
X线所见	全叶或节段	多为斑片状	常见肺脓肿、肺大泡、脓气胸	大片较多，重者有积液	小片较多，可见气肿	多肺气肿或点片影	单侧斑片影，或大叶实变
白细胞数	明显增高	多数见增高	增加或降低	多数正常或减少	多数正常或减少	多数减少或正常	多数正常或偏高
青霉素治疗	有效	可有效	大剂量可能有效	无效	无效	无效	无效

5. 治疗

①一般治疗：发热期间宜卧床休息，给流食或软食，婴儿宜暂减奶量，室温一般保持在 20～22℃，湿度以 60%为宜。保证入量及热卡的供给。医护人员应严格遵守消毒隔离制度，避免交叉感染，保持气道通畅，清理鼻腔分泌物，建立病房定时通风制度。②抗感染：a. 抗病毒药物：利巴韦林：15～20mg/(kg·d)，分 2 次加入 10%GS 30ml 内，静脉注射，疗程 3～5 天。b. 抗生素：金黄色葡萄球菌肺炎常根据药敏试验选用抗生素，由于耐甲氧西林葡萄球菌的出现，金黄色葡萄球菌感染多首选万古霉素治疗，20～40mg/(kg·d)，分 2 次静点。肺炎链球菌肺炎选用头孢类抗生素或青霉素，如为耐青霉素肺炎链球菌感染，应用加β-内酰胺酶抑制剂的青霉素类抗生素效果较好。③中医中药辨证治疗：方用麻杏石甘汤加减。④对症处理：伴有高热、烦躁的患儿要适当用退热剂，镇静剂，常用 ASP 8～10mg/(kg·次)，10%水合氯醛灌肠；对痰多者，可选用止咳化痰中药口服；根据血气分析 PaO_2＜60mmHg(7.8kPa)予吸氧气治疗。如合并脓胸、心包炎、心肌炎等应按其要求进行对症治疗。⑤支持治疗：包括全静脉营养或静点丙种球蛋白，由于输血浆、全血的 HIV、HCV 感染率高，已少用。⑥合并症治疗：合并心力衰竭、中毒性脑病、呼吸衰竭者，按心衰、颅内高压等有关章节规定，对症治疗。

六、支原体肺炎

又称原发性非典型肺炎，是学龄儿童及青年常见的一种肺炎，婴幼儿也不少见。

1. 临床表现

①全年均有发病，以冬季较多。每隔 3～7 年发生一次地区性流行，其流行特点为持续时间甚长，可达 1 年。②潜伏期约 2～3 周(8～35 天)。自然病程自数日至 2～4 周不等。③症状轻重不一。大多起病不甚急，有发热、厌食、咳嗽、畏寒、头痛、咽痛、胸骨下疼痛等症状。体温在 37～41℃，可为持续性或弛张型，或仅有低热，甚至不发热。多数咳嗽重，初期干咳，继而咯痰

(偶含少量血丝),有时阵咳稍似百日咳。偶见恶心、呕吐及短暂的斑丘疹或荨麻疹。一般无呼吸困难表现,但婴儿患儿可有喘鸣及呼吸困难。④体征依年龄而异,年长儿往往缺乏显著的胸部体征,婴儿期叩诊可呈轻度浊音,呼吸音减弱,有湿性啰音,有时可呈梗阻性肺气肿体征。⑤可并发渗出性胸膜炎、肺不张及肺脓肿。慢性肺部疾患与肺炎支原体间有一定关系。⑥可伴发多系统、多器官损害。呼吸道外病变可涉及皮肤黏膜,表现为麻疹样或猩红热样皮疹、Stevens-Johnson 综合征等。偶见非特异性肌痛及游走性关节痛。胃肠道系统可见呕吐、腹泻和肝功损害。血液系统方面较常见溶血性贫血。神经系统损害表现为多发性神经根炎、脑膜脑炎及小脑损伤等。心血管系统病变偶有心肌炎及心包炎。细菌性混合感染少见。

2. 辅助检查

①外周血:白细胞高低不一,大多正常,有时偏高。②血沉中度增快。③肺炎支原体特异性 IgM 抗体:在病后第 3 天即可升高。④血清冷凝集素大多滴度上升至 1∶32 或更高。⑤DNA 探针及 PCR 检测肺炎支原体 DNA。⑥用患儿痰液或咽拭洗液做支原体培养,需时太久,常要 2～3 周,因此对临床帮助不大。⑦胸 X 线片:多表现为单侧病变,约占 80%以上,大多数在下叶,有时仅为肺门阴影增重,多数呈不整齐云雾状肺浸润,从肺门向外延至肺野,尤以两肺下叶为常见,可为大叶性实变影;可见肺不张;往往一处已消散而它处有新的浸润发生。有时呈双侧弥漫网状或结节样浸润阴影或间质性肺炎表现。体征轻微而胸片阴影显著,是本病特征之一。

3. 治疗

①一般治疗:应注重休息、护理与饮食。②抗感染治疗:首选大环内酯类抗生素,阿奇霉素[10mg/(kg · d)]、红霉素[30mg/(kg · d)]为首选药物。红霉素疗程 2～3 周。此外可用罗红霉素。利福平和乙酰螺旋霉素亦有疗效。③重症患儿可加用肾上腺皮质激素。④部分合并肺不张者宜早期支气管镜灌洗治疗。⑤并发症的治疗。

七、腺病毒肺炎

腺病毒感染是我国儿童较为常见的疾病之一，可引起咽结膜热、肺炎、脑炎等，其中腺病毒肺炎是婴幼儿肺炎中最严重类型之一。多见于6个月至2岁的婴幼儿。3型和7型腺病毒为腺病毒肺炎的主要病原。

1. 临床表现

①起病：潜伏期3～8天。一般急骤发热，39℃以上的高热，多呈稽留热。②呼吸系统症状：自起病时即有咳嗽，于第3～6日出现呼吸困难及发绀，逐渐加重；重症者出现鼻翼煽动、三凹征、喘憋及口唇甲床青紫。叩诊浊音部位伴有呼吸音减低，有时可听到管状呼吸音，经常有肺气肿征象。重症患儿可有胸膜反应或胸腔积液。③神经系统症状：于发病3～4天以后出现嗜睡、萎靡等，有时烦躁与萎靡相交替。在严重病例的中晚期可出现半昏迷及惊厥。④循环系统症状：面色苍白，重者面色发灰。心率增快，有时达200次/min以上。心电图一般表现为窦性心动过速，重症病例有T波、ST段的改变及低电压，重症病例于发病第6～14日出现心力衰竭。⑤消化系统症状：半数以上有轻度腹泻、呕吐，严重者常有腹胀。⑥其他症状：可有卡他性结膜炎、红色丘疹、斑丘疹、猩红热样皮疹。

2. 辅助检查

①胸X线片：早期肺纹理增厚、模糊。肺部病变多在发病第3～5天开始出现，可有大小不等的片状病灶或融合性病灶，以两肺下野及右上肺多见。发病后6～11天，病灶密度增高，病变增多，分布较广，互相融合。病变大多数在第8～14天以后吸收。肺气肿多见，1/6病例可有胸膜改变。②血常规：白细胞总数在早期大部分减少或正常。③血涂片检查：中性粒细胞碱性磷酸酶及四唑氮蓝染色较正常小儿或细菌性肺炎患儿为低。

3. 并发症和后遗症

①在腺病毒肺炎病程中，可并发金黄色葡萄球菌、大肠杆菌、肺炎链球菌、肺炎克雷伯杆菌、铜绿假单胞菌等感染。②少数病例可并发弥漫性血管内凝血(DIC)。③病毒性心肌炎。

④肺不张、支气管扩张、透明肺。

4. 鉴别诊断

学龄前和学龄期儿童应与支原体肺炎鉴别。5 个月以下小婴儿应与呼吸道合胞病毒、副流感病毒肺炎鉴别。

5. 治疗

目前尚无特异的抗腺病毒药物。①利巴韦林：10～15mg/(kg·d)，口服、静注或静滴。②干扰素：100 万 U/次，1 次/d，肌肉注射。③聚肌胞：新生儿 0.05～0.075mg/次，1 个月婴儿 0.075～0.1mg/次，3～6 个月婴儿 0.1～0.3mg/次，1 岁 0.2～0.4mg/次，2～4 岁 0.25～0.6mg/次，5～8 岁 0.25～0.8mg/次，9 岁以上 0.5～1.5mg/次，隔日 1 次，肌肉注射。④左旋咪唑：1～1.5mg/(kg·d)，分 2～3 次口服。⑤重症感染，可应用丙种球蛋白：400mg/(kg·d)，连用 3～5 天。⑥对症治疗：吸氧、镇静、解痉、止喘，控制心力衰竭等。

八、特发性肺含铁血黄素沉着症

特发性肺含铁血黄素沉着症是一组肺泡毛细血管出血性疾病，常反复发作，并以大量含铁血黄素积累于肺内为特征。多见于儿童。病因未完全明了。

1. 分类

广义的说肺含铁血黄素沉着可分特发性和继发性两大组。

①特发性可分为四个亚型：单纯型、与牛奶过敏共同发病、与心肌炎或胰腺炎共同发病、与出血性肾小球肾炎共同发病(Goodpasture 综合征)。②继发性多继发于下述病理情况：a. 各种原因所致左心房高压的后果。b. 胶原性血管病的并发症(如结节性动脉周围炎)。c. 化学药物过敏(如含磷的杀虫剂)。d. 食物过敏(如麦胶蛋白等)。

本节介绍特发性单纯型。

2. 病理变化

可分三期，其临床过程及影像学所见往往一致。①急性期：肺组织呈棕黄色实变，肺泡上皮细胞增生，肺泡腔内有不同程度的出血，肺泡有水肿，甚至透明膜形成。②慢性期：肺泡间质大量含铁血黄素沉着，肺泡间质纤维组织增生，小叶间隔及肺泡壁增厚，病变多为双侧性，但分布可不平均，不对称。反复发作的后期，形成异物肉芽肿，肺内纤维化。③后遗期：肺内形成广泛的间质纤维化。电镜显示肺泡毛细血管基膜失去正常结构，呈灶性破裂，并有胶原纤维沉积。

3. 临床表现

①主要在幼儿期发病，最小者 4 个月，最大者 13 岁。男女性别大致相仿。发病以春季最多。②以暴发性起病多见，突出表现是反复咳嗽、气促等急性呼吸道症状伴咯血或呕血；一部分患儿仅以贫血伴嗜睡、衰弱而来诊。③急性出血期：a. 发病突然，面色苍白伴乏力、体重下降、咳嗽、低热，咳嗽时痰中带血丝或黯红色小血块，偶可见大量吐血及腹痛。亦可见呼吸急促、发绀、心悸及脉搏加速。b. 肺部体征不尽相同，可无阳性体征，亦可闻呼吸音减弱或呈支气管呼吸音，少数可闻及干、湿性啰音或喘鸣音；严重病例可出现心衰。④慢性反复发作期：症状为反复发作，常有肺内异物刺激所致的慢性咳嗽、胸痛、低热、哮喘等；咯出物有少量较新鲜的血丝或陈旧小血块。⑤静止期或后遗症期：a. 静止期指肺内出血已停止，无明显临床症状。后遗症期指由于反复出血已形成较广泛的肺间质纤维化。b. 临床表现有不同程度的肺功能不全，小支气管出现不同程度的狭窄扭曲，反复发作多年的儿童尚有通气功能障碍。可见肝脾肿大、杵状指趾及心电图异常。

4. 辅助检查

①在痰内或幼儿胃液内找到含铁血黄素巨噬细胞。②外周血：急性期显示不同程度的小细胞低色素性贫血。末梢血片中网织红细胞增加，嗜酸性粒细胞在部分病例中可见增加。血小板正常。③血沉多增快。④其他检查：急性发作期血清胆红素可见增加。直接 Coomb's 试验、血清冷凝集试验、嗜异凝集试验偶呈阳性。大便潜血多为阳性。血清铁浓度降低。⑤肺功能：严重时最大通气量及时间肺活量减低，肺纤维化者可有弥散功能损害及低氧血症。⑥胸 X 线片。a. 急性出血期：肺野中有边缘不清、密度浓淡不一的云絮状阴影，病灶可自米粒大小至小片

融合，多涉及双侧，一般右侧较多；亦可呈透光度一致性减低的毛玻璃样改变，肺尖多不受累。片絮状阴影于2～4天内即可消散，但亦可在短期重现。可见肺门增大、心脏扩大。b. 慢性反复发作期：两侧肺纹理粗重，可见境界不清的细网状、网粒状或粟粒状阴影，多为双侧，较多见于两肺的中野内带，肺尖及肋膈角区很少受累，亦可同时并存新鲜出血灶。c. 静止期或后遗症期：肺纹理增多而粗糙，可有小囊样透亮区或纤维化，并可有肺不张、肺气肿、支气管扩张或肺心病等。

5. 治疗

(1)仔细寻找可能致病的原因或诱因，如对牛奶过敏，对食物或化学物质过敏，合并心肌炎、肾炎等。

(2)急性发作期：①卧床休息，间歇正压给氧。严重贫血者可少量多次输新鲜血。②肾上腺皮质激素：氢化可的松5～10mg/(kg · d)静滴，或可用促肾上腺皮质激素10～25IU/d，危重期过后，可口服泼尼松2mg/(kg · d)，症状完全缓解(约2～3周)后上述剂量渐减，至最低维持量以能控制症状为标准，维持时间一般为3～6个月。③其他免疫抑制药物：用于激素治疗无效者。如硫唑嘌呤，从1.2～2mg/(kg · d)增加到3～5mg/(kg · d)，常与肾上腺皮质激素合用。亦可试用环磷酰胺、胸腺肽等。④对重型Goodpasture综合征或个别单纯型重患亦可考虑用部分置换血浆疗法。⑤如药物无效，又有明显溶血反应、脾功能亢进或血小板减少者，少数病例可考虑脾切除术。脾切除术还可导致进一步出血倾向及免疫能力低下，以致死于肺出血或合并感染，故应慎重考虑其适应证。

(3)慢性反复发作期的治疗：①小量肾上腺皮质激素做维持治疗。②可试用中药活血化瘀及促进免疫功能的方剂。③祛铁药物：可用去铁胺(又称去铁敏)，每日1.6g，分3次肌注，除铁灵20～40mg/(kg · d)，静滴10～12h。

(4)静止期的治疗：重视日常肺功能锻炼，并注意生活护理。

6. 预后

死亡率较高。Goodpasture综合征患儿病死率较其他的特发性患儿高。决定预后的关键在于尽早控制急性发作，减少复发次数。应寻找每个患儿的肾上腺皮质激素最小有效量，减少激素并发症，并找出合适的停药时机。

九、儿童阻塞性睡眠呼吸暂停综合征

阻塞性睡眠呼吸暂停综合征(OSAS)是指由于上呼吸道阻塞，睡眠时出现打鼾、呼吸暂停，伴有缺氧、白天嗜睡等一系列综合征。

1. 儿童 OSAS 病因

见表 3-11。

表 3-11　儿童 OSAS 病因

解剖因素	先天因素	其他
气道	尖头并指(趾)畸形	肌病
中隔偏移	Criduchat 综合征	神经肌肉疾病
息肉	颅面骨发育不全	肿瘤
甲肥大	唐氏综合征	家庭因素
鼻孔狭窄或闭锁	Nager 综合征	胃食道反流
巨舌	比埃洛宾综合征	
腺样体或扁桃体肥大	肥胖通气不良综合征	
小下颌	Treacher collins 综合征	
上颌寄生胎	胰腺囊性纤维化	
颌关节强直	黏多糖病	
下呼吸道	少年类风湿性关节炎	
喉气管蹼	脑瘫	
气管闭锁	希阿利畸形	
气管内损伤	颅底畸形	
气管外压迫(甲状腺肿)	小颅面	
喉气管软化	咽脑膨出	

2. 临床表现

(1)常见症状见表 3-12。

表 3-12　儿童 OSAS 症状

白天症状	夜间症状
行为困难	张口呼吸
活动增多	打鼾
不正常的害羞	出汗
上课注意力不集中	睡眠不安
学习成绩下降	流涎
反叛或攻击行为	夜间磨牙
发育延迟	梦游
语言缺陷	继发夜间遗尿
吞咽困难	噩梦
食欲下降	夜晚恐惧
生长困难	
白天睡眠或瞌睡	
晨起头痛	

(2)体征：呼吸困难、鼻煽、三凹征、吸气时胸腹矛盾运动。夜间出汗(局限于颈背部，特别是婴幼儿)。出现呼吸停止继而喘息。典型睡眠姿势为俯卧位，头转向一侧，颈部过度伸展伴张口，膝屈曲至胸。可有下颌骨后移、长脸、高硬腭或/和长软腭。

3. 并发症

高血压、肺水肿、肺心病、心律失常、充血性心力衰竭、呼吸衰竭，甚至婴儿猝死综合征。

4. 辅助检查

(1)多导睡眠图(PSG)被认为是诊断睡眠呼吸障碍的金标准。国际上儿童阻塞性睡眠呼吸暂停/低通气综合征(OSAHS)的 PSG 标准尚未完全统一。目前较为公认的标准是每夜睡眠过程中呼吸暂停/低通气指数(AHI)大于 5 或阻塞性呼吸暂停指数(OAI)大于 1。最低血氧饱和度($LSaO_2$)低于 92%定义为低氧血症。OSAHS 病情严重程度 PSG 分级见表 3-13。

表 3-13 OSAHS 病情严重程度 PSG 分级标准

病情程度	AHI(次/h)或 OAI(次/h)	$LSaO_2$
轻度	5～10 或 1～5	0.85～<0.92
中度	>10～20 或>5～10	0.75～<0.85
重度	>20 或>10	<0.75

注：AHI、OAI、$LSaO_2$ 的严重程度在同一个患儿身上往往不一致，应按照上述三个指标中患儿所表现的最严重的一级程度确定分级。

(2)自动持续气道正压系统：诊断时不监测脑电图、眼动电图、肌电图、心电图，仅监测胸腹呼吸运动、经鼻气流和血氧饱和度，可同步监测显示呼吸暂停、鼾声、上气道阻力。与 PSG 有良好的相关性。

(3)静电荷敏感床：目前这种方法主要用于初筛阻塞性和中枢性睡眠呼吸暂停，及伴有上气道阻力增高的重症打鼾。

5. 治疗

①外科治疗：腺样体、扁桃体切除，或其他上颌面手术。②持续气道正压通气(CPAP)。③保守治疗：包括观察、体位治疗、肥胖患儿的减肥等。④内科治疗：吸氧、药物治疗。

十、原发性纤毛运动障碍

原发性纤毛运动障碍(PCD)是一组基因遗传性疾病，包括 Kartagener 综合征、不动纤毛综合征、纤毛运动方向缺陷。由于纤毛功能异常引起一系列临床表现，包括慢性支气管炎、慢性鼻窦炎、慢性中耳炎、支气管扩张和不孕，约 50%患儿出现内脏转位，即 Kartagener 综合征。目前一般认为 PCD 是常染色体遗传性疾病，虽然有些研究发现一些基因突变可以引起 PCD，但引起这一疾病的遗传及分子学机制至今未能明确阐述。

1. 临床表现

①发病年龄可自婴幼儿至成年，但以学龄儿童及青年为多。②反复上、下呼吸道感染，包括复发性中耳炎、鼻窦炎和支气管炎、肺炎、支气管扩张症状，并随年龄加重。③常见体征为紫绀

和杵状指。一些患儿可出现肺底湿啰音，用力咳嗽后部分患儿肺底湿啰音可消失。④Kartagener综合征由下列三联症组成：a. 支气管扩张；b. 副鼻窦炎或鼻息肉；c. 内脏转位（主要为右位心），有家族性。如只具备内脏反位及支气管扩张两项则为不全性Kartagener综合征。⑤Kartagener综合征还常和其他先天性畸形同时存在，最多见的是先天性心脏病、脑积水、腭裂、双侧颈肋、肛门闭锁、尿道下裂和复肾，其他尚有膜状瞳孔、智力障碍、听力减退、嗅觉缺损等。

2. 辅助检查

①电镜检查：可取鼻腔黏膜或经支气管镜取支气管黏膜上皮活检，在电镜下观察到纤毛数目及结构异常，从而确诊。检查精子泳动能力欠缺可辅助诊断。②黏液纤毛清除功能的检查方法：包括有糖精筛查试验、放射性气溶胶吸入肺扫描、扫描电子显微镜结合高速照相技术测纤毛摆动频率、纤支镜结合γ照相技术测支气管黏液转运速度。③纤毛摆动频率和摆动方式检查。④肺功能检查：早期正常，年长儿或成人可出现轻～中度阻塞性通气功能障碍。⑤其他检查：呼出气一氧化氮测定，可作为PCD的筛选试验。痰液或支气管肺泡灌洗液培养可有不同细菌生长，如流感嗜血杆菌、金黄色葡萄球菌、肺炎链球菌等。⑥影像学检查。a. 胸X线片和CT扫描：可见肺气肿、支气管壁增厚、节段性肺不张或实变、内脏转位和支气管扩张。通常情况下病变多位于中叶或舌叶。b. 副鼻窦片或CT可见鼻窦黏膜增厚或鼻窦炎。

3. 治疗

尚无特效治疗方法。①雾化吸入祛痰及体位引流、咳嗽训练可辅助痰液排出。避免使用镇咳药物。②预防和治疗各种感染。③及时治疗鼻窦炎、中耳炎。

十一、闭塞性毛细支气管炎

闭塞性（毛）细支气管炎（BO）是由多种原因引起的小气道上皮的损伤，导致小气道的炎症病变引起的慢性气流阻塞的临床综合征。

1. 病因

①感染:病毒、细菌、支原体、百日咳等。②毒素或毒气的吸入:二氧化氮、二氧化硫、氨气和氯气等。③自身免疫性疾病:风湿性关节炎、硬皮病、克隆病、Stevens-Johnson 综合征等。④器官移植。⑤宿主及环境因素。

2. 临床表现

①急性或亚急性起病,病程进展缓慢。临床病情轻重不一。②主要表现:慢性咳嗽、喘息、呼吸困难、运动耐受性差。③常见体征:喘鸣音和爆裂音,呼吸增快,重者可有三凹征,杵状指不多见。

3. 辅助检查

①血气分析:低氧血症,动脉血氧饱和度降低。②肺功能:小气道阻塞性通气功能障碍,或混合性通气功能障碍。③影像学:A. 胸 X 线片:无特异性改变。主要表现为两肺过度充气,或单侧透明肺。B. 高分辨肺 CT:马赛克灌注征、支气管扩张、支气管壁增厚和气体潴留、单侧或局限性透明肺。可有肺实变或肺不张、支气管黏液栓。④肺通气/灌注扫描:斑块状分布灌注缺失。⑤病理:大气道支气管扩张,小气道炎性细胞,肉芽组织和/或纤维组织阻塞和闭塞,细支气管旁炎症和/或纤维化,肺不张,血管容积和/或数量的减少。支气管损伤表现为狭窄性毛细支气管炎和增殖性毛细支气管炎。

4. 鉴别诊断

急性下呼吸道感染、支气管哮喘、肺结核、先天发育异常、肿瘤、免疫缺陷病、气管内异物伴感染、隐原性机化性肺炎等。

5. 治疗

①激素:口服泼尼松 1～2mg/(kg·d),足量 1～3 个月逐渐减量,总疗程 1 年。或甲泼尼龙冲击治疗。②支气管扩张剂吸入治疗。③其他:氧疗、肺部理疗等对症治疗。④肺移植。

6. 预后

不良。影响预后的因素有起病年龄晚,过敏体质存在,血清 IgE 升高。

十二、肺栓塞

是各种栓子阻塞肺动脉系统引起的一组疾病或临床综合征的总称。儿童肺栓塞的栓子来源与成人不同，先天性疾病（如先天性心脏病、镰状细胞贫血等）或医源性因素（如留置静脉导管、胃肠外营养）引起者更为常见。

1. 危险因素

①原发性危险因素：多是由于遗传变异引起，包括V因子突变、蛋白C缺乏、蛋白S缺乏和抗凝血酶缺乏等。②继发性危险因素：先天性心脏病、肾病综合征、留置中心静脉导管、胃肠外营养、长期卧床和不活动、肿瘤、血液病、脑室心房分流术及其他，如骨折后导致的脂肪栓塞等。

2. 临床表现

①症状和体征缺乏特异性，可以从无症状到血流动力学不稳定，甚至发生猝死。②症状：发热、咳嗽、胸痛、呼吸困难及气促、咯血、心悸、晕厥、烦躁不安、惊恐或濒死感。③体征：呼吸急促、紫绀、心动过速、血压下降甚至休克、颈静脉充盈或搏动、肺部可闻及哮鸣音和/或湿啰音，偶可闻及血管杂音，可有胸腔积液的相应体征，肺动脉瓣第二音亢进或分裂，$P_2>A_2$，三尖瓣区收缩期杂音。

3. 鉴别诊断

大叶肺炎、肺不张、气胸、胸膜炎、哮喘、心肌梗死、心包填塞、限制性心肌病、缩窄性心包炎及右心衰竭等。

4. 辅助检查

①血气表现为低氧血症和低碳酸血症，肺泡-动脉血氧分压差（$P_{A-a}O_2$）升高。②心电图：常见 $V_1 \sim V_4$ 的 T 波改变和 ST 段异常，右束支传导阻滞，电轴右偏，顺钟向转位等。③血浆 D-二聚体（D-dimer）：临床诊断肺栓塞的重要的初步筛选试验。对急性肺栓塞诊断的敏感性达 92%～100%，但特异性仅为 40%～43%。手术、肿瘤、炎症、感染、组织坏死等均可使其升高。若含量低于 500g/L，可基本除外急性肺栓塞。④胸 X 线片：多有异常发现，如区域性肺血管纹理变细，稀疏或消失，肺野透亮度增

加;肺野局部浸润性阴影,尖端指向肺门的楔形阴影,肺不张或肺膨胀不全等。⑤肺螺旋 CT 和电子束 CT 造影:能够发现段以上肺动脉内的栓子,为确诊检查之一。⑥核素肺通气/灌注扫描:是肺栓塞的重要诊断方法,表现为肺叶、肺段或多发亚肺段放射性分布稀疏或缺损,而通气显像正常或接近正常。⑦核磁共振成像(MRI):对段以上肺动脉内栓子诊断的敏感性和特异性均较高。⑧肺动脉造影:诊断肺栓塞的"金标准",敏感性为98%,特异性为95%~98%。但因其有创性,故不作为一线检查方法。

5. 治疗

①一般处理:应进行严密监护,绝对卧床,避免用力,适当镇静、止痛、镇咳等。②呼吸和循环支持治疗:在抗凝和溶栓治疗之前快速稳定血流动力学、维持恰当的氧疗和通气是非常必要的。但应避免做气管切开。③溶栓治疗:适用于大面积肺栓塞患儿、有休克和低血压的患儿。常用的溶栓药物有尿激酶(UK)、链激酶(SK)和重组织型纤溶酶原激活剂(rtPA)。④抗凝治疗:抗凝治疗为肺栓塞的基本治疗方法。常用的抗凝药物主要有普通肝素、低分子肝素和华法林。⑤外科治疗:a. 外科血栓切除术:适用于急性大面积肺栓塞患儿、有溶栓禁忌证者、经溶栓和其他积极的内科治疗无效者。b. 静脉滤器用于预防肺栓塞:适用于有下肢静脉血栓者,防止栓子脱落入肺,儿童应用经验不多。

第八节　消化系统疾病

一、胃食管反流病

1. 概述

主要指胃、十二指肠内容物反流入食管引起的一系列消化道表现,如反酸、烧心、呕吐、呕血等,小儿容易合并反复呼吸道感染、贫血、营养不良等消化道外症状。婴幼儿胃食管反流病多是由于先天消化道发育畸形,如食管裂孔疝、胃扭转、肠系膜上动脉压迫综合征、幽门不全梗阻等所致的继发反流。

2. 临床表现

①年龄较大的儿童多以反酸、呕吐、呕血、胸骨后或剑突下疼痛为主要表现，婴儿表现为呕吐、呛咳、阵发性青紫、反复呼吸道感染、贫血、营养不良等。②体格检查多无特异性阳性体征，小婴儿可以出现贫血、营养不良表现。

3. 辅助检查

①胃镜检查：明确有无反流性食管炎存在以及严重程度，了解食管、胃、十二指肠有无病变。②24h 食管 pH 监测：用于确定有无酸反流，主要的监测指标为 24h 内总反流次数、大于 5min 的反流次数、最长持续反流时间、pH<4 的时间百分比等。③胆汁监测：有反流症状而酸反流监测又阴性者可以进行此项检查，以确定有无胆汁反流。④上消化道造影：确定有无食管裂孔疝、幽门梗阻、十二指肠病变等，但消化道出血期间禁忌。⑤核素胃食管反流检查：显示静息和加压时的食道反流情况。⑥胸片检查：确诊是否合并肺部感染。⑦腹部 B 超：用于鉴别诊断。

4. 并发症

①食管溃疡、出血、狭窄。②Barrett 食管：反复食管炎症所致，属于癌前病变，容易发展为食管腺癌。③营养不良、贫血、反复呼吸道感染等。

5. 诊断

存在典型的反流症状，再结合内镜、24h PH 监测、钡餐检查结果即可诊断。

6. 治疗

治疗原则是缓解症状、治疗食管炎、防止复发。

(1)一般治疗：①饮食疗法：稠奶喂养，少量多餐，低脂高碳水化合物饮食，避免巧克力、咖啡、茶、碳酸饮料、辛辣及冷冻食品。晚餐少进流食，睡前不宜进食。②体位疗法：抬高上半身，单纯高枕无效。③衣着宽松、保持大便通畅。④避免安定、麻醉剂、钙通道阻滞剂等药物使用。

(2)药物治疗：①促动力剂：可以增加下食管括约肌压力、促进胃排空，从而减轻反流。首选普瑞博思 0.2mg/(kg · 次)，3

次/d，饭前 15～30min 服用，重者可睡前加服 1 次，有效者维持治疗 2～3 个月。吗丁啉、红霉素等亦可选用。②抑酸剂：保护食管黏膜，促进食管炎的黏膜修复，轻者疗程 2～3 个月，重者维持 6～12 个月，一般选用奥美拉唑 0.8～1mg/(kg·次)，1 次/d。③黏膜保护剂：硫糖铝 20mg/(kg·次)，3 次/d，饭前 2h 服。

(3)手术治疗：内科保守治疗无效；合并食管溃疡、出血、狭窄者；合并食管裂孔疝等先天畸形。

二、急性胃炎

1. 概述

由于多种原因引起的急性胃黏膜病变，临床起病急，病史短，一般情况下愈合也比较快。多数可以找到明确的发病原因，常见病因有化学物质损伤（非甾体药物、激素、酒精、抗生素、强酸、强碱、消毒药物等）、机械物理刺激（留置胃管、异物等）、细菌及其毒素侵害（沙门菌、葡萄球菌、嗜盐菌等）、应激反应（严重创伤、手术、多脏器衰竭等）。

2. 临床表现

①急性起病，上腹痛、恶心、呕吐，呕吐一般为胃内容物，严重者可以呕出胆汁，有胃黏膜糜烂者可以有呕血表现。呕吐后腹痛一般可以有所缓解。微生物感染导致的急性胃炎还可以出现发热、脱水、酸中毒、腹泻等症状。②体征：多有上腹部压痛，肠鸣音活跃等表现，部分患儿合并脱水。

3. 辅助检查

①胃镜：应尽早进行，胃镜下可见胃黏膜充血水肿、点状或片状糜烂出血灶，严重者可以形成表浅溃疡，常为多发病灶，分布在胃体、胃底、胃窦等部位。部分患儿呕吐严重可以出现反流性食道炎表现。②上消化道造影：胃黏膜水肿，胃窦蠕动亢进。有呕血表现时禁忌行此项检查。③血常规：存在细菌感染时外周血白细胞多升高，分类以中性为主。血色素以及红细胞检查在上消化道出血时比较重要，可以了解出血程度，判断是否需要输血治疗。④便常规：感染引起的胃炎患儿可伴有腹泻，便常规可见多少不等的红白细胞。⑤腹部 B 超：主要用于与急腹症进

行鉴别。⑥血电解质：判断有无电解质紊乱以及酸碱失衡情况，指导补液治疗。

4. 并发症

①脱水、电解质紊乱。②心脏、肝脏损害：见于感染导致的急性胃炎。

5. 鉴别诊断

急性胰腺炎、胆囊炎、阑尾炎、肠套叠等。

6. 治疗

①一般治疗：a. 给予免酸流食或半流食，有消化道出血需要禁食。b. 腹痛严重给予解痉剂，如 654-2 或阿托品。c. 根据血清电解质情况补充液体，预防或纠正水、电解质紊乱。②抑酸剂治疗：多使用质子泵抑制剂（PPI）：奥美拉唑，剂量 0.8～1mg/(kg·d)，症状缓解即可停用。③黏膜保护剂：硫糖铝、氢氧化铝凝胶、麦滋林等均可以使用。④抗生素：考虑感染时应用，一般选用第三代头孢菌素，疗程 3～5 天，轻者口服，重者静脉输注。⑤出血量大，严重贫血时可以考虑输血治疗。⑥出血不止可以考虑使用生长抑素抑制胃酸分泌，同时减少胃黏膜血流，从而控制出血。

三、慢性胃炎

1. 概述

胃黏膜慢性非特异性炎症，主要由幽门螺杆菌（H. pylori）感染引起，食物、药物、胆汁反流、免疫反应，以及吸烟、饮酒等不良生活方式是协同致病的原因，精神紧张、劳累亦可以加重病情。

2. 临床表现

①起病缓慢、病程多迁延，可有缓解以及反复加重的过程。发作无明显规律性。②常见的症状有上腹部饱胀不适、隐痛、反酸、嗳气、恶心、食欲不振等，少数可以有上消化道出血表现，但一般出血量少。胃体胃炎可以出现贫血以及舌炎表现。③查体一般没有特异性体征，部分患儿有上腹部压痛以及贫血表现。④按部位分为慢性胃窦炎和慢性胃体炎，前者大多由 H. pylori

感染引起，少数由胆汁反流以及非甾体消炎药物、吸烟、饮酒等刺激造成。后者少见，主要是由于自身免疫引起，累及胃体和胃底，可伴随明显的体重减轻以及贫血表现。

3. 辅助检查

①胃镜：是诊断胃炎的最可靠方法。内镜下将慢性胃炎分为浅表性胃炎和萎缩性胃炎。②胃黏膜病理：一般取胃窦黏膜 2 块，胃体 1 块行病理检查。病变多局限在胃黏膜层。组织学特点是炎症细胞浸润、萎缩、肠上皮化生。临床症状轻重与病理改变严重程度无关。病理检查还可以在胃黏膜表面发现 H. pylori。③胃电图检查：可以作为辅助诊断方法。④上消化道造影：一般难有阳性发现，多用于与其他消化道疾病进行鉴别诊断。⑤H. pylori 检测：慢性胃炎患儿需要常规做此项检查。检测方法分为侵入性检查以及非侵入性检查，前者指在行胃镜检查时取黏膜做快速尿素酶试验或病理、培养等检查；后者是指行 ^{13}C 呼气试验、大便 H. pylori 抗原测定，不需要行胃镜检查，患儿痛苦小，还可以用于治疗后疗效判定。⑥必要时可以行胃液分析、血清胃泌素测定。

4. 诊断标准

需要依据胃镜和黏膜活检结果，同时要检测有无 H. pylori 现症感染。

5. 鉴别诊断

功能性消化不良、胃食管反流病、消化性溃疡等。

6. 治疗

①一般治疗：改善不良生活方式如戒烟戒酒，减少非甾体等药物的应用，避免紧张以及劳累；饮食规律，忌暴饮暴食以及粗糙、辛辣、油腻、腌渍、刺激性食物。②抗 H. pylori 治疗：目前多选用质子泵抑制剂（PPI）三联疗法，即奥美拉唑 0.8～1mg/(kg·d)＋阿莫西林 30～50mg/(kg·d)＋克林霉素 15～20mg/(kg·d)，疗程 1～2 周。③黏膜保护剂：硫糖铝 10～20mg/(kg·d)，3～4 次/d，两餐之间以及睡前服用。麦滋林 1/2～1 包/次，3 次/d。④抑酸剂：多选用 PPI 治疗，疗程 4 周。⑤缺铁性贫血者补充铁剂，恶性贫血者需要维生素 B_{12} 注射治疗。

四、幽门螺杆菌感染

1. 流行病学

H. pylori 感染时人类最常见的慢性感染之一，与慢性胃炎、消化性溃疡、胃癌的发生有密切关系。儿童感染率随年龄增长逐渐增加。主要通过粪口途径、口口途径传播，容易有家庭聚集现象。

2. 致病机制

H. pylori 菌体呈螺旋状，有鞭毛，能够运动，容易穿过黏液层到达胃黏膜表面，躲避胃酸的破坏。H. pylori 还可以产生尿素酶分解尿素产生氨，氨既可以保护细菌，还可以直接损伤胃黏膜。H. pylori 产生的空泡毒素也是致病的重要因素，是 H. pylori 毒力的标志，可以使胃黏膜上皮细胞发生空泡变性。

3. H. pylori 感染相关疾病

①感染 H. pylori 后表现轻重不一，部分感染者无自觉症状，有症状者的临床表现与导致的疾病相关，H. pylori 感染引起的主要疾病有慢性胃炎、消化性溃疡、胃 MALT 淋巴瘤、胃癌等。②近年来研究发现，H. pylori 还与某些消化道外疾病相关：如慢性血小板减少性紫癜、不明原因的缺铁性贫血等。

4. 检测手段

(1)侵入性检查手段：胃镜下取胃窦部黏膜组织做检查，如出现阳性提示为现症感染。① H. pylori 快速尿素酶实验。②H. pylori 培养：培养困难，一般临床较少采用。③组织病理学检查：嗜银染色（Warthin-Starry）或改良 Giemsa 染色。

(2)非侵入性检查手段：不需要胃镜检查，患儿痛苦少。①^{13}C-尿素呼气试验：阳性提示为现症感染。②血清学检查：特异性抗体 H. pylori-IgG，阳性仅提示既往感染。③其他：唾液或大便 H. pylori 抗原检测，阳性证明为现症感染。

5. 治疗适应证

由于 H. pylori 感染率普遍较高，其中相当一部分人群为无症状感染者，所以不需要对所有的 H. pylori 感染者进行治疗。

以下情况建议进行抗 H. pylori 治疗：消化性溃疡、早期胃癌术后、胃 MALT 淋巴瘤，有糜烂、中重肠化生、萎缩、非典型性增生等病理改变的慢性胃炎，准备长期使用非甾体抗炎药物的患儿。近年来有较多专家建议对慢性血小板减少性紫癜、不明原因的缺铁性贫血进行 H. pylori 根治治疗。

6. 治疗方案

(1)常用药物及剂量：克拉霉素 15～20mg/(kg · d)，阿莫西林 30～50mg/(kg · d)，奥美拉唑 0.8～1mg/(kg · d)，甲硝唑 15～20mg/kg，枸橼酸铋雷尼替丁 5～8mg/(kg · d)。均为 2 次/d 使用。

(2)方案：①一线方案：儿童一般选用 PPI 和上述抗生素中的两种联用，疗程 1～2 周；成人可以选用枸橼酸铋雷尼替丁和上述两种抗生素联用。②二线方案：一线方案无效时使用，PPI 和铋制剂以及两种抗生素联用的四联疗法，疗程 1～2 周。

7. 治疗效果判断

需要在停药 4 周以后进行，一般选用非侵入性方法，如^{13}C-尿素呼气试验。

五、消化性溃疡

1. 概述

泛指胃肠道黏膜在某种情况下被胃液所消化而造成的溃疡，一般多发生在胃、十二指肠，还可以发生在食管、胃-空肠吻合口附近。目前认为幽门螺杆菌(H. pylori)是消化性溃疡发病的首要原因，其次是非甾体抗炎药物的使用。

2. 临床表现

①男性发病率高于女性，十二指肠溃疡比胃溃疡多见，春秋季节多发。临床轻重不一，部分患儿可以无症状。②上腹痛是主要症状，一般较轻，能够忍受，表现为隐痛、胀痛、烧灼样或饥饿样，与进食有关，十二指肠溃疡多在两餐之间发生，直至进餐后缓解，胃溃疡疼痛多在餐后出现，1～2h 缓解。十二指肠溃疡容易发生夜间痛，而胃溃疡少见。其他症状还有食欲减退、饱胀感、呕吐、烧心等。③儿童消化性溃疡症状常不典型，以消化道

出血、肠梗阻等合并症为首发症状者多见。④体征：缺乏特异性体征，活动期上腹部可有压痛，病史较长者出现贫血貌。

3. 辅助检查

①胃液分析：不同患儿之间差异较大，一般来说胃溃疡患儿胃酸分泌正常或低于正常；十二指肠溃疡患儿胃酸分泌增加。②H. pylori 检测：具体方法见“幽门螺杆菌感染”部分。检测时需要排除抗生素以及抑酸剂对检查结果的影响。③X 线钡餐检查：多采用气-钡双重对比造影技术，龛影是溃疡的直接证据，还可以发现胃、十二指肠痉挛、激惹等征象。④内镜检查：根据溃疡形态将溃疡分三期：活动期(A)、愈合期(H)、瘢痕期(S)。

4. 并发症

出血、穿孔、幽门梗阻、癌变。

5. 鉴别诊断

功能性消化不良、慢性胆囊炎、胰腺炎、胃癌。

6. 治疗

治疗的原则是缓解症状、愈合溃疡、防止复发、避免并发症的发生。①一般治疗：规律饮食，避免不良因素刺激，如饮酒、吸烟以及生冷油腻、辛辣食物等。②根除 H. pylori 治疗：见“幽门螺杆菌感染”部分。③抑酸治疗：主要使用 H_2受体拮抗剂和质子泵抑制剂，由于后者抑酸效果更强、作用持久，目前为临床首选。儿童常用奥美拉唑，剂量 0.8～1mg/(kg · d)，每日 1 次。十二指肠溃疡 4 周，胃溃疡 6 周。④胃黏膜保护剂：硫糖铝、麦滋林、磷酸铝凝胶等。⑤并发症治疗：需要内科治疗的主要是上消化道出血，而肠穿孔、肠梗阻则需要外科治疗。a. 一般治疗：监测生命体征、镇静、卧床等。b. 补充血容量：输血。c. 止血药物：局部应用云南白药、凝血酶等，静脉使用维生素 K_1、凝血酶。d. 垂体后叶素以及生长抑素：可以降低内脏血流量，尤其门静脉血流量，上述止血方法无效时可以使用。

六、嗜酸细胞性胃肠炎

1. 概述

指胃壁、肠壁嗜酸细胞浸润为特征的以胃肠道症状以及外周血嗜酸粒细胞升高为主要表现的疾病。本病可以累及整个消化道，包括食管、胃、小肠、结肠、直肠、腹膜、胰腺，以胃及小肠多见。与过敏有关，容易复发，一般预后良好。

2. 临床表现

各年龄组均可以发病，可以突然发病，也可以慢性反复发作，部分患儿病情可以自然缓解。根据病变累及部位分为四型：①以黏膜病变为主：表现为恶心、呕吐、腹痛、腹泻，严重者出现消化道出血，病程长者可以出现体重下降、蛋白丢失性肠病表现。此型大多与食物过敏有关，部分患儿伴有荨麻疹、血管神经性水肿、过敏性鼻炎。②以肌层病变为主：以幽门梗阻和肠梗阻为主要表现，多有呕吐、腹痛，严重者可以出现肠穿孔，并可以累及胰腺和胆囊。③以浆膜病变为主：腹痛、腹泻，大多有腹水形成。④混合型：可以累及胃肠壁全层，因此上述三型症状均存在。

3. 辅助检查

①血常规：嗜酸细胞增高是诊断该病最重要的指标。②部分患儿血沉中等度增快。③部分患儿 IgE 升高，食物特异性 IgE 抗体阳性。④便常规：潜血可以阳性，并借此除外寄生虫疾病。⑤病史较长者可以出现低白蛋白血症、缺铁性贫血。⑥腹水中嗜酸细胞增高。⑦影像学检查：a. 腹部超声或消化道气钡双重造影：主要表现有黏膜水肿，肠壁增厚，肠壁不规则狭窄，不全肠梗阻，腹水等。b. 内镜：黏膜充血水肿、皱襞粗大、溃疡形成，行病理检查可以发现胃或肠壁大量嗜酸细胞浸润。

4. 诊断标准

(1)存在胃肠道症状。

(2)活检病理显示胃肠道有 1 个或以上部位的嗜酸细胞浸润。

(3)除外结缔组织疾病、嗜酸性粒细胞增多症、克罗恩病、淋巴瘤等疾病。

5. 鉴别诊断

蛋白丢失性肠病、克罗恩病、淋巴瘤、寄生虫疾病、嗜酸细胞性白血病、肠结核等。

6. 治疗

①饮食治疗：避免摄入可疑的过敏食物。有不全肠梗阻时需要流质饮食。②皮质激素治疗：适用于饮食治疗无效者，大多为短期应用，疗程 2 周～2 个月不等。③其他药物治疗：可以酌情使用抗过敏药物如色甘酸钠、氯雷他定、酮替芬。④对症：有黏膜糜烂或溃疡时，可以使用抑酸剂以及肠黏膜保护剂。⑤手术治疗：病变局限，伴有幽门梗阻或肠梗阻者可以考虑手术切除病灶。

七、急性胰腺炎

1. 概述

是由于各种原因引起胰腺消化酶在胰腺内被激活而发生的胰腺及其周围组织自身消化的过程。常由于胆石症，高脂饮食，酒精，感染，药物，外伤等因素引起。

2. 临床表现

(1)症状：①腹痛：起病急，左上腹剧烈疼痛，阵发性加重，没有缓解期，可向腰背部放射。因剧烈疼痛患儿常呈前倾弯腰或曲腿坐卧位，止痛药物无效。②其他消化道症状：恶心、呕吐，初期频繁，以后渐减，呕吐后腹痛不缓解。大多伴有腹胀。③发热：早期可有低热，持续 3～5 天，若持续高热不退应考虑继发感染。④严重者可出现黄疸、腹泻及消化道出血，甚至可有休克、肾功能不全、呼吸窘迫综合征等表现。

(2)体征：多数有上腹压痛伴肌紧张和反跳痛，重者常出现急性腹膜炎体征，由于胰腺周围出血进入皮下组织，可使脐周皮肤出现蓝色淤斑(cullen 征)或两腹肋部出现蓝绿色淤斑(grey turner 征)。重者出现脏器功能衰竭表现，如呼吸困难、休克、DIC、肾功能不全等。

3. 辅助检查

①血常规：白细胞及中性粒细胞分类增高，C 反应蛋白亦可升高。②酶学检查：血淀粉酶在发病后数小时即开始升高，持续 3～5 天，以后逐渐下降，尿淀粉酶升高稍迟，持续时间也稍长，淀粉酶升高程度与胰腺炎严重程度并不一致。腹水、胸水中淀粉

酶高支持诊断。血脂肪酶特异性较高，一般在发病 24h 后升高，可持续 5～10 天。③其他：低血钙、低血钾、高血糖、代谢性酸中毒、高胆红素血症。④影像学检查：a. 腹部 X 线片：明确有无肠穿孔以及麻痹性肠梗阻。b. 腹部 B 超：可发现胰腺肿大，内部回声减低，胰周有积液。c. 腹部增强 CT：可见胰腺呈弥漫性肿大，边缘模糊，严重者出现有坏死或合并脓肿。d. 胸片或肺 CT：可以观察有无胸腔积液、心包积液。

4. 分型

①轻症急性胰腺炎：具备胰腺炎的临床表现和生化改变，而无器官功能衰竭表现和局部并发症的发生。影像学仅表现为胰腺间质炎症水肿。②重症急性胰腺炎：具备胰腺炎的临床表现和生化改变，且出现局部并发症如胰腺坏死、假性囊肿、胰腺脓肿，或器官功能衰竭如休克、呼吸窘迫综合征、肾功能衰竭、DIC 等表现。

5. 并发症

①胰腺或腹腔内脓肿和假性囊肿形成。②消化道出血。③麻痹性肠梗阻。④水、电解质酸碱失衡。⑤多脏器功能衰竭。

6. 鉴别诊断

消化性溃疡穿孔、急性胆囊炎或胆管炎、肠系膜血管栓塞等。

7. 治疗

(1)内科治疗：①监护：生命体征、腹部体征、各脏器功能、血淀粉酶、血电解质、血糖等。②饮食：严格禁食，必要时胃肠减压。重症患儿禁食时间较长可以给予静脉营养，恢复期应予以无脂饮食，或下空肠喂养管进食，避免刺激胰腺分泌消化液。③生长抑素及其衍生物：可以抑制胰腺外分泌、松弛 Oddi 括约肌、保护胰腺细胞。儿童常用思他宁，首剂：全天量的 1/10，30 分钟进入，维持量：6μg/(kg · h)，持续泵维。④抑酸剂：常用质子泵抑制剂，奥美拉唑 20～40mg/次，静注 12h 1 次。⑤维持水电解质平衡及营养供给：注意补充血容量，必要时输血浆或全血，维持热卡，补充维生素、钾、钙等微量元素。⑥抗感染：使用三代头孢类抗生素或喹诺酮类抗生素联合甲硝唑静点。⑦对症治疗：针对多脏器损害的治疗以及肠功能衰竭治疗。

(2)外科治疗(手术指征)：①胰腺坏死，内科治疗无效者。②胆源性胰腺炎胆总管或壶腹部梗阻者。③胰腺脓肿或巨大假性囊肿形成者。

八、慢性胰腺炎

1. 概述

多种病因反复或持续作用于胰腺实质，造成胰腺局部或广泛纤维化，最终造成胰腺内、外分泌功能的破坏，从而出现的一系列症状。酒精、营养不良、遗传、胰胆管梗阻或发育畸形、自身免疫性疾病是常见病因。

2. 临床表现

①腹痛：以上腹部、脐周为主，餐后加重，疼痛可以放射到背部，夜间明显，向前俯坐位减轻，可以持续存在或间断发生。②营养不良：腹痛影响进食，造成摄入不足，胰腺功能低下影响了脂肪和蛋白质的吸收，所以容易继发营养不良以及体重下降。③脂肪泻：胰腺分泌脂肪酶减少造成脂肪吸收不良。④糖尿病：由于胰腺内分泌功能受损造成胰岛素释放减少所致。⑤黄疸：由于胆总管远端梗阻继发的胆管炎、胆汁淤积所致。⑥体征：少有阳性体征，部分患儿有上腹部轻压痛、营养不良表现。

3. 病理改变

胰腺组织局灶性或弥漫性纤维化，炎症细胞浸润，伴有胰管的狭窄、扩张或管内蛋白沉积、钙化。

4. 辅助检查

①血清学检查：血清淀粉酶、脂肪酶测定意义不大。②腹部X线：腹部X线片仅对诊断胰腺钙化以及假性囊肿有一定帮助，一般较少采用。③腹部超声：可以发现胰管有无变形、是否存在结石，对于胰腺假性囊肿以及脓肿的鉴别有帮助，另外还可以同时提供肝胆系统病变的线索，B超引导下穿刺检查对诊断以及鉴别诊断意义重大。④腹部CT：可以发现胰腺萎缩、钙化，胰管扩张，假性囊肿形成等征象。⑤ERCP：即十二指肠逆行胰胆管造影，是诊断慢性胰腺炎最为敏感的影像学检查，可以观察整个

胰管系统，明确诊断的同时还可以行胰管括约肌切开、狭窄扩张、取石等治疗。

5. 诊断

主要综合病史、查体以及影像学检查结果，影像学出现以下表现应该考虑慢性胰腺炎可能：胰腺组织内或胰管内有结石、胰腺导管变形（扩张或狭窄）、胰腺实质回声不均匀或轮廓不完整。

6. 并发症

假性囊肿、消化道出血、胰源性腹水、糖尿病、胆道感染。

7. 鉴别诊断

胰腺癌、胆结石等。

8. 治疗

治疗的目的主要是减轻症状和控制发作。①适当限制脂肪摄入，对于儿童提倡少量多餐以提供足够的蛋白质和热量，饮食以低脂、高蛋白、高碳水化合物为宜，脂肪选用中链甘油三酯。②合并症的治疗：a. 胰腺假性囊肿：小的多可自行吸收，无症状长期存在的可以不做处理，大的囊肿经保守治疗无减小者可以行引流治疗。b. 糖尿病：同一般糖尿病治疗，一般对胰岛素敏感。c. 胆道疾病：引流促进胆汁排泄，有感染时使用抗生素控制感染。

九、克罗恩病

1. 概述

是消化道慢性、复发性、非特异性肉芽肿性疾病。病因不明，目前认为与遗传、免疫、过敏、感染、精神等因素相关。病变涉及胃肠道从口到肛门的任何部位，主要侵犯回肠末端（包括回盲部），其次是各段小肠和结肠，少数累及胃。病变呈节段性分布。病理以非干酪性肉芽肿性病变为特征，可以出现深达肌层甚至浆膜层的溃疡，同时还可以合并增生性改变如形成炎性息肉。发病率比溃疡性结肠炎低。

2. 临床表现

①消化道症状：腹痛是主要表现，多以脐周或右下腹为主，呈绞痛或痉挛性痛。病程长者常可触及腹部包块。部分患儿合

并腹泻，呈间歇性，多为稀软便，累及结肠者可有黏液、脓血便，也可见腹泻或便秘交替现象。②其他系统表现：大多数患儿存在发热、食欲不振、体重减轻、肠吸收不良、生长发育迟缓等。部分患儿可伴反复口腔溃疡、眼虹膜炎、关节炎、大血管炎等表现。

3. 辅助检查

①血液检查：贫血、白细胞增高、血沉增快、低蛋白血症、免疫球蛋白增高等。②ANCA 以及 ASCA：部分患儿可以阳性。③消化道造影：气钡双重造影可见肠管僵直、黏膜皱襞增厚、裂隙状溃疡、鹅卵石征、假息肉征、瘘管形成、多发性狭窄等表现。病变呈跳跃式（节段性）分布，病变间肠管可以完全正常。④内镜检查：可见跳跃式分布的病灶，深长的纵行溃疡，成簇分布的鹅卵石样结节。病变黏膜质硬，取活检时接触易出血。⑤病理：肠壁全层均有炎症细胞浸润，深溃疡形成，非干酪性肉芽肿是克罗恩病的特征性病理改变。⑥腹部超声：可以判定有无脓肿形成，有无积液，肠壁是否增厚。⑦PPD 和肺 CT：除外结核病。⑧针刺试验：除外白塞病。

4. 并发症

①肠梗阻。②消化道出血。③腹腔内瘘和脓肿形成。④肠壁外瘘。⑤肛瘘、肛周脓肿。⑥营养不良、生长发育迟缓。

5. 鉴别诊断

肠结核、淋巴瘤、肠道寄生虫、溃疡性结肠炎等。

6. 治疗

①支持及营养疗法：减轻胃肠道尤其是小肠负担，给予要素饮食，同时补充维生素及微量元素、提供完全必需的营养物质。②合并感染或有肠瘘、脓肿形成时适当选用抗生素，如甲硝唑、三代头孢菌素等。③药物治疗：a. 水杨酸偶氮磺胺吡啶（SASP）：30～50mg/（kg · d），分 2～3 次服。b. 类固醇皮质激素：泼尼松 1～2mg/（kg · d），分 1～2 次，足量 1～2 个月，缓解后减量，维持用药 1～2 年，部分患儿需要长期服用激素。c. 免疫抑制剂：硫唑嘌呤或 6-巯基嘌呤，激素无效者选用。④外科治疗（病变肠段切除或造瘘）适应证：a. 药物正规治疗无效者。b. 肠梗阻反复发作。c. 肠瘘或巨大脓肿形成。d. 慢性反复发作大

出血。e. 自发性肠穿孔。f. 并发癌肿。

十、溃疡性结肠炎

1. 概述

是一种慢性、非特异性的结肠炎症性疾病。病变由直肠开始，逐渐向上蔓延，可以侵犯乙状结肠、降结肠、横结肠、升结肠，病变局限在黏膜层以及黏膜下层。主要病理改变为黏膜溃疡、糜烂。临床以腹痛、腹泻、黏液血便为特征。

2. 临床表现

①临床分型：初发型、慢性复发型、慢性持续性、急性暴发型。②肠道表现：腹痛、腹泻、腹胀、黏液脓血便，轻者日便3～4次，重者可达30～40次。可有缓解期，也可持续活动不缓解。③肠外表现：发热、乏力、精神萎靡、反复口腔溃疡，病程长可出现贫血、体重减轻、低蛋白血症及水电解质紊乱等，部分患儿可出现关节炎、虹膜炎、结节性红斑、肝功损害等。

3. 并发症

中毒性巨结肠、消化道大出血、结肠穿孔、肛周脓肿、肛瘘、癌变。

4. 辅助检查

①实验室检查：贫血，血沉增快，电解质紊乱，少数患儿可有免疫球蛋白异常（IgG、IgM增高）及肝功异常。便常规常见较多红、白细胞。②X线检查：常用气钡双重结肠造影或钡剂灌肠检查，但消化道出血期间禁忌钡剂检查。早期见病变肠管黏膜紊乱模糊，肠壁边缘呈毛刺状或锯齿样，肠壁可见小龛影或颗粒状充盈缺损，晚期结肠僵硬、结肠袋、肠蠕动消失、肠管呈铅管样。③结肠镜检查：结肠黏膜弥漫性充血，并可见点状糜烂以及多发表浅溃疡，表面脓性分泌物覆盖，晚期可见假息肉形成。④病理：黏膜以及黏膜下层可见大量中性粒细胞浸润、表浅溃疡形成，可见隐窝脓肿。⑤大便细菌、真菌培养以及寄生虫检查：用于与肠道感染进行鉴别诊断。⑥PPD、肺CT检查：除外结核病。

5. 鉴别诊断

要注意与结肠克罗恩病、感染性腹泻病、结肠癌、肠结核等鉴别。

6. 治疗

①一般治疗：发作期卧床休息，流食为主，少渣饮食。重症应禁食，静脉营养。注意纠正水电解质紊乱、纠正贫血，适当给予支持疗法如输血、补充白蛋白等，合并感染时应用抗生素。②药物治疗：a. 水杨酸偶氮磺胺吡啶（SASP）：儿童初始剂量25mg/(kg · d)，7～10天增至30～50mg/(kg · d)（总量2～4g/d)，分2～3次口服，缓解后减量，维持治疗1～2年。此药适合轻型患儿及重症患儿激素减量过程中加用。使用过程中注意监测肝肾功能以及外周血白细胞变化。b. 类固醇激素：氢化可的松5～8mg/(kg · d)或甲基泼尼松龙1～2mg/(kg · d)静脉滴注，适合重症患儿应用，也可以直接口服泼尼松1～2mg/(kg · d)。2～4周见效后逐渐减量，维持治疗6～8周，减量过程中可加用SASP，最后替代激素治疗。激素依赖者可以延长疗程。c. 免疫抑制剂：硫唑嘌呤及6-巯基嘌呤(6-MP)，对SASP和激素无效者可试用。6-MP：1.5mg/(kg · d)，硫唑嘌呤1.5～2.5mg/(kg · d)。d. 灌肠疗法：琥珀酸钠氢化可的松100mg/次，每天1次，保留灌肠，好转后改为每周2次，疗程1～3个月。或使用锡类散加黄连素混合液保留灌肠。③外科治疗（全结肠切除或回肠造瘘术）：适应证：急性重型全结肠炎保守治疗无效、癌变、大出血、肠穿孔、中毒性巨结肠。

第九节　循环系统疾病

一、动脉导管未闭

胎儿时期开放的动脉导管在出生数月内未能自然闭合仍保持开放，并造成主动脉与肺动脉之间血液左向右分流，形成本病。本病可以单独发生，也可合并其他复杂先天性心脏病。本病可发生于任何年龄，女性高于男性2倍。

1. 临床表现

①导管较细的病例，症状很轻或无症状。②重症病例常有

呼吸急促、心悸，发育迟缓，易患呼吸道感染。合并重度肺动脉高压时可出现紫绀。③胸骨左缘第2肋间响亮的机器样连续性杂音为本病的特点，并可扪及震颤。周围血管征常为阳性，表现为水冲脉。

2. 辅助检查

①X线检查：导管较细者，心脏大小形态可正常。最常见为心脏轻度扩大，以左室增大为主。②心电图检查：大部分患儿心电图正常，分流量较大时左心室肥厚、心电轴左偏。③超声心动图检查：左心房和心室有不同程度的扩大、动脉导管未闭合。④心导管检查：通常不需要，如怀疑合并其他畸形或需要进行介入性治疗时应做心导管检查，明确分流的部位及大小。

3. 治疗

①一般有症状的病例，在诊断明确后即立即接受闭合导管的治疗。症状不明显的病例可以适当延缓治疗时间，但应在入学前接受治疗。②闭合导管禁忌证：重度肺动脉高压已伴有导管水平右向左分流的艾森门格综合征的病例。③治疗方法：A. 外科手术治疗：动脉导管结扎术、动脉导管钳闭术、动脉导管切断缝合术或体外循环下切断缝合等手术方法。B. 经心导管栓堵治疗：效果非常理想。C. 心内膜炎的预防：动脉导管未闭容易合并心内膜炎，应予预防。

二、房间隔缺损

胎儿时期心房间隔发育不完善形成的缺损为房间隔缺损(ASD)，分为原发孔(Ⅰ孔)型ASD及继发孔(Ⅱ孔)型ASD。临床常见的多为继发孔型ASD。原发孔型ASD常伴有房室瓣发育异常，称为部分型或完全型房室通道畸形。本节所述为继发孔型ASD，与其他心脏畸形合并的ASD不在本节范围内。本病女性多见。

1. 临床表现

①患儿出生后及婴儿期大多无症状，偶有哭闹时可有暂时性青紫。②随年龄增长症状渐明显，表现为发育迟缓，活动耐量减低易出现呼吸道感染等。③在胸骨左缘第2、3肋间仅闻Ⅱ级

柔和的收缩期喷射性杂音。肺动脉瓣第二心音正常或亢进，固定分裂，此心音特征为ASD的典型体征。

2. 辅助检查

①X线检查：心脏中度以上扩大，右心房、室增大。肺动脉段膨隆，肺门搏动（舞蹈征）明显，肺野充血明显。②心电图检查：心电轴右偏，常显示不完全性或完全性右束支传导阻滞及右心室扩大，心肌肥厚。③超声心动图检查：右房、右室扩大，室间隔矛盾运动、房间隔连续中断。④心导管检查：疑合并有其他心脏畸形时或需要介入性堵闭时需做心导管检查确诊。

3. 治疗

①外科手术闭合或内科经心导管闭合治疗是两种根治方法。最佳手术年龄在2岁左右，经导管介入性堵闭建议在3岁以后。症状比较明显的病例，在诊断明确后应立即接受闭合ASD的治疗，对反复患肺炎及心力衰竭且经内科治疗无效的小婴儿，应考虑为其尽快施行手术治疗。症状不明显的病例若有要求，应在学龄前接受治疗。②闭合缺损禁忌证：重度肺动脉高压已伴有心房水平右向左分流的艾森门格综合征的病例。③治疗方法：A. 外科手术治疗：所有病例均在低温体外循环下闭合ASD。ASD直径较小者可直接缝合，直径较大者需补片修补闭合ASD。B. 心导管介入治疗：对于缺损周围有足够边缘的患儿可行介入性堵闭，将伞状封堵器经心导管放置于ASD的位置，闭合ASD。目前常用的Amplazer蘑菇伞堵闭成功率达98%，已经是适合者常规治疗方法之一。C. 药物治疗：合并心力衰竭患儿可予利尿、正性肌力及ACEI药物治疗。D. 心内膜炎的预防：ASD合并左向右分流容易合并心内膜炎，应予预防。

三、室间隔缺损

胎儿时期心室间隔发育不完善形成的缺损为室间隔缺损（VSD），可单独存在也可合并其他心脏畸形。最常见的VSD位于室间隔膜周部，另外可见肺动脉瓣下型、嵴上型及肌部间隔的VSD。可单发也可是多发缺损。

1. 临床表现

(1)症状:①VSD 较小的患儿常无症状,或仅在运动时呼吸急促。②VSD 较大的患儿体重增加迟缓,喂养困难,发育不良,多汗,呼吸急促,易患呼吸道感染及心力衰竭。

(2)体征:心脏扩大明显,心尖搏动剧烈,胸骨左缘第 3、4 肋间可扪及收缩期震颤,并可听到较为响亮的收缩期杂音。肺动脉瓣区第二心音均有不同程度的亢进,心尖区可听到舒张中期隆隆样杂音。

2. 辅助检查

①X 线检查:心脏中度以上扩大,以左、右心室扩大为主。肺纹理增多,肺动脉段饱满或膨隆。②心电图检查:肺动脉压增高不明显,血液分流方向以左向右为主时表现为左心室肥大。肺动脉高压显著,右心负荷过重时则右心室肥大。③超声心动图检查:小缺损心室内径正常,分流较大时左心房、室扩大。肺动脉高压时右室壁增厚。分流大患儿可探及二尖瓣反流。④心导管检查:对怀疑合并其他心脏畸形的患儿或需要经导管介入性治疗者应做心导管检查确诊。

3. 治疗

(1)适应证:①症状比较明显的病例,在诊断明确后应接受闭合 VSD 的治疗,尤其对反复患肺炎及心力衰竭且经内科治疗无效的小婴儿,应考虑为其施行手术治疗。②症状不明显的中型缺损病例,可以适当延缓治疗时间,但应在学龄前接受治疗。③无症状小缺损病例,缺损有自然闭合的可能,尤其是肌部及膜周部缺损,不主张手术治疗,应定期随诊。

(2)禁忌证:重度肺动脉高压已伴有心室水平右向左分流的病例。

(3)治疗方法:①外科手术治疗:所有病例均在低温体外循环下闭合 VSD。VSD 直径较小者可直接缝合,直径较大者需补片修补闭。②心导管介入治疗:对于离心内重要组织如主动脉瓣、瓣膜腱索有足够距离的患儿可行介入性堵闭,将伞状封堵器经心导管放置于缺损的位置,闭合 VSD。目前常用的 Amplazer 蘑菇伞,但应注意介入堵闭有房室传导阻滞等严重并发症。③药物治疗:合并心力衰竭患儿可予利尿、正性肌力及 ACEI 药物治疗。④心内膜炎的预防：VSD合并左向右分流容易合并心内膜炎，应予预防。

四、法洛四联症

胎儿时期心室漏斗部间隔发育旋转不良形成本症，主要有四种病理解剖改变：右心室流出道狭窄、主动脉右移骑跨、心室间隔缺损及右心室肥厚。

1. 临床表现

①症状：患儿出生时症状可不明显，随年龄增长逐渐出现紫绀，常为全身性，并进行性加重。活动耐力减小，稍活动即呼吸困难，紫绀加重。部分患儿有缺氧发作史及蹲踞现象。②体征：胸骨左缘第2～4肋间可听到粗糙的喷射性收缩期杂音，有时伴有收缩期震颤。肺动脉瓣第二音减弱。杵状指（趾），甲床紫绀明显。

2. 辅助检查

①X线检查：典型的心外形呈靴状，肺动脉段凹陷或平直，心尖圆钝上翘。肺门血管细少，肺野透亮度增高。②心电图检查：电轴右偏，右心室肥厚，右心房增大。③超声心动图检查：可见巨大的膜周VSD；主动脉根部扩张，位置前移，骑跨于中断的室间隔之上；肺动脉发育不良，可累及肺动脉瓣及瓣环、主肺动脉直至分支肺动脉；右心室流出道肌束增生肥厚造成肌性狭窄；右室壁肥厚。④心导管检查：合并肺动脉严重发育不良，对合并肺动脉瓣闭锁或肺动脉缺如的病例应施行心血管造影术，以了解肺血管发育情况，供选择手术方法参考。

3. 治疗

①手术指征：对紫绀严重，缺氧发作频繁的病例应尽早施行手术治疗，可于婴儿期施行根治手术。症状较轻的病例也应在2岁以内接受根治手术治疗。②治疗方法：A. Ⅰ期根治手术：包括解除右心室流出道狭窄，采用人造血管补片及自体心包片分别修补加宽右心室流出道及肺动脉，补片修补VSD。B. 对于肺血管发育极差的患儿，可施行姑息手术治疗，即在主动脉与肺动脉之间建立通道以增加肺血流量，以缓解症状并可促进肺血管

的发育，为Ⅱ期根治手术做准备。C. 严重肺动脉分支狭窄者可经导管置入支架扩张狭窄的肺动脉。

五、感染性心肌炎

心肌的局限性或弥漫性炎性改变。

1. 临床表现

①在心脏症状出现数日或2周内有呼吸道或肠道感染。②继而出现心脏症状：乏力、食欲不振、呼吸困难、面色苍白、心前区不适、心悸、头晕、腹痛等。③体检：心音低钝、奔马律、心律失常、心界扩大、血压下降等。

2. 辅助检查

①胸片或胸透：心影扩大，心搏动弱。②心电图。③超声心动图。④心肌酶学检查和心肌同工酶。⑤放射性核素。⑥血病原学检查等。

3. 诊断标准

(1)临床诊断标准：①心功能不全、心源性休克或心脑综合征。②心脏扩大。③心电图改变：以R波为主的2个或2个以上主要导联(Ⅰ、Ⅱ、aVF、V_5)的ST-T改变持续4天以上伴动态变化，窦房传导阻滞、房室传导阻滞，完全性右或左束支阻滞，成联律、多形、多源、成对或并行性早搏，非房室结及房室折返引起的异位性心动过速，低电压(新生儿除外)及异常Q波。④CK-MB升高或心肌肌钙蛋白(cTnI或cTnT)阳性。

(2)确诊依据：具备临床诊断标准2项，可临床诊断心肌炎。应除外风湿性心肌炎、中毒性心肌炎、先天性心脏病、结缔组织病以及代谢性疾病的心肌损害、甲状腺功能亢进症、原发性心肌病、原发性心内膜弹力纤维增生症、先天性房室传导阻滞、心脏自主神经功能异常、β受体功能亢进及药物引起的心电图改变。

4. 治疗原则

①对因治疗，目前这方面方法较少。②心肌营养治疗，包括急性期果糖、能量合剂、维生素C等静脉点滴；果糖、辅酶Q_{10}、黄芪等口服。患儿需要避免剧烈活动、预防呼吸道感染，并定期复查。③对症治疗：抗心律失常及纠正心衰。

六、原发性心内膜弹力纤维增生症

心内膜及心内膜下的弹力纤维和胶原纤维增生，致使心肌收缩和扩张功能受限，病变主要累及左室、左房。该病发病率近20年逐渐减少。

1. 临床表现

①2/3患儿的发病年龄都在1岁以内，常在呼吸道感染之后发生。②主要表现为充血性心力衰竭，烦躁不安、喂养困难、呼吸急促、心动过速、心脏扩大、肝大、浮肿等。③分三型：A. 暴发型：起病急骤，突然出现呼吸困难、呕吐、拒食、口周发绀、面色苍白、烦躁不安、心动过速。肺部有散在性喘鸣音或干性啰音，肝脏肿大，浮肿等充血性心力衰竭的体征。少数患儿呈现心源性休克。此型患儿的年龄多在6个月以内，可致猝死。B. 急性型：起病也较快，但充血性心力衰竭的发展不如暴发型者急剧，常并发肺炎，伴有发热，肺部出现湿性啰音。有些患儿因附壁血栓的脱落而发生脑栓塞等。多数死于心力衰竭，少数经治疗可缓解。C. 慢性型：发病稍缓慢，年龄多在6个月以上。症状如急性型，但进展缓慢，有些患儿的生长发育受影响。经治疗可获缓解，活至成人期，也可因反复发作心力衰竭而死亡。大部分患儿属于急性型。

2. 辅助检查

①胸X线片：心脏扩大、以左室为主。②心电图：左心室肥厚，ST段下移或抬高，T波倒置。③超声心动图：心腔不均匀扩大、以左室扩大为显著，严重患儿见全心扩大；心室壁运动幅度减低，射血分数减低，心功能减低；心内膜回声增粗；多合并二尖瓣及三尖瓣反流。④心内膜心肌活检：可协助诊断。

3. 治疗

①一般对症处理：镇静、吸氧；②控制心力衰竭：急性期抗心力衰竭治疗，地高辛维持量长期服用，至心脏大小恢复正常，一般疗程2～3年；③免疫抑制剂的应用：泼尼松小剂量维持，一般疗程1～1.5年；④手术治疗：有明显二尖瓣关闭不全可行瓣膜置换术。

七、心律失常

(一)阵发性室上性心动过速(室上速)

1. 病因及临床特点

是小儿最常见的快速心动过速，由房室旁道或房室结双径路造成的折返引起，前者称房室折返性心动过速(AVRT)，后者称房室结折返性心动过速(AVNRT)。

患儿表现为突然发作，突然终止。发作时婴儿有拒食、呕吐、气促、多汗、苍白、肢凉及紫绀等心源性休克或心力衰竭表现。儿童诉心悸、头晕。

2. 心电图特点

①心率快而匀齐，婴儿为 250～325 次/min，儿童为 160～200 次/min。②逆行 P′波。③QRS 波绝大多数为正常图形。④ST-T 波改变。

3. 治疗

(1)兴奋迷走神经：冰袋法对小婴儿及新生儿效果较好。用装有 4～5℃冰水的冰袋或以此冰水浸湿的毛巾敷于患儿整个面部，每次 10～15 秒，每隔 3～5min 施行 1 次。较大儿童可用屏气法，令患儿吸气后用力屏气 10～20 秒。

(2)药物复律：对小婴儿首先评价心功能，镇静。静脉用药应监测血压、心电图。①腺苷：第 1 剂量 0.1mg/kg，不超过 6mg。3～5min 后无效可加倍剂量重复，每剂不超过 12mg。或三磷酸腺苷(ATP)代替：剂量 0.4～0.5mg/kg，不超过 6mg，2s 内快速注射。3～5min 后可加倍剂量重复应用，每剂不超过 12mg。强烈兴奋迷走神经，可引起房室传导阻滞并抑制窦房结、心房及浦氏纤维的自律性。②普罗帕酮：1mg/kg，加 10%葡萄糖液 10ml 缓慢静脉注射，一般不超过 3 次。有明显心功能不全及传导阻滞者禁忌使用。③维拉帕米：0.1～0.2mg/kg，加入葡萄糖液 5～10ml 缓慢静脉注射，间隔 15～20min 可重复给药。并发心力衰竭及低血压者禁用，<1 岁慎用。严禁与 β-受体阻滞剂联合应用。应备拮抗剂 10%葡萄糖酸钙以应急需。④洋地黄制

剂：静脉注射西地兰或地高辛，首剂用饱和量的1/2，余1/2分2次，每4～6h 1次。为治疗室上速并发心力衰竭的首选药物。⑤乙胺碘呋酮：负荷量：5mg/kg，30～60min进入，必要时可重复两次，仍未转复者继续给维持量：10μg/(kg·min)。

(3)电学治疗：①同步直流电击复律。②心房调搏，以快速起搏或程序刺激法终止发作。

(4)预防复发：常用地高辛、普萘洛尔、维拉帕米或普罗帕酮。

(5)射频消融术和手术治疗。

(二)阵发性室性心动过速

1. 临床表现

易发生心力衰竭、心源性休克、阿-斯综合征，甚至猝死。特发性室速多无症状。

2. 心电图特点

连续3次以上的室性早搏、QRS波宽大畸形，心室率150～250次/min；呈房室分离，心室率快于心房率。特发性室速表现为：①右束支阻滞型，伴电轴左偏、部分伴右偏或正常；②左束支阻滞型，电轴右偏。

3. 治疗

应了解病因及患儿的心功能状态。纠治病因，选用适当抗心律失常药。

(1)药物治疗：①利多卡因：1～2mg/kg稀释后缓慢静脉注射，10～15min可重复使用，总量不超过5mg/kg。PVT控制后以20～50μg/(kg·min)静脉滴注维持。②普罗帕酮：用法见“室上性心动过速”。③维拉帕米：用法见“室上性心动过速”。特发室速右束支阻滞型首选，左束支阻滞型还可选用β受体阻滞剂等。④苯妥英钠：2～4mg/kg稀释后缓慢静脉注射。

(2)电学治疗、介入治疗、自动心脏转复除颤器或手术治疗。

(3)预防复发：①肥厚型心肌病：β-受体阻滞剂或维拉帕米。②心肌炎、扩张型心肌病及缺血性心肌病：普罗帕酮或胺碘酮。

③先心病：苯妥英钠和胺碘酮。

（三）心房扑动与颤动

1. 临床表现

心室率达 250 次/min 以上，易发生心力衰竭。年长儿多有头晕、心悸、乏力，严重者发生心力衰竭、晕厥或心脏性猝死

2. 心电图特点

①房扑：P 波消失，心房扑动（F）波频率 350～500 次/min，F 波间无等电位线。QRS 波形状多属正常，偶有室内差异性传导。②房颤：P 波消失，心房颤动（f）波频率 400～700 次/min。心室率极不规则。

3. 治疗

由于洋地黄中毒，电解质紊乱引起的房扑、房颤，首先应消除病因。

（1）药物：①地高辛。未转复者加用索托洛尔、静脉点滴胺碘酮等。②转复后应用地高辛或 β-受体阻滞剂维持。③合并病态窦房结综合征时用药物复律可致心脏停搏。

（2）电击复律：见“电击复律”。用于新生儿、小婴儿无明显心脏病者更佳。复律后，用地高辛和/或 β-受体阻滞剂维持量 6～12 个月。病态窦房结综合征患儿不宜电击复律。

（3）经食管心房调搏或射频消融术。

（四）窦性心动过缓窦房阻滞

1. 病因及临床表现

窦性心律新生儿清醒时<100 次/min，1～3 岁<100 次/min，3～9 岁<60 次/min，9 岁以上<50 次/min。可由低氧、甲状腺功能减低、中枢神经系统感染、药物、长 QT 综合征、低温等引起。

2. 心电图特点

窦性心律，但频率减低为窦性心动过缓。窦性停搏为窦性 P 波停止，长 PP 可以是正常 PP 的倍数（窦房阻滞），也可以不是（窦性停搏）。

3. 治疗

通常不需要治疗，但患儿出现以下情况需要治疗：①晕厥。②乏力、疲劳。③运动不耐受或心力衰竭。

治疗包括阿托品静脉或口服，必要时给肾上腺素 0.01mg/kg 静注或异丙基肾上腺素静脉点滴，剂量 0.1～0.25μg/(kg·min)。

(五)房室传导阻滞

1. 临床表现

心率在 60 次/min 以下者，有嗜睡，拒奶，无力，甚至发生阿-斯综合征或心力衰竭。Ⅲ度房室传导阻滞者于胸骨左缘和心尖部闻及Ⅱ～Ⅲ/Ⅵ级收缩期杂音，第一心音强弱不等。

2. 心电图特点

Ⅰ度房室传导阻滞：P-R 间期婴儿>0.14s，幼儿>0.16s，学龄儿>0.18s，青春期>0.20s。

Ⅱ度房室传导阻滞：①Ⅰ型：P-R 间期逐跳延长，R-R 间期逐跳缩短直到 P 波后脱落 QRS，使 R-R 间期突然延长。此后重复上述改变呈文氏现象。最长 R-R 间期<最小 R-R 间期的 2 倍。②Ⅱ型：P-R 间期固定，部分 P 波后无 QRS 波，使 P 波与 QRS 波呈一定比例(如 4∶3)。连续脱落 2 个或以上 QRS 波时为高度房室传导阻滞。

Ⅲ度房室传导阻滞：P-P 间隔与 R-R 间隔各有其固定规律，P 波与 QRS 波无固定关系；心房率较心室率快；心室节律为结性或室性自身心律。

3. 治疗

(1)Ⅰ度及Ⅱ度Ⅰ型房室传导阻滞：主要针对病因治疗。

(2)高度房室传导阻滞、心室率较慢，可用下列药提高心率：①阿托品每次 0.01～0.03mg/kg，日 3～4 次，口服或皮下注射。②麻黄素每次 0.5～1mg/kg，日 3 次。③异丙肾上腺素每次 5～10mg 含服，日 3 次。④合并心力衰竭或阿-斯综合征：静脉滴注异丙肾上腺素 0.1～0.25μg/(kg·min)。同时对症治疗、供氧、升血压及纠正酸中毒等，为安置起搏器争取时间。

(3)放置起搏器适应证:①心力衰竭。②阿-斯综合征。③心室率持续缓慢,婴儿<55 次/min,儿童<45 次/min。④频发室性早搏或室性心动过速。⑤阻滞部位在希氏束以下,QRS 波时间增宽。⑥运动耐力中度或重度受限。⑦新生儿期并发呼吸窘迫综合征时可应用临时起搏器。⑧急性心肌炎或心内手术后发生严重完全性房室传导阻滞,采用临时起搏器治疗。

(4)病因治疗:病毒性或感染性心肌炎者,予静脉滴注氢化可的松 5～10mg/(kg·d)或地塞米松 0.25～0.5mg/(kg·d)。

八、心肌病变

(一)扩张型心肌病

是心肌损害的最后结果,其可导致心房心室扩大伴心室收缩功能减低。

1. 病因

感染、中毒(酒精,阿霉素)、代谢性疾病(甲状腺功能减低,肌营养不良),免疫性疾病、胶原血管病,目前发现约 25%患儿与基因突变有关。

2. 临床表现

①症状:疲劳,无力,气短。②体格检查:可见心力衰竭表现,包括心动过速,呼吸增快,啰音,肢端冷,颈静脉充盈,肝脏肿大,外周水肿,第三心音(S_3)奔马律和心跳最强搏动点移向左下。

3. 辅助检查

①胸部影像学:心影增大,肺水肿。②心电图:窦性心动过速,左室肥厚(LVH)可能由心房扩大,心律失常,传导阻滞,ST 段和 T 波改变。③超声心动:全心扩大,以左房、左室为著,室壁运动幅度减低,左室短轴缩短率减小,射血分数降低。多合并二尖瓣反流,严重者注意心内血栓。

4. 治疗 充血性心力衰竭的处理(地高辛,利尿剂,血管扩张剂,其他)。需考虑应用抗凝血药物来减少血栓形成的危险性。

(二)肥厚型心肌病

是一种因为心肌细胞异常导致的明显的心室肥厚,特别是左室;伴有左心室的缩小或正常。左室射血分数增加,但是存在继发于心室僵硬而出现的灌注受损,最常见的类型是室间隔不匀称增厚,也称作特发性肥厚型主动脉下梗阻(IHSS),有不同程度的梗阻,在儿童和少年中有4%~6%的猝死发生率。

1. 病因

基因(60%病例显性遗传)或偶发的(40%的病例)。

2. 临床表现

①症状:容易劳累,胸痛,气短,偶有心悸。②体格检查:其经常出现在青少年患儿中,体征包括抬举性搏动,二尖瓣反流的杂音,胸骨左缘(LMSB)的收缩中期的喷射性杂音,在站立位时更加明显(在那些左室中度梗阻的患儿)。

3. 辅助检查

①胸部影像学示球形心伴有左室扩大。②心电图显示左室肥厚,T波高尖(间隔肥厚),ST段和T波改变,心律失常。③超声心动可以显示肥厚和梗阻的程度和位置,以及收缩的增加。

4. 治疗

包括严格限制体力活动,应用负性肌力药物(β-受体阻滞剂,钙通道阻滞剂)来帮助提高灌注和亚急性细菌性心内膜炎的预防。如果有猝死的危险性,可以考虑植入除颤器,如果有主动脉下梗阻的症状可以以肌肉切除术治疗。

(三)限制型心脏病

心肌或心内膜的疾病导致室壁僵硬,顺应性减低,伴随有舒张灌注受限而收缩功能正常。导致心房扩大,儿童中少见。临床以心力衰竭表现为症状,诊断主要依靠超声心动图,表现为双侧心房扩大,心室内径轻度扩大或正常。目前无特殊治疗。需要与缩窄性心包炎鉴别。

九、心包疾病

(一)心包炎

1. 病因

①特发心包炎。②各种感染:病毒(特别是艾可病毒,柯萨奇B组病毒)、结核、细菌。③其他:尿毒症、肿瘤、胶原性血管病、心肌梗死后或手术后、放射线介导、药物介导(如普鲁卡因胺,肼苯达嗪)等。

2. 临床表现

(1)症状:胸痛(胸骨后的或心前区的,放射至背部或肩膀,胸痛,前倾时减轻,仰卧时加重),呼吸困难。

(2)体格检查:心包摩擦音,心音遥远,发热,呼吸增快。

3. 心电图特点

弥漫性ST段抬高可见于几乎所有导联(表明邻近心肌层炎症);PR段压低。

4. 治疗

①病因治疗。②休息,止痛和抗炎治疗等。

(二)心包积液

1. 病因

①伴发于急性心包炎(液体渗出)或毛细血管静脉压增加导致的明显渗出(如充血性心力衰竭)。②血浆渗透压减低(如低蛋白血症)。③毛细血管渗透性增加(液体渗出)。

2. 临床表现

①症状:可以没有明显的症状,可是左胸钝痛,腹痛,或心包填塞时的症状。②体格检查:心音遥远而低沉,如左胸后的低沉的撞击声(继发于扩大的心包使肺膨胀不全),心脏受抑制的血液动力学改变的体征。

3. 辅助检查

①胸部影像学:球形的对称性的心影扩大。②心电图:QRS波群低电压,电交替(QRS轴的变化,继发于每一次心脏跳动时

心脏在心包液体中的位置的变化)。③超声心动图:二维超声心动图可以发现心包内的液体,估测积液量及性质。

4. 治疗

①针对原发病治疗,如果没有症状可见观察。②如果(心包)容量突然增加或有血流动力学改变时可进行心包穿刺。③根据病因不同,非甾体抗炎药或激素可能对治疗有帮助。

(三)心脏填塞

1. 病因

如同上面的心包渗出,最常见的伴发于肿瘤,尿毒症。病毒感染和急性出血。

2. 临床表现

①症状:呼吸困难,疲劳,肢端冷。②体格检查:颈静脉充盈,肝脏肿大,外周水肿,心动过速,啰音(因为全身和肺的静脉压增加),低血压,心动过速,奇脉(每次吸气时收缩压下降大于10mmHg),毛细血管再充盈减少(因为每搏搏出量和心输出量减少),心前区搏动度减小,心音遥远。

3. 辅助检查

(1)心电图:窦性心动过速,低电压,电交替。

(2)超声心动图:除见大量心包积液外,舒张早期可见右室(RV)萎陷,收缩晚期和舒张早期右房/左房(RA/LA)萎陷。

4. 治疗

心包穿刺,复发可进行心包开窗或剥离。

第十节　血液系统疾病

一、营养性缺铁性贫血

1. 概述

本病是由于出生时铁贮存不足,多见于早产儿、饮食缺铁(如 6 个月后不添加辅食或年长儿挑食)、长期少量失血(如胃肠道畸形、鼻出血、少女月经过多等原因)、青春期儿童生长发育过快，导致体内贮铁减少，血红蛋白合成减少导致小细胞低色素性贫血。

2. 临床表现

①起病缓慢，多见于6个月～2岁的婴幼儿。②贫血症状：轻者仅见肤色、唇及黏膜苍白，厌食，体重不增，常因并发感染而发生贫血；重者气促、乏力，甚至心脏扩大，心前区收缩期杂音、充血性心力衰竭。③髓外造血反应：肝、脾、淋巴结轻、中度肿大，年龄愈小，病程愈久，贫血愈重则愈明显。④消化系统症状：口腔炎、萎缩性舌炎，时有呕吐、腹泻，因牛奶过敏者可有胃肠道出血。⑤神经系统症状：淡漠、易激惹、注意力不集中，可有精神、行为方面的异常和异食癖。⑥其他：皮肤干燥、毛发干枯、反甲等。

3. 辅助检查

血象：①血红蛋白降低为主，红细胞形态呈小细胞低色素改变，红细胞平均体积(MCV)＜80μm^3，红细胞平均血红蛋白(MCH)＜29pg，红细胞平均血红蛋白浓度(MCHC)＜300g/L。血涂片红细胞大小不等，以小细胞为多，中心染色过浅，网织红细胞正常或升高。②白细胞数正常或减低，形态正常。③血小板多在正常范围内。④骨髓象：红细胞系统增生活跃，以中、晚幼红细胞增加为主，各期红细胞体积小，胞浆少，核浆发育不平衡，细胞外铁明显减少或消失(0～＋)，铁粒幼细胞＜15%。⑤血液生化：血清铁＜8.95μmol/L，运铁蛋白饱和度＜0.15，总铁结合力＞62.7μmol/L，血清铁蛋白＜16μg/L，各含铁酶类活性降低，红细胞内游离原卟啉(FEP)＞0.9μmol/L。

4. 鉴别诊断

地中海贫血、慢性感染性贫血、特发性肺含铁血黄素沉着症、铁粒幼细胞性贫血。

5. 治疗

①铁剂治疗：a. 一般以口服铁剂为主，剂量按元素铁4.5～6mg/(kg·d)于两餐间分3次服为宜。b. 在服铁剂的同时应服用维生素C以利铁的吸收。c. 常用铁剂有硫酸亚铁、富马酸铁等。对不能耐受铁剂，严重腹泻、贫血严重的患儿可予铁剂注

射，常用右旋糖酐铁，每毫升含铁 50mg，治疗后 48～96h 内网织红细胞开始上升，4～11 天达高峰，3～4 周后贫血纠正。铁剂治疗一般用至红细胞和血红蛋白达到正常水平后至少 6～8 周。②病因治疗：如改善饮食，合理喂养，纠正偏食，对肠道畸形、钩虫病等在纠正贫血后行外科手术或驱虫。③输血：一般不需要，重度贫血或合并严重感染或急需外科手术时可适量输血。

二、营养性巨幼红细胞性贫血

1. 概述

由维生素 B_{12} 或叶酸缺乏引起，以外周血红细胞体积变大，中性粒细胞分叶核增多和骨髓粒、红系统巨幼变为特点。多见原因为长期母乳喂养而未添加辅食；以羊乳喂养；极少是由于内因子缺乏或维生素 B_{12} 吸收或转运障碍所致。

2. 临床表现

①一般贫血的症状，少数见黄疸及出血点。②叶酸缺乏时常伴有消化道症状，如食欲不振、恶心、腹胀、腹泻、舌红、舌痛及舌面光滑。③维生素 B_{12} 缺乏时除有叶酸缺乏的症状外尚可出现神经系统症状和体征，如脊髓后侧束变性，表现为下肢对称性深感觉及震动感消失，腱反射减弱或消失。严重者可有步行障碍，手足规则震颤。亦可出现智力发育倒退，表情呆滞，对周围无反应，少哭、不笑、嗜睡等。

3. 辅助检查

①血象：贫血呈大细胞正色素性，红细胞体积大，多呈大卵圆形，白细胞、血小板常减少，中性粒细胞核分叶过多，5 叶者＞5％或 6 叶者＞1％，可见巨形变的杆状核中性粒细胞，血小板体积大。②骨髓象：有核细胞明显增生，粒红系统各期细胞均可见巨幼变，胞体大，核染色质疏松，巨核细胞核分叶过多，血小板大。③血清叶酸测定＜6.8nmol/L 或血清维生素 B_{12} 测定＜74mmol/L。

4. 鉴别诊断

营养性混合性贫血、红血病或红白血病、恶性贫血、黄疸性肝炎等。

5. 治疗

①叶酸缺乏者，口服叶酸 5～15mg/d，最好同时服用维生素 C，一般持续 3～4 周。②维生素 B_{12} 缺乏者，肌注维生素 B_{12} 100μg，每周 1 次，连续 2～4 周，或 500μg 一次肌肉注射。③改善饮食，及时加辅食，纠正偏食。④对症治疗，如严重贫血者可输血，震颤者可给少量镇静剂，预防和积极治疗继发感染。

三、感染性贫血

1. 概述

本病为继发性贫血中最常见的一种，多见于某些慢性重症感染。发病机制包括红细胞破坏加重、红细胞生成刺激激素含量减低所致的骨髓造血功能不足及铁代谢紊乱等。多见于 6 个月至 2 岁的婴儿，临床表现为感染和贫血两方面症状。

2. 临床表现

①常继发于各种化脓性感染、风湿病、类风湿性关节炎和溃疡性结肠炎。②常表现感染和贫血两方面症状。③常出现髓外造血，肝脾肿大，以脾为主。

3. 辅助检查

①外周血：贫血多为轻、中度，多为正细胞正色素性贫血，网织红细胞正常或略低。白细胞计数增高，中性粒细胞有核左移及退行性变，白细胞碱性磷酸酶积分增高。②骨髓象：粒红比例大致正常，看不到红细胞系代偿增生现象，中幼和早幼红细胞成熟停滞。细胞外铁正常或增加，铁粒幼红细胞减少。③血清铁减少，总铁结合力降低。

4. 治疗

①针对原发病进行抗感染治疗是主要措施，感染控制，贫血自然减轻或消失。②加强营养。③适当输血、铁剂、维生素 B_{12} 及叶酸治疗无效，且铁剂治疗可增加网状内皮系统铁质的沉积，故不用。

四、溶血性贫血

1. 概述

由于红细胞寿命缩短，破坏加速，超过骨髓代偿能力而发生贫血。病因包括红细胞膜异常、红细胞酶的异常、血红蛋白的异常及免疫性溶血。其特点为贫血、黄疸、肝脾肿大、网织红细胞高及骨髓幼红细胞增生。

2. 临床表现

①急性溶血：起病急骤，常伴高热、寒战、恶心、呕吐、腹痛及腰背痛、苍白、黄疸、血红蛋白尿或胆红素尿。重者可发生心力衰竭、急性肾功能衰竭，甚至休克。②慢性溶血：起病缓，病程长，多有间歇发作。主要表现贫血、黄疸、肝脾肿大三大主症。慢性溶血可因感染等诱因而呈急性发作性贫血，通常称为“危象”。因细小病毒 B_{19} 感染而表现贫血加重、网织红细胞减少、骨髓红系增生受抑制的现象称“再生障碍危象”。贫血突然加重伴黄疸、网织红细胞增高称为“溶血危象”。

3. 辅助检查

(1)首先寻找溶血的证据及代偿增生的证据，以确定溶血的存在。①溶血的证据：A. 血红蛋白下降，红细胞变形、破碎。B. 血清间接胆红素增高。C. 血管内溶血还可见血红蛋白尿及血红蛋白血症(血浆肉眼呈粉红色)及含铁血黄素尿。②骨髓代偿增生的证据：A. 网织红细胞明显增多。B. 外周血涂片见有核红细胞、点彩及嗜多染红细胞，粒细胞增多，有核左移。C. 骨髓增生明显活跃。以红系为主。

(2)确定病因。①红细胞膜检查：末梢血涂片检查有无球形红、椭圆形或口形、靶形红细胞。红细胞渗透脆性试验。酸化甘油溶解试验。红细胞膜蛋白分析。②红细胞酶检查：G-6-PD 酶，PK 酶等。③血红蛋白检查：血红蛋白电泳及抗碱血红蛋白测定。④免疫性溶血：红细胞表面抗体测定(IgG，IgM 及补体)及冷溶血试验。

4. 治疗

①对症治疗。a. 卧床休息，吸氧，支持治疗。b. 可适当给等张或低张的碱性液，以促进破碎细胞排出。②输血指征：急性溶血、血红蛋白下降至原来一半或慢性溶血引起重度贫血时，可输压积红细胞或洗涤 O 型红细胞。③对因治疗：a. 遗传性球形

红细胞增多症：脾切除术。b. 遗传性红细胞酶的异常：输血以补充新鲜红细胞。c. 自身免疫性溶血性贫血：激素治疗。(a)重症患儿给冲击量：氢化可的松 20mg/(kg·d)或地塞米松 1mg/(kg·d)，3～5 天后减半，再用 3～5 天后改用口服泼尼松 2mg/(kg·d)，直至贫血纠正、网织红细胞稳定在 2%～3%方可缓慢减激素。(b)IVIG：用于激素治疗无效或激素耐药者 400mg/(kg·d)，连用 5 天为 1 个疗程。d. 海洋性贫血：造血干细胞移植。

五、遗传性球形红细胞增多症

1. 概述

是以不同程度贫血、间发性黄疸、脾肿大、球形红细胞增多及红细胞渗透脆性增加为特征的一种遗传性溶血性贫血。多数为常染色体显性遗传，少数为常染色体隐性遗传，约 25%无阳性家族史。

2. 临床表现

①发病年龄：可于生后 5 小时～80 岁，以婴幼儿及儿童期多见，年龄越小病情越重。②溶血性黄疸：轻度，反复发作。③贫血：大多数呈轻-中度贫血，少数可严重贫血或无贫血。④脾肿大：婴幼儿达 50%，年长儿 75%～95%。⑤胆石症：可并发色素性胆石症，<10 岁发生率为 5%，年长者 75%。⑥感染、劳累、情绪紧张可诱发“溶血危象”或“再障危象”。

3. 辅助检查

①血象：贫血多呈轻至中度，发生“危象”时可呈重度；网织红细胞升高>8%；球形红细胞增多，占 25%～42%。②红细胞渗透脆性试验：75%病例盐水渗透脆性增加，0.5%～0.75%开始溶血，0.4%完全溶血。③酸化甘油溶血试验：正常人为 30min，本病患儿常在 150s 之内。④骨髓象：红系极度增生，尤以晚幼红明显。⑤血清间接胆红素增高，尿中尿胆原增加。

4. 鉴别诊断

获得性球形红细胞增多症，如自身免疫性溶血性贫血、脾亢等；黄疸性肝炎；其他红细胞膜缺陷病。

5. 治疗

①新生儿：主要防治高胆红素血症，贫血重者应输血。②脾切除或大部分脾栓塞：手术应于 5 岁以后进行，以减少术后感染的危险。若反复再障危象或重度溶血性贫血，生长发育迟缓的婴幼儿可于 3 岁后手术。约 20%～30%病例有副脾，可经肝脾扫描确定，手术时应仔细寻找，以免术后复发。③输注红细胞：重度贫血或发生溶血危象，再障危象时应输注红细胞。④胆石症应于脾切除前明确诊断或术时探查，与脾一并切除。

六、蚕豆病

1. 概述

是由于葡萄糖-6-磷酸脱氢酶（G-6-PD）缺乏者食用蚕豆、蚕豆制品或接触蚕豆花粉后发生的急性溶血性贫血。一般认为蚕豆中含有大量的左旋多巴，在酪氨酸酶作用下，可变为多巴醌，后者使还原型谷胱甘肽含量减少而发生溶血，与免疫因素亦可能有关。该病国内多见于广东、四川等地，常发生于蚕豆成熟季节。男女比例 9∶1。

2. 临床表现

多于吃蚕豆（量不定）后数小时至数天内发生急骤的血管内溶血性贫血，一般溶血为非自限性，持续 1～2 天至 1 周左右。①前驱症状：全身不适、头晕、乏力、纳差、恶心、呕吐、腹痛、发热等，持续 1～2 天。②急性溶血性贫血：继前驱症状之后，出现急剧面色苍黄、黄疸，尿色深黄或酱油样尿，部分病例肝脾肿大。③严重病例全身衰竭、重度贫血、嗜睡、休克、惊厥、昏迷及急性肾功能衰竭。

3. 辅助检查

①血象：血红蛋白下降，网织红细胞升高＞20%，可见有核红细胞；血小板及白细胞正常或升高。②骨髓象：粒细胞、红细胞系均增生。③尿常规：尿隐血阳性率 60%～70%。肾功能损害时尿常规出现蛋白、红细胞及管型，尿胆原和尿胆素增加。④G-6-PD 活性的筛选试验。

4. 鉴别诊断

其他先天性红细胞酶缺乏性贫血、药物诱导的溶血性贫血、自身免疫性溶血性贫血等。

5. 治疗

①对高发地区应进行筛查,G-6-PD缺乏者应禁食蚕豆及其制品。②输血:轻型(Hb>6g/L)可不输血,中型及重型均应输血。③扩充血容量,纠正休克,纠正酸中毒,碱化尿液,注意高钾血症的处理。

七、珠蛋白生成障碍性贫血(地中海贫血)

1. 概述

是由于正常血红蛋白中一种或几种珠蛋白肽链的合成受阻或完全抑制的血红蛋白病,属常染色体不完全显性遗传。本病在我国多见于广东、广西、四川、贵州、云南。亦见于长江以南其他省份。

2. 临床表现

以慢性进行性溶血性贫血、特殊面容、脾肿大及血红蛋白电泳异常为特征。以β地中海贫血最常见。①多于婴儿期发病,生后6个月内发病者占50%,发病年龄越早,病情愈重。②严重的慢性进行性溶血性贫血,需依靠输血维持生命。③特殊面容(Down's面容):头大,额部突出,两颧略高,鼻梁低陷,眼距增宽,眼睑浮肿,皮肤斑状色素沉着。④肝脾肿大,以脾大明显,可达盆腔。⑤食欲不振,生长发育停滞,易合并感染或下肢溃疡。⑥贫血性心脏病,甚至心力衰竭。

3. 辅助检查

①血象:呈小细胞低色素性贫血,外周血涂片呈显著红细胞大小不等,异形明显,靶形及嗜碱性点彩红细胞增加,网织红细胞增加。白细胞及血小板数增加,并发脾功能亢进者减少。②骨髓象:有核红细胞增生极度活跃,粒红比值倒置。③血红蛋白电泳异常。④骨骼X线检查:骨髓腔增宽,皮质变薄和骨质疏松。⑤基因诊断。

4. 鉴别诊断

缺铁性贫血、血红蛋白E病、重型红细胞G-6-PD缺乏性贫血等。

5. 治疗

①对症治疗：输红细胞；螯合剂(去铁胺)；抗氧化剂；脾切除术。②基因活化疗法。③造血干细胞移植。④控制和消灭基因传递。

八、温抗体型自身免疫性溶血性贫血

1. 概述

是由温型(IgG 型)抗红细胞膜免疫球蛋白引起的溶血性贫血。主要为血管外溶血，若有补体参与亦可发生血管内溶血。

2. 临床表现

①急性型：a. 多为小于 4 岁的婴幼儿，男孩发病率高于女孩。b. 病前常有病毒感染史。c. 急性起病，婴幼儿可呈暴发性，病程自限，1～2 周自行停止，一般不超过 3 个月。d. 发热、苍白、乏力、食欲不振、呕吐、腹痛、血红蛋白尿。e. 黄疸，肝脾肿大。f. 肾功能不全。②慢性型：各年龄组均可发病，多为年长儿。慢性病程呈进行性或间歇发作性溶血，可达 10～20 年，反复感染可加重病情，甚至溶血危象。50%病例合并系统性疾病(如 SLE、淋巴瘤等)。

3. 辅助检查

①血象：急性型贫血重，慢性型贫血轻。血涂片可见红细胞大小不等，常见小球形和碎片，红细胞常呈自身凝集现象。白细胞数多增加，可呈类白血病反应。②红细胞渗透脆性试验：病情进展时脆性增加，缓解时正常。③Coomb's 试验：直接 Coomb's 试验阳性，间接 Coomb's 试验可阴性。以特异单价抗人球蛋白血清测定结果可将儿童温抗体型自身免疫性溶血性贫血(AIHA)分为 IgG 型，IgG＋C3 型，补体型，IgM 型，混合型。④血清间接胆红素增加，尿中尿胆原增加。

4. 鉴别诊断

与其他溶血性疾病如地中海贫血、溶血尿毒综合征鉴别。

5. 治疗

(1)一般治疗：控制原发病，防治感染，危重病例需注意水电解质平衡及心肾功能，溶血危象宜碱化尿液。

(2)药物治疗:①肾上腺皮质激素:泼尼松每日 2mg/kg,即 $60mg/m^2$,缓解后逐渐减量至停药,总疗程 3～6 个月。严重病例可应用大剂量突击疗法:甲基泼尼松龙 20～40mg/(kg·d)静点 3 天,逐渐减量,起效后改泼尼松口服。②大剂量丙种球蛋白,剂量 400mg/(kg·d),连用 5 天为 1 疗程。③免疫抑制剂:用于糖皮质激素治疗无效时,环磷酰胺 1.5～3mg/(kg·d),口服;或硫唑嘌呤 1～3mg/(kg·d)口服。或环孢菌素 A 3～5mg/(kg·d)分次口服。④输血:A. 输血后极易发生更严重的输血后溶血反应。必需严格输血指征。B. 输血指征:溶血危象、发展迅速;严重贫血或发生心功能代偿失调,脑缺氧或全身衰竭等危急症状,应用皮质激素无效时。C. 一般输注洗涤红细胞,同时应用大剂量皮质激素,输注速度宜慢。⑤脾切除或脾栓塞:适用于病情凶险,内科无法控制者或用糖皮质激素和免疫抑制剂无效者。

九、再生障碍性贫血

1. 概述

是一组由于多种原因引起的骨髓造血停滞或造血功能衰竭导致的全血细胞减少,以贫血、出血和反复感染为特点。分先天性和获得性两大类:先天性再生障碍性贫血以范可尼(Fanconi)综合征为代表,为常染色体隐性遗传;获得性再生障碍性贫血根据起病、临床表现和骨髓象分为急性再障和慢性再障。

2. 急性再障

①临床发病急,贫血呈进行性加剧,常伴严重感染、内脏出血。②血象:血红蛋白下降快,一般<50g/L,网织红细胞<1%,绝对值<15×10^9/L,白细胞明显减少,中性粒细胞的绝对值<0.5×10^9/L,血小板<20×10^9/L。③骨髓象:多部位增生减低,三系造血细胞明显减少,非造血细胞增多,淋巴细胞相对增高,骨髓小粒中非造血细胞及脂肪细胞增多。

3. 慢性再障

①临床发病慢,贫血、感染、出血均较轻。②血象:血红蛋白下降速度较慢,网织红细胞、白细胞、中性粒细胞及血小板值均不同程度减少。③骨髓象:三系或两系减少,至少一个部位增生

不良，巨核细胞明显减少，骨髓小粒中非造血细胞及脂肪细胞增多。④病程中如病情恶化、临床、血象及骨髓象与急性再障相同，称重型再障Ⅱ型。

4. 辅助检查

①血象：全血细胞减少，网织红细胞减低。贫血为正细胞正色素性，白细胞分类中性粒细胞减少，淋巴细胞相对增多。②骨髓象：多数增生减低或重度减低，红、粒细胞系统减少，淋巴细胞相对增高，网状细胞、浆细胞、组织嗜碱细胞增高，巨核细胞减少。③血清铁增高。部分患儿胎儿血红蛋白增高。④干细胞培养：红系、粒系皆减低，粒系丛落＞集落。⑤染色体无异常变化。

5. 鉴别诊断

阵发性睡眠性血红蛋白尿、白血病、骨髓增生异常综合征、骨髓纤维化、骨髓转移瘤、脾亢、巨幼红细胞性贫血等。

6. 治疗

(1)对症治疗：①加强护理、控制感染。适当户外活动。给予易消化富于营养的饮食。②输血：维持血红蛋白 60～70g/L 以上，亦可输浓集红细胞。③止血：可用酚磺乙胺、维生素 C、小剂量肾上腺皮质激素，严重出血可输注血小板。

(2)药物治疗：①雄激素治疗：丙酸睾丸酮 1～2mg/(kg·d)，肌注，持续 3～6 个月；大力补 0.25～0.3mg/(kg·d)分 3 次口服；康力龙 0.25mg/kg 分 2～3 次口服。②肾上腺皮质激素：用泼尼松 0.5mg/(kg·d)。③免疫抑制剂：A. 抗胸腺细胞球蛋白(ATG)或抗淋巴细胞球蛋白(ALG)：5～10mg/(kg·d)(兔制剂)或 15～40mg/(kg·d)(马制剂)加氢化可的松 4～8mg/kg 加入 5%葡萄糖 250～500ml 静脉滴注，疗程 4～5 日。B. 环胞菌素 A(CSA)：10～12mg/(kg·d)，分 2 次口服，10～14 天后减量至 8mg/(kg·d)，连用 3～4 个月。C. 大剂量甲基泼尼松龙：30mg/(kg·d)，连用 3 日；20mg/(kg·d)，连用 4 日；每日 10mg/kg、5mg/kg、3mg/kg，各用 7 日；每日 1mg/kg 静注，直至血红蛋白升至 100～120g/L，渐减量停药。可试用于急性再生障碍性贫血。

(3)异基因骨髓移植：移植 HLA 配型相合的骨髓，可使大多数患儿造血功能恢复。

(4)脾切除：适用于对各种治疗无效的患儿，可使部分病例治愈或缓解。

(5)粒细胞-巨噬细胞集落刺激因子(GM-CSF)每日 60～500μg/m²，或粒细胞集落刺激因子(G-CSF)每日 400～1200μg/m²，对部分病例有效。

十、特发性血小板减少性紫癜

1. 概述

是以出血和血小板减少为主要特征的一组免疫性疾病。根据病程在 6 个月以内为急性型，6 个月以上为慢性型(包括反复发作型)，两型在发病年龄、病因、发病机制和预后方面迥然不同。

2. 临床表现

①急性型：病程在 6 个月以内，起病急，多数病前常有上呼吸道感染史。表现为自发性皮肤、黏膜出血，以四肢较多，轻者为淤点、淤斑，重者呈血肿。鼻出血或齿龈出血也很常见，亦可有消化道或泌尿道出血，但不多见。严重者可发生颅内出血引起死亡。急性暴发病例常伴发热，出血较多可发生失血性贫血或休克。②慢性型：病程超过 6 个月，多见于学龄期前后，女孩多于男孩，起病缓慢，出血症状较轻，多在外伤后发现出血症状。病程迁延，亦可反复发作。

3. 辅助检查

①血小板计数＜100×10^9/L。②出血时间延长，凝血时间正常，血块收缩不良，束臂实验阳性。③骨髓象：急性病例巨核细胞总数正常或偏高。慢性病例巨核细胞增高，成熟未释放血小板的巨核细胞显著增高，而释放血小板的巨核细胞少见。④血小板表面相关抗体：PAIgG、PAIgA、PAIgM 增加或 PAC_3 增加。

4. 鉴别诊断

感染相关性血小板减少、遗传性血小板减少症、微血管病性血小板减少、脾亢等。

5. 治疗

(1)对症治疗：急性病例主要在发病1～2周内出血较重，因此初期应让患儿卧床休息、减少活动，避免外伤，积极控制感染，给予足量液体及易消化饮食，大剂量维生素C，维生素P(芦丁)及局部止血等对症治疗。

(2)药物治疗：①肾上腺皮质激素：泼尼松每日2mg/kg，即60mg/m^2，缓解后逐渐减量至停药。减量不宜过快，总疗程2个月，不宜长期小剂量应用。对于血小板＜20×10^9/L的出血严重病例，最好先用大剂量地塞米松0.5～1mg/(kg·d)，静点3天，0.25～0.5mg/(kg·d)，静点5天，0.25mg/(kg·d)，静点或口服7～10天。②大剂量丙种球蛋白，剂量400mg/(kg·d)，3～5天。优点：见效快。一般认为这种治疗最适合急诊处理，如外科手术前治疗，或用常规治疗遇有高危情况时。缺点：疗效短暂，且价格昂贵。③输血及输血小板：适用于急性大量出血的患儿，宜用新鲜血。对重要脏器出血，如颅内出血可输血小板，因血小板寿命短，故只有暂时止血的作用。④免疫抑制剂：用于糖皮质激素治疗无效时，长春新碱每次0.25mg/kg，每周1次，每次量不大于2mg，一般只用4～6次，无效改其他方法，环磷酰胺每日1.5～3mg/kg，口服；或硫唑嘌呤每日1～3mg/kg，口服。⑤脾切除或脾栓塞；适用于慢性血小板减少病例，病程超过1年、年龄大于5岁、用糖皮质激素和免疫抑制剂无效，出血明显者。⑥体外循环去除血小板抗体，用于危重症病例。⑦达那唑：200～400mg/d，适用于慢性特发性血小板减少性紫癜，可与肾上腺糖皮质激素合用。主要副作用为肝功能损害、体重增加及乏力。⑧抗RhD抗体：剂量40～80mg/kg。

十一、血友病

1. 概述

是一组先天性血浆凝血因子缺乏引起的出血性疾病，包括甲、乙、丙三型。其中以甲型最多见。

2. 临床特点

(1)血友病甲：发病早晚及出血程度与Ⅷ因子活性水平有关。轻者仅在外伤或手术后出血不止，重者可自发出血，多在关节、肌肉、皮下出血,形成血肿。①关节腔出血:是本病的特征之一,膝关节最多见。表现为关节肿胀、疼痛,反复出血可致关节畸形、功能丧失。②肌肉血肿:可发生于任何部位,严重者可引起周围组织神经的压迫症状。③皮肤黏膜出血:多为皮下血肿,中心有硬核,皮肤淤斑、淤点少见。④内脏出血:可有消化道出血、尿血、咳血,少数可见颅内出血。

(2)血友病乙:临床情况与血友病甲相同,但出血较血友病甲为轻。

3. 辅助检查

①初筛:血小板计数、出血时间、凝血酶原时间均正常;凝血酶原时间(试管法)延长;凝血酶原消耗不良;白陶土部分凝血活酶时间(APTT)延长。②确诊试验:凝血活酶生成缺陷;纠正试验等。③可用放射免疫法分别测定Ⅷ、Ⅸ、Ⅺ因子。

4. 鉴别诊断

其他出血性疾病:如血小板减少性紫癜、血管性假血友病等。

5. 治疗

①替代疗法:补充缺乏的凝血因子,最好用纯的凝血因子冷沉淀剂。每1U相当于正常人1ml新鲜血浆的因子活性,约可提高Ⅷ因子活性2%、Ⅸ因子活性1%。

需要输注的Ⅷ因子单位数=要求达到的因子浓度×公斤体重×0.5。可参照表3-14。也可用新鲜血浆或全血代替,约每1ml新鲜全血含0.5U,每1ml血浆含1U,见表3-14。

表3-14 因子单位数不同出血情况Ⅷ因子的补充量

病情	输注量(U/kg)	输注后Ⅷ因子浓度(%)
轻度自发出血	8～14	5～20
严重关节出血或血肿	10～25	20～40
大手术前	25～50	30～50

为保持体内因子水平,可于半衰期后再输一次(Ⅷ因子12h,Ⅸ因子24h)。

②对症治疗：关节出血及大血肿可暂行局部冷敷，加压包扎。关节功能位制动，积血较多时，可在输注Ⅷ因子后穿刺抽血或手术治疗。出血较多伴贫血时，可输注全血。

十二、急性淋巴细胞白血病

1. 概述

是造血系统的恶性增殖性疾病，其特征是造血系统中任何一系的白血病细胞在骨髓中恶性增殖，伴有成熟障碍。同时骨髓被白血病细胞占据，排挤引起全髓细胞减少，并出现全身各组织器官的广泛浸润。本病占小儿恶性肿瘤的首位，其中急性淋巴细胞白血病(ALL)占70%左右。预后较好，5年无事件生存率在70%～80%。

2. 分型

(1)MIC分型：①形态学分型：根据骨髓幼稚淋巴细胞学特征分为L1、L2、L3型。②细胞免疫学分型：用单克隆抗体测定急性淋巴细胞白血病表面标志，可分为B细胞系和T细胞系两大类，儿童以B系为主。T淋巴细胞表型的主要阳性标志为CD1、CD2、CD3、CD4、CD5、CD7、CD8，以及TDT等，其中CD7为最敏感的免疫标志，CD3为最特异的免疫标志。B淋巴细胞表型的主要阳性标志为CD19、CD22、CD10、CD79a、HLA-DR、CyIg及SmIg，其中最敏感的免疫标志为CD19和CD10，最特异的免疫标志为CD79a。③细胞遗传学分型：染色体为多倍体(即数目＞50个)、t(12;21)预后好，一般t(9;22)、t(1;14)预后差。

(2)临床分型：根据影响预后因素一般分为标危和高危两型。

3. 临床表现

(1)骨髓受侵犯后表现：引起正常血细胞减少。①红系统减低时表现贫血症状：进行性苍白、乏力、心慌、气促、轻微浮肿。②血小板减少时常伴出血症状：不同程度的皮肤黏膜出血，表现为出血点或瘀斑、鼻出血、牙龈出血、球结膜及视网膜出血。也可能内脏出血，表现为便血、尿血及咳血，甚至于颅内出血。③因中性粒细胞减少常有感染：多见咽喉炎、肺炎、口腔溃疡、牙龈炎、肛周炎、皮肤化脓性炎症等。常表现发热，部分人发热，无明显感染灶为瘤性发热。

(2)髓外白血病的表现：①肝、脾、淋巴结、腮腺肿大。②骨、关节浸润，表现为骨痛及关节肿胀。③脊柱受侵犯时常表现活动受限甚至瘫痪。④中枢神经系统受侵称中枢神经系统白血病，可引起颅压升高，如头痛、呕吐、视力障碍、面瘫，甚至于惊厥、昏迷等。⑤睾丸侵犯表现为睾丸肿大且硬。⑥其他脏器如心脏、肾脏、胃肠、肺及胸膜也可受累引起相应的表现。

4. 辅助检查

①外周血：正细胞正色素性贫血，白细胞计数增高，但可正常或减低，涂片可见原始及幼稚细胞，血小板大多减少。②骨髓象：细胞增生极度活跃，原始及幼稚淋巴细胞＞30％，大多超过50％。红细胞系、粒细胞系及巨核细胞系受抑制。③细胞化学染色：a. 过氧化物酶染色和苏丹黑染色阴性。b. 糖原染色阳性。c. 非特异性酯酶阴性。④影像检查：查明骨髓浸润部位及大小，如 X 线片、腹部 B 超、CT、MR、PET 等。⑤免疫学和遗传学检查：有条件实验室应进行检测。

5. 诊断与鉴别诊断

诊断：通常根据血象改变、骨髓形态学找到幼稚淋巴细胞大于 30％，结合免疫分型可以确诊。遗传学特征可以进一步协助诊断并判断预后。

鉴别诊断：主要为症状鉴别 ①发热：与感染性疾病特别是病毒感染相鉴别。②出血：与特发性血小板减少性紫癜相鉴别。③全血低：与再生障碍性贫血相鉴别。④关节肿痛：风湿及类风湿性关节炎相鉴别。⑤骨痛伴活动障碍：与神经系统疾病及骨髓炎相鉴别。⑥腮腺大：与腮腺炎等相鉴别。

6. 治疗

ALL 主要是化疗为主，复发和有预后不良因素的可以考虑做造血干细胞移植。化疗方案包括以下几个环节。

(1)诱导缓解治疗(CR)：儿童 ALL 经典方案为 VDLD 方案加 CAT 方案。

VDLD 方案：长春新碱(VCR)、柔红霉素(DNR)、左旋门冬酰胺酶、地塞米松(Dex)。

CAT 方案:环磷酰胺、6-巯基嘌呤(6-MP)、阿糖胞苷。

(2)预防性治疗:A. 鞘内注射。B. 静脉注射大剂量甲氨蝶呤(HD-MTX)。C. 部分高危患儿可行颅脑放疗。

(3)再诱导治疗:患儿达 CR 后,继续给予强化治疗。通常认为应重复原诱导方案好。

(4)维持治疗:多采用以 6-MP+MTX 的治疗方案,总疗程约 2~2.5 年。

(5)对症治疗:保护隔离、严格消毒、积极预防和治疗感染,必要时成分输血及血小板。在强化疗时可使用粒细胞集落刺激因子缩短骨髓抑制期。为预防肺孢子虫肺炎口服复方新诺明。

十三、急性非淋巴细胞白血病

1. 概述

又称急性髓细胞性白血病(AML),约占儿童急性白血病的15%~20%。其治疗效果远不及儿童 ALL,5 年无事件生存率在 40%~50%。儿童 AML 中小婴儿略多,余各年龄组的发病率基本相同,男孩发病略多于女孩。

2. 分型

多采用 MIC 分型:

(1)形态学分型:①原粒细胞未分化型 M_1。②原粒细胞部分分化型 M_2(M_{2a}、M_{2b})。③颗粒增多的早幼粒细胞 M_3(M_{3a}、M_{3b})。④粒-单核细胞 M_4(M_{4a}、M_{4b}、M_{4c})。⑤单核细胞白血病 M_5(M_{5a}、M_{5b})。⑥红白血病 M_6。⑦巨核细胞白血病 M_7。

(2)免疫学分型:见表 3-15。

表 3-15 AML 的免疫表型分析

CD	M_0	M_1	M_2	M_3	M_4	M_5	M_6	M_7
13	++	++	++	+++	++	++	++	+
14	—	—	—	—	++	++	—	—

续表

CD	M_0	M_1	M_2	M_3	M_4	M_5	M_6	M_7
61	—	—	—	—	—	—	—	+++
GPA	—	—	—	—	—	—	+++	—
MPO	+	+++	+++	+++	+++	++	+++	—

(3)细胞遗传学：AML 患儿 80%存在获得性和克隆性细胞遗传学异常，仅存在恶性细胞中，缓解后即恢复正常，复发时又重现。常见的异常包括：与预后良好相关的为 M_3—t(15;17)，M_2—t(8;21)，M_{4e}0—inv(16))M_5—t(9;11)；与预后不良相关的 del(5)，−7/del(7)等。

3. 临床表现

主要症状与 ALL 相似。M_2 型可见眼眶部浸润形成绿色瘤，脾肿大。M_3 型常伴低白细胞和低血小板，在诊断和治疗中往往合并 DIC。M_4～M_5 型可见牙龈肿胀和皮肤浸润，发生 CNSL 较高。M_6 型常伴明显贫血，可伴有骨疼。

4. 实验室检查

①骨髓象：细胞增生极度活跃，有关系列的原始及幼稚细胞>30%，红细胞系(除 M_6)、巨核系(除 M_7)增生受抑制。②细胞化学染色：a. 过氧化物酶染色和苏丹黑染色阳性；b. 糖原染色阴性；c. 非特异性酯酶阳性；d. M_4、M_5 氟化钠抑制试验可抑制。③其他检查同急性淋巴细胞白血病。

5. 治疗

①诱导缓解：一旦获得骨髓缓解后有骨髓供体者应立即进行异基因骨髓移植。无骨髓供体者继续巩固治疗、维持治疗和庇护所预防。A. 经典治疗方案为：DAE(DA＋VP16)方案：DNR、Ara-C、VP16。B. M_3 型诱导缓解用全反式维甲酸(RA)，直至完全缓解，白细胞高者可同时用化疗方案。②巩固治疗：常用的方案：DAE、ACE、MidAC、CLASP、HA 等。③维持治疗：AML 除 M_3 以外，通常在 5～6 个疗程的强烈化疗后可以停药，不需要维持治疗，M_3 型通常要用 6-MP＋MTX 及维甲酸维持

1～1.5 年后考虑停药观察。④庇护所预防；诱导缓解期鞘注 2～3 次，缓解后巩固治疗中每疗程鞘注 1 次。

十四、儿童淋巴瘤

1. 概述

淋巴瘤是起源于淋巴结或结外淋巴组织的恶性肿瘤，在儿童及青少年时期的恶性肿瘤中占第 3 位（仅次于白血病及脑瘤），约占儿童恶性肿瘤病例的 15%左右。其发病率约 1.63/10 万，包括非霍奇金淋巴瘤和霍奇金淋巴瘤。

2. 非霍奇金淋巴瘤（non-Hodgkin's lymphoma，NHL）

（1）病理分型：儿童常见的 4 种病理类型：①T(B)淋巴母细胞性淋巴瘤/白血病（lymphoblastic lymphoma，LBL）。②伯基特和伯基特样淋巴瘤（burkitt and Burkitt like BL and BLL）。③大细胞间变性淋巴瘤（anaplastic large cell lymphoma，ALCL）。④弥漫大 B 细胞淋巴瘤（diffuse large b-cell lymphoma，DLBCL）。

（2）临床表现：①一般表现：主要表现为浅表或深部淋巴结无痛性、进行性肿大，肿瘤引起的压迫症状和肿瘤转移到各个脏器引起的相应表现。原发于结外的淋巴瘤可表现皮肤结节和皮疹、肺间质改变、骨破坏等。此外，部分患儿有发热、消瘦、盗汗、皮肤瘙痒等全身症状（B 症状）。

②不同病理类型的临床特点

T(B)淋巴母细胞型淋巴瘤/白血病：为多发于年龄较大之男性儿童，常有巨大的前纵隔肿块及胸腔积液，由于肿物压迫常引起上腔静脉压迫综合征及呼吸困难，极易扩散到骨髓及中枢神经系统，颈及腹腔淋巴结肿大也较常见。临床进展快。

B 细胞淋巴瘤：包括伯基特或伯基特样及弥漫大 B 细胞淋巴瘤，原发部位以腹腔淋巴结肿大或腹部肿物为最常见，故临床常表现腹痛、腹水、腹膜炎、复发性肠套叠或肠穿孔、肠出血等急腹症表现。本型临床凶险，进展快，极易扩散到肝、脾、肾、骨髓，及中枢神经系统，颌面部及鼻咽腔、扁桃体也为本型常侵犯的部位。

大细胞间变性淋巴瘤：临床表现除淋巴结肿大外，主要特点为结外淋巴瘤多见，可发生在骨骼导致骨缺损，皮肤侵犯表现皮下结节或皮疹，肺间质改变也较常见，罕见中枢神经系统转移及进展为白血病，但骨髓常表现淋巴组织细胞的变异，多有发热等B症状。

(3)临床分期：儿童淋巴瘤分期国际常采用 St. Jude 分期(表3-16)。

表 3-16　儿童淋巴瘤分期

分期	临床表现
Ⅰ期	单个淋巴结区或结外肿瘤，但纵隔及腹部肿块除外
Ⅱ期	单个结外肿瘤伴局部淋巴结受累
	膈肌同侧 2 个或 2 个以上淋巴结区受累
	膈肌同侧 2 个单独的结外肿瘤，伴或不伴区域淋巴结受累
	原发于胃肠道肿瘤，常在回盲部伴或不伴有肠系膜淋巴结受累，均被完全切除的
Ⅲ期	膈肌两侧有单独的结外肿瘤
	膈肌两侧有 2 个或更多的淋巴结病变所有原发于胸腔的肿瘤(纵隔、胸膜、胸腺)
	所有广泛原发于腹腔内的病变
	所有脊柱旁或硬膜下的肿物，不论其他部位是否受累
Ⅳ期	以上任何病变加中枢神经系统或骨髓浸润

(4)辅助检查：①血液常规：有不同程度的贫血，Ⅳ期患儿白细胞高并可见幼稚淋巴细胞，伴有血小板减少。②血生化：血尿酸、LDH 等明显升高。③骨髓象：Ⅰ～Ⅲ期多正常，Ⅳ期患儿骨髓中见大量肿瘤细胞(淋巴瘤细胞)。④淋巴结活检：主要是经病理检查确诊并做免疫组织化学和基因检测进一步做病理类型、细胞来源分型和预后评估。⑤其他检查：通过 X 光、CT、MRI、PET 等检查确定瘤灶的部位，做分期评定。

(5)鉴别诊断：①淋巴结肿大伴发热性疾病(病程超过 5 天)：传染性单核细胞增生症，结缔组织病，败血症，结核病等。

②其他肿瘤性疾病：霍奇金病、胸腺瘤、神经母细胞瘤、间皮瘤等。

(6)治疗及预后：①治疗策略：a. 化疗：目前国际上治疗淋巴瘤的主要手段。b. 手术：主要用于诊断及腹部肿物、其他部位巨大肿物的切除。c. 放射治疗：仅用于鼻咽等局部治疗。d. 造血干细胞移植：高危患儿及复发患儿可考虑行造血干细胞移植治疗。e. 生物治疗：针对不同肿瘤的免疫标志行免疫靶向治疗。②化疗：根据分期、组织类型不同、危险因素不同、选择不同的治疗方案。由于 NHL 恶性度高、进展快，很少有局限病灶，故多采用联合化疗。化疗总体 5 年 EFS 在 70%～80%。

淋巴母细胞型：多应用与 ALL 相似的联合化疗方案及脑白预防方案。

B 细胞淋巴瘤：手术对能完全切除的病灶有较好的治疗效果。不能完全切除的患儿多应用短疗程的强烈化疗(6～8 个月)主要药物包括：烷化剂、大剂量 MTX、阿霉素类、长春新碱、VP16、Ara-c 等。

间变性大细胞型：治疗上也有明显的不均一性，多为联合强烈化疗后再进行 6 个月到一年的维持治疗。

3. 霍奇金淋巴瘤(Hodgkin's Lymphoma, HL)

又称霍奇金病(HD)，是以独特的病理类型即 Reed-Sternberg 多核巨细胞(R-S 细胞，又称镜影细胞)增生为特点。我国 HD 约占儿童淋巴瘤的 10%～15%。

(1)病理分型：①结节性淋巴细胞为主型。②经典型：A. 结节硬化型(NSHL)；B. 混合细胞型(MCHL)；C. 富于淋巴细胞型(LRCHL)；D. 淋巴细胞消减型(LDHL)。

(2)临床表现：①临床主要表现与非霍奇金淋巴瘤类似，表现为无痛性、进行性淋巴结肿大。好发部位依次为：颈、颌下、锁骨上、腹腔淋巴结、纵隔淋巴结等。②可发生于结外淋巴组织引起脏器侵犯，如发生于骨引起骨破坏，病灶也可在肺、胃、肠壁、肝脾等引起相应部位的症状。③通常临床进展相对缓慢，病程较长。④全身症状：部分患儿可以出现反复发热(T39℃)、消瘦(体重减少 10%以上)、盗汗和皮肤瘙痒等，我们通常称为“B 症状(B symptoms)”。

(3)辅助检查:①血象:多有轻至中度贫血,以正细胞正色素为主。白细胞、血小板数多正常。②骨髓象:多数正常。如有骨髓侵犯,则可见到 R-S 细胞。③淋巴结活检:找到 R-S 细胞可确诊。活检取材应注意取新近肿大的淋巴结,如全身淋巴结大,应取颈部淋巴结以增加阳性率。④其他检查:X 线检查:胸片、骨骼片、胃肠造影、肾盂造影;腹 B 超或胸腹 CT 或 MRI 检查等。

(4)临床分期:目前仍采用成人的淋巴瘤分期,即 Ann Arbor 分期,见表 3-17。

表 3-17　Ann Arbor 分期

分期	临床表现
Ⅰ	侵及单一淋巴结区或淋巴样结构,如脾脏、甲状腺、韦氏环等或其他结外器官/部位(ⅠE)
Ⅱ	在横膈一侧,侵及两个或更多淋巴结区,或外加局限侵犯 1 个结外器官/部位(ⅡE)
Ⅲ	受侵犯的淋巴结区在横膈的两侧(Ⅲ),或外加局限侵犯 1 个结外器官/部位(ⅢE)或脾(ⅢS)或二者均有受累(ⅢSE)
Ⅲ1	有或无脾门、腹腔或门脉区淋巴结受累
Ⅲ2	主动脉旁、髂部、肠系膜淋巴结受累
Ⅳ	弥漫性或播散性侵犯 1 个或更多的结外器官,同时伴或不伴有淋巴结受累

(5)治疗原则:①治疗策略:主要采用联合化疗+放疗。手术主要用于诊断及腹部肿物、其他部位巨大肿物的切除。②常用的化疗方案:COPP、ABVD、COPP/ABV 等。主要的药物包括:环磷酰胺、长春新碱、甲基苄肼、泼尼松、柔红霉素、博来霉素、长春花碱等。③放疗:目前多采用侵犯野的小剂量放疗。

(6)预后:长期存活率总体在 90%左右,Ⅰ期患儿存活率可达 100%。

十五、儿童时期的组织细胞增生症

儿童时期组织细胞增生症是以单核-巨噬细胞增生为共同

特点的一组疾病。病因与发病机制不十分清楚,分类困难。国际组织细胞协会将本病分为三类(表 3-18)。

表 3-18 儿童时期组织细胞增生症分类

	Ⅰ	Ⅱ	Ⅲ
疾病名称	①郎格罕细胞组织细胞增生症	①家族性嗜血淋巴细胞增生症(FEL)	①外周 T/NK 细胞淋巴瘤
	②幼年黄色肉芽肿	②感染相关性嗜血细胞增生综合征(IAHS)	②急性白血病:M_4,M_5 婴儿慢粒单
病灶的细胞学特点	树突状细胞	网状吞嗜细胞	单核-巨噬细胞系统恶性肿瘤性细胞增生
治疗	局部病灶刮除,全身病灶化疗	化疗,异基因骨髓移植	抗肿瘤化疗

1. 郎格罕细胞组织细胞增生症(LCH)

(1)概述:LCH 以前曾称为组织细胞增生症 X,是一组病因与发病机制不清楚的增殖性疾病。认为 LCH 是由于免疫紊乱而致树突状细胞克隆性增生所致。

(2)病理:病灶部位找到大量组织细胞,电镜下找到类似网球拍样的 Birbeck 颗粒为其特征。还可见中性粒细胞、嗜酸性粒细胞、巨噬细胞和淋巴细胞不同程度增生。并可见局灶性坏死、出血、纤维化等。

(3)临床表现:多样化。①80%的患儿有骨的侵犯,按其发生频率依次为:颅骨、髂骨、脊椎骨、肩胛骨、上颌骨、股骨、骨盆骨、肋骨、眶骨和漂浮齿。②约 50%患儿可见典型的皮疹,主要分布于躯干、头皮及耳后。特点为:初起为淡红色斑丘疹,继之有出血、渗出;皮疹表面结痂、脱屑。触之有刺痒感;脱痂后留有色素脱失斑或色素沉着。新旧皮疹可同时存在,成批出现。③脏器浸润(肝、脾、肺、肠道)并有功能障碍者约占 20%。表现为肝脾肿大，肝功异常，黄疸、咳嗽、腹泻等。有骨髓侵犯者可引起贫血、血小板减低等。淋巴结受侵而肿大者约占 33%。④脑下垂体受侵犯者约占 15%。可出现尿崩、生长障碍，部分患儿 X 线片可见蝶鞍破坏。⑤全身表现：发热，体重下降，易激惹或精神萎靡。

(4)临床分型：①传统分型将本症分为：骨嗜酸细胞肉芽肿、韩-薛-柯综合征和勒雪病三型，三型的病变严重程度递增。②目前评价病变的严重程度常采用的为 Lavin 和 Osband 分级，按年龄、受累器官、器官功能受损，通常分为四级。阳性率越高、相加分值越高，临床表现越重，预后越差，生存率越低。

(5)辅助检查：①X 线检查：做可疑病灶部位的 X 线检查。②实验室检查：血液常规、肝脏功能、免疫功能(Ig、T 细胞亚类)，血气分析，尿比重，血电解质等项检查可协助诊断。③病理学检查：是最重要的依据。可取皮疹、淋巴结、牙龈、骨缺损等部位肿物做活体病理检查，除做普通病理外，还应做免疫组化 S-100 染色和(OKT6)CD1a 测定，电镜下找 Birbeck 颗粒。

(6)诊断：根据 1987 年国际组织细胞协会的诊断标准，将本病的诊断可信度分为三级：①初步诊断：仅依靠光学显微镜下病理所见。②明确诊断：光学显微镜检查所见加下列 4 项中的 2 项指标：a. ATP 酶阳性；b. S-100 蛋白阳性；c. a-D-甘露糖酶阳性；d. 花生凝集素阳性。③最终诊断：光学显微镜检查所见加电镜下发现病变细胞内有 Birbeck 颗粒和/或 CD1a 单抗染色阳性。

(7)治疗及预后：本症病情轻重悬殊，部分患儿可自愈。多数患儿，尤其婴幼儿病情进展快，死亡率高。近年来应用化学治疗后，死亡率下降至 10%以内。①手术治疗及放疗：单纯骨损害者，如仅为单一局灶病变，可采用外科刮除术，即可痊愈。或采用局部放疗。②化学治疗：多脏器受损及多发性骨破坏者应做化疗。目前通用方案为国际组织细胞协会的 LCH Ⅰ～Ⅲ号方案，一般主张 1～2 种药搭配应用，不主张强烈化疗，总疗程在 6～12 个月。常用的药物主要有：长春花碱、泼尼松、环磷酰胺、足叶乙甙等。③免疫治疗：对Ⅲ～Ⅳ期患儿除化疗外，应适当给予免疫治疗，如胸腺肽、α-干扰素、ATG、环孢菌素-A 及 2-CDA。

④对症治疗：合并感染者应积极抗感染，有尿崩症者可给垂体后叶素-加压素治疗等。

2. 儿童嗜血细胞增生综合征

(1)概述：先天遗传因素或后天感染等诱因而导致的巨噬细胞活化，表现为细胞因子风暴及全身组织器官弥漫性吞噬性组织细胞浸润。常在骨髓中发现嗜血细胞。

(2)分类：①原发性或家族性嗜血细胞增生综合征(FHPS 或 FHL)：少见的常染色体显性遗传性疾病，婴幼儿多见，发病率0.12/10 万，中位发病年龄 2.9 个月。②继发性嗜血细胞增生综合征(SHPS)：A. 感染(病毒)相关性(IAHS)：常发生于免疫缺陷及免疫紊乱者，常继发于病毒感染，如 EBV、HPV、CMV、细小病毒、腺病毒、麻疹病毒等，也可以继发于细菌、真菌和原虫等。B. 肿瘤相关性(MAHS)：常继发于淋巴瘤和白血病等血液肿瘤，以霍奇金淋巴瘤和间变性大细胞淋巴瘤最常见。

(3)临床及实验室特点：①发热、肝脾肿大、血细胞减少。②高甘油三酯血症、低纤维蛋白血症、凝血功能障碍。③肝功异常、乳酸脱氢酶升高，铁蛋白升高。④脑脊液蛋白升高、轻度细胞数增加。⑤其他：淋巴结病、皮疹、黄疸、水肿。⑥病理：广泛的淋巴细胞和成熟巨噬细胞浸润，有时可见嗜血细胞。肝脏有慢性持续性肝炎表现。嗜血细胞见于：肿大的肝脏、脾脏、淋巴结、骨髓、脑脊液。⑦其他实验室检查：NK 细胞活性减低，血清、脑脊液中细胞因子增加：铁蛋白≥500mg/L，可溶性 CD25(即可溶性 IL-2 受体)≥2400U/ml。⑧无恶性病的证据。⑨HLH 的分子诊断：穿孔素基因(perforin gene)及 hMunc13-4 基因在诊断中有一定意义。

(4)诊断要点：只需满足以下 1 或 2 中任何一项，HLH 的诊断即成立。①具有 HLH 的分子学诊断。②满足 HLH 的诊断标准(符合上述临床特点 8 条中的 5 条)。

(5)鉴别诊断：①原发与继发鉴别：注意问家族史、肿瘤史、免疫性疾病、前趋感染史。②恶性肿瘤：临床症状相似，骨髓特殊细胞相似，特别是间变性大细胞淋巴瘤和外周 T/NK 细胞型淋巴瘤。③可以引起 HLH 现象的其他疾病。

(6)治疗：缺少特效治疗。主要治疗目的是抑制淋巴细胞及巨噬细胞的活化。除对症治疗外，可考虑免疫治疗和化疗，通常应用肾上腺皮质激素，环孢菌素 A 及 VP16 等化疗药物，有条件可行造血干细胞移植(SCT)。

(7)预后：临床预后差，多死于出血及多脏器衰竭。急性期未经治疗的死亡率达 50%。CNS 并发症是 HLH 最主要的远期后遗症。基因类型、NK 细胞活性(NK-3 缺陷)影响预后。

第十一节　肿瘤和肿瘤治疗的常见并发症

一、儿童恶性肿瘤的分类、临床表现和体征

儿童恶性肿瘤主要分为两大类：血癌和实体瘤。血癌包括各类白血病和淋巴瘤等；实体瘤主要有神经母细胞瘤、肾母细胞瘤、肝母细胞瘤、生殖细胞肿瘤、横纹肌和非横纹肌肉瘤、中枢神经系统肿瘤、骨肿瘤、视网膜母细胞瘤等。

表 3-19　儿童恶性肿瘤的常见体征及症状

类　型	体征/症状
白血病	跛行，肝大，脾大，瘀点/斑，骨痛，贫血，血小板减少
淋巴瘤	盗汗，瘙痒症，喘鸣，持续的呼吸道症状，胃肠道出血，背痛，肝大，脾大，头、颈、中纵隔或腹部包块
组织细胞病	多尿，烦渴，耳流脓，肝大，脾大，皮肤损害，溶骨性骨破坏，肺浸润，贫血，血小板减少
肾母细胞瘤	腹部包块，血尿，高血压
神经母细胞瘤	腹部、头、颈或后纵隔包块，跛行，腹泻，高血压，斜视眼阵挛-肌阵挛，眶周瘀斑，霍纳综合征，喘鸣，持续的呼吸道症状，皮下结节等
中枢神经系统肿瘤	易激惹，头痛，呕吐，抽搐，颅神经麻痹，视力改变，突眼，共济失调
生殖细胞肿瘤	生殖腺内肿瘤：常见男孩阴囊肿胀或包块，女孩腹部活动性包块伴腹痛或有压痛；生殖腺外肿瘤：常见骶尾部包块、排便困难，腹部包块

续表

类 型	体征/症状
骨肿瘤	跛行，背痛，持续性的肢体疼痛，骨包块或骨折
视网膜母细胞瘤	白瞳症，不对称红光反射，眼眶炎，眼前房出血，瞳孔不等大

二、肿瘤并发症

肿瘤并发症是由肿瘤本身和肿瘤诊断治疗所引起的，如肿瘤压迫、侵犯或肿瘤代谢相关所造成的如上腔静脉压迫综合征、脊髓压迫症、肿瘤溶解综合征等；肿瘤治疗中常见的白细胞减少和发热、骨髓移植后的移植后抗宿主病等。

（一）肿瘤溶解综合征

1. 概述

由于肿瘤增长过快引起坏死，或早期放、化疗治疗中，大量肿瘤细胞迅速死亡，核酸分解剧增，细胞内成分释放入循环，导致包括高尿酸血症、高钾血症、高磷血症和低钙血症等代谢紊乱，最后发生急性少尿性肾衰竭。常见于伯基特淋巴瘤/白血病、T 细胞急性淋巴细胞白血病及初期化疗时，实体瘤少见。

2. 临床表现

常无症状，仅在出现特征性试验室代谢异常时发现。可有少尿、恶心呕吐、嗜睡、尿液混浊、肾绞痛和高尿酸继发的关节痛，可伴有肾衰竭、心律失常、癫痫发作、痉挛和猝死。

3. 预防和治疗

①水化碱化：化疗前或化疗中每日入量保持 3000ml/(m^2 · d)，其中 5%的碳酸氢钠 100～130ml/m^2＋10%的葡萄糖 3 倍量配成等张液，余下量以糖维持液补齐，总张力 1/2 张左右。维持尿量 125ml/(m^2 · h)、尿比重＜1.010、pH7.0 左右，以减少尿酸结晶形成。如果尿 pH＞7.5 就要减少碳酸氢钠用量以避免钙磷沉积。②口服别嘌呤醇 100mg/(m^2 · 次)，q8h 或 10mg/(kg · d)，q8h；尿酸氧化酶，每次 2mg/(kg · d)，第 2 天尿酸正常则停

用，一般不超过 2 天。③监测血钾、钙、磷酸盐、尿酸水平以及尿常规和尿量，及时纠正电解质紊乱。④如有肾功能不全，总液量减至 $2000ml/(m^2 \cdot d)$用去钾糖维持液。可加用利尿剂，必要时进行透析。⑤开始化疗后如果监测血尿酸水平正常可以考虑停止碱化。

（二）脊髓压迫症

1. 病因

肿瘤生长至椎管内硬膜外腔，造成脊髓受压，甚至直接侵犯脊髓。神经母细胞瘤、恶性生殖细胞肿瘤、横纹肌肉瘤常从椎孔直接长入硬膜外腔，而转移瘤多见于脑瘤、白血病、淋巴肉瘤。

2. 临床表现

背痛（限局性、根性痛）、虚弱、感觉丧失、尿便潴留和下肢活动障碍及截瘫，主要与脊髓受压的节段相关。其恢复情况根据病情的时间和程度而定，如果压迫是渐进性的，神经损伤很可能是可逆性的。

3. 诊断

脊髓磁共振成像（MRI）对于脊髓压迫的定位准确且无损伤，是最优良的检查方式。脊柱 X 线片易漏诊。

4. 治疗

①出现神经系统异常表现的患儿应立即静脉应用地塞米松 $1\sim2mg/(kg \cdot d)$，并紧急进行脊髓 MRI 检查。②伴随背痛，但无明显神经系统异常表现的患儿可以口服地塞米松 $0.25\sim0.5mg/(kg \cdot d)$，q6h，并在 24h 内进行脊髓 MRI 检查。注意类固醇激素的应用可能影响恶性淋巴瘤的诊断，因此要尽早进行相关诊断检查。③如果肿瘤性质已经明确，对敏感肿瘤进行化疗，否则请神经外科会诊。④如果肿瘤性质不明确，应进行神经外科手术为脊髓减压，同时取活检或手术切除部分肿瘤明确诊断。

（三）颅内压增高

1. 病因

多见于脑转移瘤和脑瘤所致的脑室梗阻、脑脊液循环梗阻。

2. 临床表现

头痛、易激惹、嗜睡、呕吐（特别是喷射性呕吐）。

3. 诊断

进行头颅 CT 或 MRI。MRI 对于后颅窝肿瘤较敏感。监测生命体征以发现库欣综合征（即高血压、心动过缓、呼吸过缓），眼底镜检查发现视神经水肿都有助于诊断。

4. 治疗

①颅高压的常规治疗。②如果发现颅高压由于肿瘤引起，静脉加用地塞米松 2mg/(kg · d)，q6h。③急请神经外科会诊。

（四）脑血管意外

1. 病因

由于肿瘤本身或化疗相关并发症，出现脑栓塞、脱髓鞘改变。如高白细胞血症造成的凝血异常、血小板减少以及左旋门冬酰胺酶所致出凝血异常和血管内皮的损伤等。

2. 临床症状

表现为中枢性对应部位的偏瘫、癫痫、性格情绪改变等，治疗及时一般都是可逆性的。

3. 诊断

如果怀疑静脉血栓要进行头颅增强 CT、MRI、磁共振动脉血管成像（MRA）、磁共振静脉血管成像（MRV）。

4. 治疗

①输注血小板、新鲜冰冻血浆（FFP）以补充凝血因子（例如当左旋门冬酰胺酶引起的凝血因子消耗时）。②如果 MRI 检查没有发现静脉出血，立即应用肝素，继而应用华法林以防治血栓形成。③停止使用门冬酰胺酶。④溶栓治疗，神经营养药物，支持疗法，抗癫痫治疗等。

（五）上腔静脉压迫综合征（SVCS）

1. 概述

SVCS 为临床上最常见的肿瘤急症，需要紧急处理以缓解症状。

上腔静脉位于上纵隔右前方，管壁薄、压力低，故易受外来压迫造成阻塞。其周围被右主支气管、动脉、胸腺和淋巴链所包绕。上腔静脉汇集头、颈、上肢、胸部的血液，回流至右心房，发生阻塞可导致上述静脉区域回流障碍，压力增高，引起急性和亚急性呼吸困难，进一步发展可导致缺氧和颅内压增高。

常见于霍奇金病、非霍奇金淋巴瘤、急性淋巴细胞白血病（T系）、前纵隔肿瘤如生殖细胞肿瘤等。

2. 临床表现

面部肿胀、颈静脉扩张、上肢和胸部静脉回流受阻、淤血、水肿；端坐呼吸、呼吸困难。

3. 诊断

胸X线片可见纵隔增宽、CT或MRI可见右肺门肿块，经皮穿刺或胸腔镜取活检尽可能明确诊断。

4. 治疗

①一般处理：立即卧床，抬高床头和吸氧。通过下肢静脉输液，以避免加重症状。限制盐的摄入。②活检：如果患儿能够耐受镇静和全身麻醉，应在治疗前行病理活检（例如骨髓穿刺、胸腔穿刺、淋巴结活检）。③在有威胁生命的气道梗阻或呼吸窘迫综合征时，给予抢救性治疗：小剂量激素或化疗。

（六）高白细胞血症

1. 病因

常见为急性髓性白血病（AML），特别是早幼粒白细胞白血病（M_3 型）。患儿白细胞计数达10万/mm^3、ALL患儿超过30万/mm^3即可诊断。

2. 临床表现

肺内白细胞淤滞导致低氧血症和呼吸困难，颅内血管白细胞淤滞导致神志改变、头痛、惊厥、视神经水肿，并可出现腹痛、胃肠道出血、阴茎异常勃起，以及肾衰竭肿瘤溶解综合征。有出血倾向，易出现DIC。

3. 治疗

①必要时输注血小板，维持血小板数＞200×10^9/L以减少

颅内出血的危险。②尽量避免输注红细胞以免增加血液黏稠度(保持血红蛋白≤10g/dl)。如果必须输血可以考虑部分换血。③水化碱化、应用尿酸代谢药。④如果患儿凝血异常则应用FFP和维生素K。⑤如果患儿有中枢神经系统以及肺部症状，应在细胞毒药物化疗前进行白细胞分离术，滤出过多白细胞。

三、化疗中的发热和白细胞减少

恶性肿瘤并发感染，特别是粒细胞低下伴发热者常处于危急状态，需要及时有效的治疗，否则会因严重感染危及生命。

1. 定义

发热：24h内体温>38.3℃×1次或体温>38.0℃×2次。

白细胞减少：中性粒细胞绝对值(ANC)<500或目前≥1000，但预期会下降。中性粒细胞绝对值=WBC×(%中性+%杆状粒细胞)。

2. 临床表现

化疗后5～7天左右出现发热、呼吸道症状、寒战、腹痛及腹泻等。查体：应包括导管部位、切口部位、口咽部、皮肤、肛门周围等，寻找感染灶。

3. 辅助检查

血常规及分类、CRP、血培养(包括中心静脉导管)、尿常规、尿培养(注意无菌)、便常规、便培养、咽拭子等。

根据症状检查：胸X线片、腹部B超或CT。

4. 治疗

(1)抗感染治疗：为了不延误治疗，采取标本后应立即开始治疗。①根据经验和既往药敏，首先采用覆盖革兰氏阴性和革兰氏阳性菌的抗生素，危重者用两联抗生素且能覆盖绿脓杆菌的药物，连续静点3天，72h后体温正常、白细胞恢复继续使用抗生素3天。②72h后若体温仍不能控制，根据细菌培养和药敏结果调整药物；培养结果阴性者，重复血培养，加用三代头孢药物、万古霉素，增加抗革兰氏阴性和革兰氏阳性菌的力度。③如果发热持续4～7天，考虑应用四代头孢；应用后仍发热超过2天以上，增加剂量。中性粒细胞减少超过7天考虑应用抗真菌药。

④中心导管持续培养阳性，考虑拔除。

(2)升白药物治疗：合并粒细胞低下的发热者，立即皮下注射集落细胞刺激因子(GM-CSF、G-CSF)，每日1次，一般不超过3天；每日复查血常规，WBC≥3000或ANC≥500停用。一般很少需要输注白细胞。

(3)丙种球蛋白使用，可以调节免疫功能。

(4)其他：消毒隔离，防止交叉感染；注意个人卫生；避免侵入性操作，如手术、骨穿等。

四、骨髓移植常见并发症

(一)移植物抗宿主病(GVHD)

1. 病因

主要由于造血干细胞移植后，T淋巴细胞活化增殖过度失调而分泌多种淋巴因子、细胞因子，直接和间接造成靶细胞的损伤，可以导致死亡。危险因素包括HLA不合、放疗、性别不合和年龄。

2. 临床表现

通常发生于移植后100天内。初期为皮肤斑丘疹，有的发展为大疱样，继而出现表皮坏死样改变。实验室检查提示肝功异常，特别是直接胆红素和碱性磷酸酶明显升高。胃肠道症状包括食欲减退、消化不良、恶心、呕吐、痉挛性腹痛和腹泻。

3. 诊断

出现三联征即典型皮疹、痉挛性腹痛腹泻和血胆红素升高应考虑此病，皮肤或直肠活检病理可以提供组织学依据。

4. 预防和治疗

①预防包括供者骨髓去T细胞或免疫调节。常用的辅助药物包括甲氨蝶呤和泼尼松。②类固醇激素为一线治疗用药。常用二线用药包括他克罗姆、西罗莫司、抗胸腺细胞球蛋白和吗替麦考酚酯。补骨脂素加长波紫外线照射(PUVA)可以治疗皮肤GVHD病变。喷司他丁是一种有效治疗皮肤和口腔GVHD的药物。③对于慢性GVHD，可用单克隆抗体如Infliximab(抗肿瘤坏死因子-α)辅助治疗。此外沙利度胺(又名反应停)也是治疗

慢性 GVHD 的有效药物。

（二）静脉闭塞病（窦状小管梗阻综合征）

1. 病因

造血干细胞移植或大剂量肝放疗后肝内末端小静脉和肝管纤维化闭塞。典型病例在 3 周内发生。无关、不合的移植增加本病的发生率，而自体移植者很少发生。

2. 临床表现

肝脏增大、右上腹痛、黄疸、水肿、腹水以及体重陡然增加。

3. 辅助检查

①肝脏超彩以发现门静脉血液反向流动。②MRI 检查。③胆红素和转氨酶（AST、ALT）升高。④凝血酶原时间（PT）延长以及Ⅷ因子水平的下降。⑤肝门静脉压力梯度是一个有效的诊断方法，但这是有创性的。压力梯度超过 10mmHg 即提示静脉闭塞病的发生。

4. 预防和治疗

①预防用药包括对熊去氧胆酸和-谷氨酰胺。其他的预防措施包括去 T 细胞移植、应用低分子量肝素以及小量肝素静滴。②治疗包括去纤苷酸（Defibrotide）或阿替普酶（Alteplase）（组织纤溶酶原激活药），也可与肝素联用。应限制液体和钠的摄入。若患儿抗凝血酶水平低，予输注抗凝血酶是有益的。对严重病例，进行经颈静脉肝内门体分流术（TIPS）以减少门静脉压力。对于危重病例，可以考虑肝移植。

五、抗生素在肿瘤患儿中的预防性治疗

表 3-20　常见病原及治疗

病原菌	抗生素	适应证
肺孢子虫	复方新诺明，氨苯砜或双戊烷	每个化疗和骨髓移植方案（化疗后至少服 6 个月，骨髓移植后至少服 12 个月）

续表

病原菌	抗生素	适应证
单纯疱疹病毒	阿昔洛韦(带状疱疹、水痘、皮肤黏膜的单纯疱疹病毒的剂量是不同的)	若患儿或供者的单纯疱疹病毒或巨细胞病毒阳性,在骨髓移植后应用。再次发生带状疱疹时应用
白色念珠菌	氟康唑或伏立康唑	骨髓移植后(最少应用28天)
革兰氏阳性菌	青霉素	骨髓移植后(至少应用1个月)

第十二节　肾脏疾病

一、急性肾小球肾炎

是指一组起病急,以浮肿、血尿、高血压为主症的儿童时期常见的肾小球疾病,它包括多种病因,儿科以急性链球菌感染后肾小球肾炎最多见。病理呈弥漫性毛细血管内增生改变。

1. 临床表现

发病前1～3周多有呼吸道感染或皮肤感染病史。①浮肿:多为轻至中度浮肿,非可凹性。②血尿:为全程均一的血尿,多数早期为肉眼血尿,色如茶水或洗肉水;少数为镜下血尿。③高血压:在发病初1～2周约80%～90%的患儿可有程度不等的高血压。随病情好转,尿量增多,浮肿消退,血压逐渐恢复正常。④少尿。

2. 合并症

①急性循环充血及充血性心力衰竭。②高血压脑病:头痛、呕吐、视力模糊,重症抽风、昏迷。③急性肾功能衰竭。

3. 辅助检查

①尿常规:肉眼血尿或镜下血尿,尿蛋白+～+++,可见

红细胞管型和颗粒管型。②尿红细胞形态学检查：符合肾小球性血尿。③血常规：白细胞总数正常或稍高。④胸片：肺纹理粗重，重症呈肺水肿表现；心影正常或丰满。⑤血沉：中度增快。⑥抗链球菌溶血素"O"：约70%～80%滴度升高。⑦血清补体：急性期（发病初2～3周）总补体（CH50）及C3多降低，6～8周恢复正常。

4. 治疗

（1）一般治疗：急性期应卧床休息，记出入量。低盐（≤1～2g/d）、适当低蛋白饮食。尿少且水肿重者，应限制液体入量。注意保证足够热卡和维生素B、维生素C。

（2）针对感染灶治疗：选用青霉素。对青霉素过敏者选用其他链球菌敏感的抗生素。疗程10～14天。

（3）对症治疗：①利尿剂：用于水肿严重、高血容量的患儿。A. 呋塞米：1mg/(kg·次)，1日2次。可口服或肌注。静脉输注仅用于少尿重症。B. 双氢克尿噻：1～2mg/(kg·d)，分2～3次口服。②降压药：A. 利血平：首剂按0.07mg/(kg·次)[最大剂量≤1mg/次]，肌注，每日1～2次。B. 钙拮抗剂：a. 硝苯吡啶（心痛定）：0.25～0.5mg/(kg·次)，每日3～4次，舌下含服。b. 尼群地平：5～10mg/次，1次/d，口服。c. 苯磺酸氨氯地平（络活喜）：2.5～5mg/次，1次/d，晚服。C. 血管紧张素转化酶抑制剂（ACEI）：巯甲丙脯氨酸（开搏通），剂量6.25～12.5mg/次，间隔6～8h口服（肾功能严重受损时不用）。D. 酚妥拉明：0.5～1mg/(kg·次)，溶于10%葡萄糖溶液中，静点，q4～8h可重复。E. 高血压脑病：硝普钠0.5～8μg/(kg·min)，持续静脉点滴。

（4）急性肾衰竭及循环充血治疗：见"急性肾衰竭"部分。

二、原发性肾病综合征

是一组由多种病因所引起的肾小球滤过膜通透性增加，导致大量血浆蛋白从尿中丢失的综合征。临床特点是高度水肿、大量蛋白尿、低白蛋白血症、高胆固醇血症。

1. 临床分型

（1）单纯性肾病：符合四大临床特点即高度水肿、大量蛋白尿、低白蛋白血症、高胆固醇血症。

(2)肾炎性肾病：除上述四大临床特点外，还有以下临床表现之一：①高血压：学龄前儿童＞16/11kPa(＞120/80mmHg)；学龄儿童＞17/12kPa(＞130/90mmHg)。②氮质血症：血尿素氮(BUN)＞10.7mmol/L(＞30mg/dl)。③血尿：尿RBC＞10/HP(2周内≥3次以上离心尿检查)。④持续性低补体血症：血清总补体或C3持续降低。

(3)先天性肾病综合征：大量蛋白尿和低白蛋白血症是诊断的必备条件。

2. 并发症

感染、低血容量性休克、急性肾衰、高凝状态、血栓栓塞、肾小管功能紊乱、蛋白质和热卡不足性营养不良及微量元素缺乏。

3. 辅助检查

(1)尿蛋白：尿蛋白定性(＋＋＋)，24h尿蛋白定量≥50mg/(kg·d)或＞40mg/(m^2·h)。或随机或晨尿尿蛋白/肌酐(mg/mg)≥2，肾炎性肾病时可见红细胞。

(2)血浆白蛋白＜30g/L(＜3g/dl)。

(3)血胆固醇＞5.17mmol/L(＞220mg/dl)。

(4)合并肾衰的肾病患儿可有氮质血症及水电解质平衡紊乱。

(5)血沉快。

(6)肾活检：ISKDC(国际儿科肾脏病研究小组)将其分以下病理类型：①微小病变型(MCNS)；②局灶节段性肾小球硬化(FSGS)；③膜增殖性肾炎(MPGN)；④系膜增生性肾炎(MsPGN)；⑤膜性肾病(MNS)。

4. 治疗

(1)饮食疗法：低盐、低蛋白、低脂肪、热量充足的饮食。饮食中应含充足的维生素及微量元素等。

(2)药物治疗：①糖皮质激素，多选用中效制剂，如泼尼松。A. 短程疗法：泼尼松足量2mg/(kg·d)[总量≤60mg/d]，总疗程8～12周。B. 中-长程疗法：泼尼松足量2mg/(kg·d)(总量≤60mg/d)，分2～3次口服，足量4～8周后，将激素减量改为间歇疗法，总疗程 6～12 个月或更长。C.“拖尾巴”疗法：对经常反复的肾病患儿在完成上述中-长程疗法后，保留一较小剂量（如 5～7.5mg/次，qod，或 0.25mg/(kg · 次)，qod，即＞反复的阈值量）维持 6 个月左右。D. 甲基泼尼松龙冲击疗法：可应用于部分激素耐药、激素依赖肾病患儿。②免疫抑制剂：用于激素耐药、激素依赖或勤反复的肾病患儿。A. 环磷酰胺：口服或静脉给药。静脉：10～15mg/(kg · 次)，每周 2 次；或 0.5g/(m^2 · 次)，每月 1 次（累积总剂量≤200mg/kg）。注意水化、碱化。B. 环孢素 A：3～5mg/(kg · d)，疗程 3～6 个月或更长；需监测血药浓度（100～200ng/ml）。C. 霉酚酸酯（骁悉）：成人初始剂量：1.0～1.5g/d，3～6 个月减量：小儿 20～30mg/(kg · d)，分 2 次口服（最大量 1g，bid），疗程 12～24 个月。D. 雷公藤多甙 1mg/(kg · d)[总量＜40mg/d]，3～6 个月为 1 个疗程，可骤停或缓慢减量停药。③抗凝治疗：A. 抗凝剂：肝素、华法林等。B. 纤溶药物：尿激酶：首次负荷量为 60 000U/次，次日给予维持量，一般给予负荷量的 1/2。阿魏酸哌嗪（保肾康）：10～15mg/(kg · d)，一般最大量为 600mg/d，分2～3 次服用。C. 抑制血小板黏附和聚集药：潘生丁 3～5mg/(kg · d)，分 2～3 次服用。④高脂血症的治疗：饮食控制为主，给予低脂、低胆固醇的饮食。

(3)对症、支持治疗：严重浮肿、少尿时给予人血白蛋白 0.5～1g/kg. 次或低分子右旋糖酐静点：反复感染者给予丙种球蛋白 400mg/kg 次，连用 3～5 天。

三、泌尿系感染

是指尿路内有大量细菌繁殖（细菌计数≥10^5/ml，为真性细菌尿）而引起泌尿系某一部位的炎症，包括肾盂肾炎、膀胱炎和尿道炎。绝大多数由革兰氏阴性杆菌引起，主要感染途径为上行性感染。

1. 临床表现

①全身感染症状，如发热、腰痛、全身不适等，同时伴有膀胱激惹症状——尿频、尿痛和尿急。A. 上尿路感染：全身症状重，脓尿严重。B. 下尿路感染：主要为膀胱激惹症状。②年龄组特

点:A. 新生儿期:主要表现为全身感染症状。B. 婴幼儿期:高热、非特异性全身症状,多缺少"膀胱激惹症"。C. 儿童期:临床症状多典型,与成人类似。

2. 辅助检查

①尿常规:镜检离心尿白细胞>5 个/HP,或可见成堆脓细胞,偶可见白细胞管型。②尿涂片检查:新鲜尿液涂片,革兰氏染色检查 10 个/HP,如平均>1 个细菌/油镜,有诊断意义(提示真性细菌尿)。③中段尿培养、计数+敏感试验:如培养阳性,且计数>10^5/ml。可确诊尿路感染。④辅助诊断试验:对疑诊的患儿,可做以下试验协助诊断:A. 亚硝酸盐试验:阳性者有助诊断。B. 每小时白细胞排泄率:>30 万/h 为阳性。⑤定位诊断(上、下尿路感染)检查:A. 临床定位诊断。B. 实验室定位(如 ACB 法,即抗体包裹细菌法)。⑥其他检查:当泌尿系感染反复发作或迁延不愈时,需做进一步检查,除外膀胱输尿管反流。检查包括腹部 X 线摄片、静脉肾盂造影(IVP)、同位素肾扫描、B 超、逆行肾盂造影、排泄性膀胱尿道造影(VCUG)、尿路器械检查等。

3. 治疗

(1)一般治疗:卧床休息、多饮水及保证液体入量。外阴部清洁护理。

(2)抗生素的选择:选择对致病菌敏感、不易产生耐药性、肾毒性小的抗生素。如复方羟氨苄青霉素、头孢三嗪、头孢呋辛钠、呋喃妥因等。

(3)疗程:①首发泌尿系感染:多采用 1~2 种抗生素,疗程 7~10 天,上尿路感染 10~14 天。②再发泌尿系感染:A. 重新感染:同首发泌尿系感染。B. 复发泌尿系感染:多为上泌尿系感染,疗程 6~8 周,甚至更长,直至菌尿转阴。C. 持续性菌尿:表明治疗失败,可采用长疗程抑菌疗法:每晚睡前、排尿后服用 1 次单剂量抗生素,如呋喃妥因等;抗生素剂量为每日正常用量的 1/3 左右。疗程至少半年~1 年或更长,直至菌尿阴转才停药。停药后仍需定期复查,再发再治。

四、急性肾衰竭

肾功能在短期内突然下降，致机体不能维持内环境稳定，产生氮质代谢产物堆积、水电解质紊乱、酸碱失衡、尿量减少或无尿。

1. 病因

其病因常归纳为三类。①肾前性：任何原因引起血容量减少，导致肾血流下降，出现少尿或无尿。常见于婴幼儿时期的感染性腹泻、呕吐、脱水、外科手术大出血、烧伤、心力衰竭等。②肾性：A. 肾小球损伤引起肾实质疾病。B. 肾小管疾患：肾脏缺血、肾小管上皮坏死、中毒性病变等。C. 急性肾间质疾患：急性间质性肾炎、急性肾盂肾炎、药物过敏等。D. 肾血管疾病：肾动脉狭窄、肾静脉血栓等。③肾后性：尿路梗阻、先天尿路畸形、双侧肾盂输尿管连接部狭窄、肾结石(孤立肾结石嵌入输尿管)、肾结核、肿瘤压迫输尿管、磺胺结晶等。

在小儿时期任何肾衰的原因分析中不要忘记先天发育异常，如先天肾不发育或发育不全、多囊肾、尿路结构异常等。

2. 临床表现

(1)少尿型肾衰：①少尿期：尿量<400ml/d 或<250ml/m^{2}为少尿，<50ml/d 为无尿。少尿可突然发生、逐渐加重，持续时间与受损程度及病因有关。一般 10 天左右。少尿持续 2 周以上或病程中少尿与无尿间歇出现，提示预后不良，约 75%的患儿死于此期。

少尿期存在主要问题：A. 水潴留：表现为全身浮肿，胸腹水，严重者可发生心力衰竭、肺水肿、脑水肿，是此期死亡重要原因。B. 电解质紊乱：表现为三高三低，即高钾、高磷、高镁和低钠、低钙、低氯血症。C. 代谢性酸中毒：表现为萎靡、乏力、嗜睡、呼吸深长、面色灰、口唇樱桃红，可伴心律不齐，多随病情好转而消失。D. 氮质血症：首先出现消化道症状：食欲减退、恶心、呕吐、腹部不适等；神经系统可出现意识障碍、躁动、谵语、抽搐、昏迷等症状；血液系统表现贫血、出血倾向，皮肤淤斑。E. 心力衰竭、肺水肿：是由容量负荷过大所致。表现为呼吸困难、不能平卧、心率加快、肺底出现湿啰音、下肢水肿。F. 高血压：轻～中度高血压。严重者可出现高血压脑病。G. 易合并感染：以呼吸道及泌尿道感染最常见。约 1/3 死于感染。积极预防和治疗感染是非常重要的。

②多尿期：尿量逐渐增多，5～6 天可达利尿高峰。多尿持续时间不等，约 5～10 天，部分患儿可长达 1～2 个月。

③恢复期：多尿期后肾功能逐渐恢复，血尿素氮及肌酐逐渐恢复正常。少数可留有不同程度肾功能损害或转为慢性。体质恢复多需数月。

(2)非少尿型肾衰：指无少尿或无尿表现，每日平均尿量仍可达 600～800ml。非少尿型肾衰多见药物或造影剂及感染和中毒所致，临床表现包括面色苍白、水肿、高血压、呕吐和昏睡等。

3. 鉴别诊断

①肾前性肾衰：A. 根据症状、体征及实验室检查；B. 补液试验：当患儿有脱水、血容量不足的临床表现和体征时可做此试验，输生理盐水或 2∶1 液 20ml/kg，30min 进入，观察 2h，有尿，为肾前性肾衰。②肾后性肾衰：有排尿困难或突然无尿病史，查体膀胱涨满，叩浊音，腹部 B 超帮助鉴别。

4. 治疗

(1)监测生命体征，留置导尿管以便监测尿量。

(2)少尿期：①严格控制水入量，"量出为入"，每日体重应减少 1%～2%。A. 每日液量＝400ml/(m^2 · d)或＋前一日显性丢失量(尿、便、吐等)；B. 体温升高 1 度增加 75ml/(m^2 · d)液量。②饮食：A. 低盐、低蛋白[0.5～1g/(kg · d)]、高糖[3～4g/(kg · d)]、高脂肪；B. 热卡：30～40cal/(kg · d)；C. 维生素 C、维生素 B、能量合剂。③纠正电解质紊乱：A. 高钾血症：限制含钾的食物和液体进入、给予 10%葡萄糖酸钙(10～40ml/d)、高渗葡萄糖和胰岛素(每 3～4g 葡萄糖配单位胰岛素，每次用 1.5g/kg 糖可暂时降低血钾 1～2mmol/L)、5%碳酸氢钠 2ml/kg、阳离子交换树脂 5～10g，bid，血透或腹透。B. 低钠血症：应区分是稀释性或真性低钠。真性低钠者当血钠＜120mmol/L，且又出现低钠综合征时，可适当补充 3% NaCl 12ml/kg，可提高血钠

10mmol/L，可先给半量。④纠正代谢性酸中毒：轻症多不需治疗。当血 HCO_3^- <12mmol/L 时，应给予碳酸氢钠。5%碳酸氢钠 1ml/kg 可提高 HCO_3^- 1mmol/L。⑤控制高血压、心力衰竭及肺水肿：应严格限制水分入量、限盐及利尿。利尿可用呋塞米 2～3mg/(kg・次)，2～3 次/d。降压药口服硝苯地平 0.25～0.5mg/(kg・次)，q8h～q6h；络活喜 2.5～5mg/次，qn(心衰、肺水肿时禁用)；如有高血压脑病可用硝普钠静点，1～8μg/(kg・min)，使血压稳定在一定水平。扩张血管可用多巴胺及酚妥拉明各 10mg 加在 10%葡萄糖 100ml 内静点，每日 1 次，连用 7 天。心力衰竭主要治疗应以利尿、限盐、限水及扩张血管为主，对洋地黄制剂应慎用。必要时透析治疗。⑥低钙抽搐：可静脉给予 10%葡萄糖酸钙5～10ml/次，日 1～2 次。同时给予镇静剂如地西泮。

(3)多尿期：以纠正电解质紊乱和控制感染为主，如尿量过多应适当限制水分入量，水分入量以尿量 1/2～2/3 为宜，补液过多会延长多尿期。避免使用肾毒性药物。

(4)恢复期：饮食宜富营养和易消化，避免食用过量蛋白，适当补充维生素，避免预防注射。

(5)控制感染：选择敏感的、肾毒性小的抗生素，根据肌酐清除率调整抗生素剂量。

(6)透析治疗：根据具体情况可选用腹膜透析或血液透析。透析指征如下：①血生化指标：a. BUN>28.56mmol/L(80mg/dl)；b. Cr>530.4μmol/L；c. 血钾>6.5mmol/L 或心电图有高钾表现；d. CO_2CP<12mmol/L。②临床有明显尿毒症症状，少尿 2～3 天，频繁呕吐、有周围神经或精神症状者。③明显水钠潴留表现。④化学毒物或药物中毒。

目前，透析疗法的指征较前宽松许多，一旦急性肾衰诊断成立，尿量在短期内不能迅速增多，又无禁忌证时即应开始早期预防性的充分透析治疗，可显著提高小儿治愈率。

五、慢性肾衰竭

慢性肾病引起的肾小球滤过率下降(GRF<90ml/min) 和

肾脏其他功能损害,及由此产生的代谢紊乱和临床症状的综合征,称为慢性肾衰。慢性肾病指各种程度的慢性肾脏结构和功能障碍(肾脏损伤病史>3～6 个月),包括 GRF 正常和不正常的病理损伤,血液、尿液成分异常,或影像学检查异常,或不明原因的 GRF 下降(GRF<60ml/min 超过 3 个月)。

1. 病因

慢性肾衰竭(CRF)的病因因年龄而不同。①小于 5 岁的儿童 CRF 病因常为解剖异常(发育不全/发育不良/畸形)。②较大儿童病因则多为获得性肾小球疾病(肾小球肾炎、溶血尿毒综合征)或遗传性疾病(Alport 综合征;多囊肾病)。

2. 临床表现

通常为非特异性,包括头痛、疲劳、恶心、乏力、呕吐、食欲不振、多尿、佝偻病、生长迟缓。①早期慢性肾衰多为非特异表现,如乏力、纳差、生长迟滞等。②氮质血症或尿毒症时则出现多系统表现:A. 消化系统表现:恶心、呕吐;B. 血液系统:贫血、出血倾向;C. 循环系统:高血压、心功能不全、心律紊乱、心包炎;D. 神经系统:淡漠,婴幼儿期起病者可有抽风、脑萎缩、智力落后等;E. 水电解质及酸碱失衡:水钠调节差(一方面易水钠潴留、水肿,另一方面又可发生低钠),血钾可正常但晚期尿少则血钾增高,多有高磷、低血钙、代谢性酸中毒;F. 肾性骨病时易发生骨骼变形、骨痛及骨骺脱位;G. 可有青春期发育延迟,生长发育停滞。

3. 辅助检查

①尿检查:尿比重低而固定,尿中有程度不等的蛋白、红细胞、白细胞,可见管型。②血常规:血红蛋白降低,血小板和白细胞正常,出凝血时间延长。③血生化:尿素氮、肌酐升高,血钾、磷、镁增高,血钠、钙降低,酸中毒。④甲状旁腺素升高。⑤X 线:心影扩大,肺水肿,肾性骨病时骨改变。⑥腹部 B 超:双肾缩小。

4. 慢性肾衰分期

①肾功能不全代偿期:肌酐清除率 50～80ml/min/1.73m²,血肌酐、尿素氮正常。②肾功能不全失代偿期:肌酐清除率 30～50ml/min/1.73m²,血肌酐、尿素氮升高。③肾功能衰竭期:肌酐

清除率 10～30ml/min/1.73m^2，血肌酐＞353.6μmol/L，并出现临床症状，如疲乏、不安、胃肠道症状、贫血、酸中毒。④终末期：肌酐清除率＜10ml/min/1.73m^2。

5. 治疗原则

尽可能明确和治疗引起慢性肾衰的原发病，祛除诱发急性加剧的因素；纠正水、电解质、酸碱平衡及其他代谢紊乱，以维持内环境的稳定；防治合并症；保护残存肾单位的功能、延缓肾衰的进展。对已发展至终末期肾的患儿则以透析维持生命，争取行肾移植术。①密切监测临床及实验室检查，常规检查包括血色素、电解质（低钠血症、高钾血症、酸中毒）、BUN/Cr 比值，钙磷水平及碱性磷酸酶活性（监测肾性骨病）。②定期查血甲状旁腺素（PTH）水平、骨骼摄片、心脏超声及营养评估。③饮食、营养：为非透析治疗中的重要组成部分，尤其对生长发育的小儿更为重要。保证充足的热量摄入和合理的热量来源比例，蛋白质一般以 0.9～1.2g/(kg·d)，以选用高生物价蛋白为主（如蛋、低磷奶粉、鱼、肉、禽以及大豆、大麦、蘑菇、土豆等）。余热量不足部分给以碳水化合物及脂肪补充。氯化钠每日不超过 2g。不限水，但在水肿、高血压、少尿时则应控制入量。注意补充水溶性维生素如 B_1、B_2、B_6、C 等。如 GFR＜5ml/min 或摄入困难可给予必需氨基酸或 α-酮酸制剂。④水、电解质、酸碱失衡的治疗：对有高血钾者应限含钾丰富的食品摄入，慎用青霉素钾盐、醛固酮拮抗剂等药物。当血钾＞5.8mmol/L 时应给以药物治疗（见“急性肾衰竭”部分）。血 HCO_3^-＜15mmol/L 时，可给予碳酸氢钠 2～3mmol/kg 纠正。纠酸过程中注意手足搐搦。当患儿有高血压、水肿、尿少时尤应慎重。⑤钙磷代谢紊乱及肾性骨病：注意限富含磷之饮食、口服磷结合剂如氢氧化铝凝胶以减少肠道吸收。纠正低钙血症，碳酸钙 300～400mg/(kg·d)，分次口服，与饭同服。同时口服维生素 1,25$(OH)_2D_3$ 40ng/(kg·d)，或 0.25μg/d，最大量＜1.5μg/d，睡前服用。⑥贫血：血红蛋白＜60g/L、有脑乏氧症状或伴发感染、出血时，可少量输注新鲜血，每次 5ml/kg。血红蛋白＜110g/L，红细胞压积（HCT）＜33%，皮下注射促红细胞生成素 50～150U/(kg·周)，分 2～3 次，注意血压，监测血磷和血钾。同时要补充铁[2～3mg/(kg·d)元素铁]，补充叶酸、维生素C及维生素B_{12}。⑦控制高血压：首先低盐饮食和限制液体入量，少尿时服用利尿剂，无效时则需加降压药。常用钙通道阻滞剂或肾上腺素能阻滞剂。ACEI选用肾脏和肾外双通道排泄的制剂，如福辛普利；以及ACEI受体拮抗剂，二者在肾衰竭时勿需减量。⑧抗感染：抗生素选用肾毒性小的，根据肌酐清除率调整剂量。⑨口服吸附剂减少胃肠含氮代谢物的吸收，如氧化淀粉、药用碳，以及中药灌肠。⑩透析和肾移植：对于终末期肾脏疾病或难以恢复的肾功能衰竭患儿，进行慢性透析（人工肾，亦称长期间歇性血透析）。一般每周透析2～3次。也可进行腹膜透析。小儿终末期肾衰治疗最终常需行肾移植。

六、溶血尿毒综合征

临床以微血管性溶血性贫血、血小板减少和急性肾功能衰竭三联征为特点的一组综合征，是儿童急性肾功能衰竭常见原因之一。

1. 临床分型

①腹泻型（D＋HUS）：又叫典型性，以大肠杆菌O_{157}、H_7为常见致病菌；②非腹泻型（D-HUS）：又叫非典型性，分为继发性包括感染、原发性肾小球疾病、药物、肿瘤等和特发性。

2. 临床表现

①前驱症状：80%为急性胃肠炎，腹泻、腹痛、呕吐、发热。上呼吸道感染也可为前驱症状。②急性期：急性起病，出现面色苍白、皮肤黄疸、皮肤出血点、呕吐、血尿或酱油色尿、少尿或无尿、浮肿，少数患儿有头痛、惊厥。③体征：血压正常或增高，面色苍黄或苍白，皮肤可见出血点或瘀斑，巩膜黄染，眼睑和双下肢不同程度的水肿，肝脾轻大。

3. 实验室检查

①血常规：血红蛋白下降中～重度，网织红细胞增高，血小板计数减少，末梢血可见破碎红细胞。②尿常规：血尿，蛋白尿，严重者可见血红蛋白尿。③生化检查：总胆红素增高，以间接胆红素升高为主，血乳酸脱氢酶升高，血尿素氮、血肌酐升高，电解

质紊乱及酸中毒。④腹部 B 超：双肾肿大。实质弥漫损害。⑤Coomb's 阴性。⑥肾活检：光镜可见不同程度的肾小球及小动脉病变。免疫荧光可见 IgG、IgM、C3 及纤维素在肾小球和血管壁沉积，电镜可见毛细血管内皮增生，管腔内可见红细胞碎片、血小板和聚集的纤维素。

4. 诊断

根据急性起病，前驱感染后出现溶血性贫血、血小板减少、急性肾功能衰竭三大特征，末梢血涂片见破碎红细胞，Coomb's 阴性即可诊断。应寻找引起溶血尿毒综合征的原发病。

5. 治疗

①一般治疗：抗感染、控制高血压。②纠正贫血：血红蛋白≤6g/L，可少量输血，新鲜红细胞悬液 5ml/kg，一般不输血小板。③肾功能衰竭治疗：控制入量，纠正电解质紊乱及酸中毒，尽早采取透析治疗。④输注新鲜冰冻血浆：补充血浆中缺乏的抑制血小板聚集因子，30～40ml/(kg · d)，每日 1 次，直到血小板正常，溶血停止。⑤输注免疫球蛋白：400mg/(kg · d)，连用 3～5 天。⑥血浆置换：祛除血浆中合成 PGI_2 的抑制物，血浆 40～50ml/(kg · 次)，每日 1 次，3～4 次后改为隔日 1 次。

(7)肾上腺皮质激素：目前有争论，如溶血不能控制，考虑加用，同时加用抗凝治疗。

第十三节　内分泌疾病

一、甲状腺功能亢进症

简称甲亢，是由于甲状腺激素分泌过多，导致全身各系统代谢率增高的一种综合征。引起儿童时期甲亢的最主要病因是弥漫性毒性甲状腺肿，又称 Grave 病，是一种器官特异性自身免疫性疾病。

1. 临床表现

①基础代谢率增高：食欲亢进、易饥饿、大便次数增多；心悸、心率增快、脉压差增大，可伴有心律紊乱；情绪不稳定，儿童

多表现为过度兴奋、脾气急燥、多汗、低热、腱反射亢进等。②甲状腺肿大:多数为整个腺体弥漫性肿大,两侧对称(部分患儿甲肿可不对称),质地中等、无结节、无疼痛,可闻及血管杂音。③眼球突出:可伴有上眼睑退缩、眼睑不能闭合、瞬目减少、辐辏反射差,少数伴眼肌麻痹。

2. 辅助检查

①血清 T_3、T_4、FT_3、FT_4 及敏感促甲状腺素(sTSH)测定。②TRAb、TGAb、TPOAb。③血生化、肝功、血脂、血糖、糖耐量及心电图、心脏彩超等。④甲状腺 B 超检查。

3. 鉴别诊断

桥本慢性甲状腺炎伴甲亢,亚急性甲状腺炎,急性化脓性甲状腺炎等。

4. 治疗

①一般治疗:急性期注意卧床休息、减少体力活动。禁碘摄入。加强营养,补偿消耗,多食蛋白质、糖类及富含维生素的新鲜蔬菜和水果。适当应用β-受体阻滞剂。②抗甲状腺药物治疗:需注意剂量个体化,以期获得最佳疗效。A. 咪唑类:他巴唑及甲亢平 0.5～1.0mg/(kg·d),最大量为 30mg/d。B. 硫脲类衍生物:丙基硫氧嘧啶 5～10mg/(kg·d),最大量为 300mg/d,必要时每日剂量可超过 300mg。C. 定期复查血象、肝功、肾功,遇有皮肤过敏反应者,酌情更换药物。D. 疗程 2～3 年,治疗经过不顺利和处于青春发育期的患儿疗程适当延长。③药物治疗无效可考虑同位素或手术治疗。

二、先天性甲状腺功能减低症

简称先天性甲低,又称克汀病。是由于胚胎过程中甲状腺组织发育异常、缺如或异位,甲状腺激素合成过程中酶缺陷,造成甲状腺激素分泌不足,导致机体代谢障碍,生长发育迟缓和智力低下。

1. 临床表现

①典型表现:A. 生长缓慢甚至停滞,身材比例不匀称。B. 运动和智力发育落后。C. 特殊面容:表情淡漠,面色苍黄,臃

肿，鼻梁宽低平，眼距宽，唇厚，舌体宽厚、伸出口外，皮肤粗糙，头发稀疏干燥，腹大，脐疝，脊柱畸形，足心发黄。D. 代谢低下：体温低、四肢凉、怕冷、心脏增大、心律缓慢、心音低钝。喂养困难、腹胀、便秘。②特殊表现：A. 假性肌肥大；B. 聋哑；C. 性早熟。③新生儿甲低特点：A. 过期产、出生体重常>4000g。B. 喂养困难、拒奶、呕吐。C. 胎便排出延迟、腹胀、便秘，常有脐疝。D. 皮肤发花、四肢凉、末梢循环不好。E. 心音低钝、心率减慢。F. 生理性黄疸延长。④迟发性甲低特点：A. 发病年龄较晚，逐渐表现出甲状腺功能不足的症状。B. 面色苍黄，表情淡漠，疲乏无力，学习成绩下降。C. 食欲减退，嗜睡，怕冷，少动，便秘，皮肤粗糙，黏液水肿。D. 病程长者出现生长落后。

2. 辅助检查

①血清甲状腺激素（T_3、T_4）及促甲状腺素（TSH）测定，必要时测定 FT_3 和 FT_4 及甲状腺素结合球蛋白。②甲状腺自身免疫性抗体：甲状腺球蛋白抗体（TGAb）、甲状腺过氧化物酶抗体（TPOAb）。③基础代谢率降低，血胆固醇、心肌酶及肌酸激酶增高。④^{99m}Tc 或 ^{131}I 甲状腺扫描：对甲状腺缺失、发育不全和异位的诊断有帮助。⑤左腕骨正位片，6 个月以下婴儿需拍膝关节正位片。⑥心电图表现低电压、T 波低平等改变。⑦心脏彩超可有心包积液等

3. 鉴别诊断

21-三体综合征、先天性巨结肠、骨骼发育障碍性疾病。

4. 治疗

①早期诊断、早期治疗，根据年龄调整剂量，注意剂量个体化，坚持终身治疗。②甲状腺激素替代治疗：从小量开始，逐步加到足量，然后采用维持量治疗。优甲乐（L-甲状腺素）：50μg/片；维持量：新生儿 10μg/(kg · d)；婴幼儿 8μg/(kg · d)；儿童 6μg/(kg · d)。甲状腺片：40mg/片；维持量：2～6mg/(kg · d)。③定期复查甲状腺功能、骨龄、监测身高、体重等，以指导剂量调整。

三、儿童 1 型糖尿病

1 型糖尿病是严重威胁儿童健康的一种慢性全身性疾病。

目前认为1型糖尿病是在遗传易感基因的基础上，在外界环境因素的作用下，引发机体的自身免疫功能紊乱，导致胰岛β细胞的损伤和破坏，最终胰岛β细胞功能衰竭而发生糖尿病。

1. 临床表现

①一般起病较急，常因感染、饮食不当等诱发严重症状。②典型表现为"三多一少"即多尿、多饮、多食、消瘦。③不典型的隐匿起病表现，如夜尿增多或已经能够控制夜间排尿的儿童又出现遗尿；多食症状常不明显，当合并呼吸道、肠道、皮肤等感染时，原发糖尿病的诊断易被忽略。④体格检查除消瘦外，一般无阳性体征。

2. 实验室检查

①尿糖阳性。②空腹血糖（静脉血浆葡萄糖）≥7.0mmol/L（≥126mg/d），或随机血糖/OGTT2h血糖≥11.1mmol/L（≥200mg/dl）。

3. 鉴别诊断

多食消瘦的鉴别，多饮多尿的鉴别。

4. 治疗

（1）胰岛素治疗：儿童1型糖尿病一经确诊需终生依赖外源性胰岛素替代治疗。①开始剂量：一般按0.5～1.0U/(kg·d)给予。年龄小用量偏小，处于青春发育期患儿用量偏大。②剂量分配：治疗方案很多，暂以常规胰岛素(RI)为例，将全天总量分3次于餐前20～30min皮下注射。根据患儿病情，剂量分配可按如下三种方案选择即：A. 餐前剂量相等；B. 早餐前用量偏大，午餐及晚餐前用量相等；C. 早餐前＞晚餐前＞午餐前；必要时睡前可增加1次，其量最小。③剂量调整：根据空腹和餐后2h血糖来进行调整。

（2）饮食治疗。①总热量：全天热卡供给为[1000＋年龄×(70～100)]kcal。②热量分配：全天热量分为3餐3点心；一般三餐分配比例分别为1/5，2/5，2/5。每餐预留15～20g左右的食品，作为餐后点心。③营养素的供给与分配：碳水化合物占全天总热量的55%～60%，选择"血糖指数"低的食品。脂肪占25%～30%，每日脂肪入量不超过全日总热量的30%，以不饱和脂肪酸为主，每日胆固醇入量不超过 300mg。蛋白质为 15%～20%，注意选择优质蛋白的摄入。④保证维生素、微量元素和膳食纤维的摄入，应避免摄入盐过多，每日 3～6g 为宜。需注意：进正餐和加餐的时间要与胰岛素注射时间及作用时间相配合。

(3)运动治疗及心理治疗。

(4)糖尿病的(自我)监测指标：①自我血糖监测。②糖化血红蛋白：是监测糖尿病患儿日常疾病控制情况的良好指标，正常值为≤6%。③其他检查：常规定期监测血压、血脂、检查眼底、尿微量白蛋白和 $β_2$ 微球蛋白等。以早期发现、治疗糖尿病的慢性合并症。

附：DKA 评估处理流程图(图 3-2)。

四、先天性肾上腺皮质增生症

是一组常染色体隐性遗传性疾病。由于肾上腺皮质类固醇合成过程中某些酶的先天性缺陷，使皮质醇分泌不足，经负反馈作用刺激垂体分泌 ACTH 增多，而导致肾上腺皮质增生，同时影响盐皮质激素及性激素生物合成紊乱。临床上最常见的是 21-羟化酶缺陷，约占 CAH 的 95%。

1. 临床表现

①单纯男性化型：为 21-羟化酶不完全性缺陷，无失盐表现。有明显男性化表现，严重者外生殖器性别难辨。幼年时身高增长过快，骨龄超过患儿身高龄及实际年龄，由于骨骺早期愈合致最终身材矮小。②男性化伴失盐型：临床以肾上腺皮质功能不全表现为主。常在生后 1～2 周内出现精神萎靡、拒奶、呕吐、腹泻和脱水、消瘦、呼吸困难，甚至紫绀及皮肤黏膜色素沉着显著。电解质紊乱特点：低血钠，低血氯，高血钾及代谢性酸中毒。女婴可见外阴两性畸形，男婴在 1 岁内阴茎增大常不明显。③非典型型(又称晚发型)；主要为女性，生后正常，直至儿童晚期或青春期出现多毛，痤疮，初潮延迟及月经紊乱或多囊卵巢与不育症等表现。

2. 辅助检查

①测电解质，包括血糖、血钾、血钠、血氯、CO_2CP 及血 PH。

②24h 尿 UFC 及 17KS 测定。③血 17 羟孕酮(17OHP)测定对 21-羟化酶缺陷极有诊断价值。④非典型型 21-羟化酶缺陷的诊断需做 ACTH 刺激试验。⑤骨龄测定，对性别难辨者需进行性染色体检查。⑥肾上腺 B 超或 CT 检查。

3. 鉴别诊断

11-羟化酶缺陷和 17-羟化酶缺陷。新生儿期失盐性患儿需与先天性肥厚性幽门狭窄等疾病相鉴别。

4. 治疗

①常规维持治疗：A. 糖皮质激素：应尽早开始治疗并终生服用。一般醋酸可的松 20～25mg/(m^2·d)，分 3 次口服。B. 盐皮质激素：严重失盐者每日肌注 DOCA 1～2mg 或口服 9α-氟氢可的松，每天 0.05～0.1mg。无盐皮质激素时，较大儿童可分次服用氯化钠胶囊 2～4g/d。小婴儿可鼻饲生理盐水。②肾上腺危象及应激治疗：遵循先快后慢、先浓后淡的补液原则。根据脱水程度一般按照中～重度脱水补液：第 1 个 24h 液体量对于体重低于 20kg 者给予 100～200ml/kg，体重 20kg 者以上给予 75ml/kg。由于患儿有低血糖的特点，因此第一步给予 5%葡萄糖盐水 20ml/kg，30 分钟内输入，若外周循环不良可以重复。提倡使用晶体液复苏，但也可以使用胶体液 10～20ml/kg 或其他扩容剂。继之，5%葡萄糖盐水配置为半张以上的液体以 10ml/(kg·h)的速度输注，2h 后减为 5ml/(kg·h)。HCO_3^- 低于 10mmol/L 者给予 5%碳酸氢钠稀释为等张后纠正酸中毒。以后根据病情调整输液。详见休克补液。另外对症治疗也非常重要，可利于休克的逆转。一般肾上腺危象患儿经过复苏和补充糖皮质激素后临床改善较快。抢救失败主要是因为没有及时诊断导致贻误病情。有报道肾上腺危象的误诊率可达 50%。③外科治疗：外生殖器矫形可在 1～3 岁时进行。

五、中枢性尿崩症

尿崩症是由于下丘脑的视上核及室旁核的神经内分泌细胞退行性变，导致抗利尿激素(ADH)分泌不足或肾小管对 ADH 不反应，临床上以多饮多尿、烦渴、排低比重尿为主要表现的疾病。前者称为中枢性尿崩症，后者称为肾性尿崩症。

1. 分类

原发性尿崩症、肾性尿崩症和继发性尿崩症，如继发于创伤、肿瘤等占位病变和感染。

2. 临床表现

起病可急可缓，或呈渐进性。多表现为烦渴、多饮、多尿、每日饮水量或尿量＞3000ml/m^2。患儿因饮水过多，影响食欲，夜尿增多，出现遗尿，影响睡眠。有体重不增或明显消瘦，病程长者可出现生长障碍。饮水不足时可出现脱水征，年幼儿可出现烦躁、高热，甚至抽搐等症状。可伴有原发病症状，如：皮疹、头痛、呕吐、视物模糊等。体温可升高，可有体重下降。

3. 辅助检查

①一般检查：尿常规、血糖、肾功能、血生化、血、尿渗透压、血气分析等。②禁水试验：用于鉴别精神性烦渴及中枢性尿崩症。前者经禁水后尿渗透压明显上升，对禁水试验耐受良好。禁水后尿比重仍＜1.010，需进一步做垂体加压素试验。③垂体加压素试验：用于鉴别中枢性尿崩症与肾性尿崩症。两种试验可连续进行。④血 AVP 测定：有条件的地方可使用。⑤眼底及影像学检查：颅骨 X 线片、头颅 MRI 等。

4. 鉴别诊断

强迫性多饮（精神性多饮）、糖尿病、高血钙性尿钙症、肾小管酸中毒、肾功能不全、低钾血症

5. 治疗

①病因治疗：肿瘤采用手术、化疗、放疗等。②激素替代治疗：加压素是中枢性尿崩症治疗的首选药物。A. 人工合成去氨加压素（DDAVP），0.1mg/片，0.05～0.1mg/次，每日 2～3 次，剂量个体化。B. 鞣酸加压素（长效尿崩停），肌肉注射，从 0.15ml/次开始，根据疗效逐步调整剂量，最大量 0.5ml/次。注意血压及水中毒情况。③其他药物：A. 氯磺丙脲：剂量 20mg/(kg · d)，分 2 次服，有效后可酌情减量，注意低血糖等副作用。B. 双氢克尿噻：剂量 2～4mg/(kg · d)，分 2～3 次服，同时补充钾，对肾性尿崩症有效。C. 消炎痛：剂量 1～2mg/(kg · d)，分 3

次服，用于肾性尿崩症。D. 安妥明：剂量 50mg/(kg · d)，最大量 1.5g/d，分2～3 次服，注意对肝脏的毒性。E. 酰胺咪嗪：剂量 5～10mg/(kg · d)，分 2～3 次服，与氯磺丙脲合用可加强药效。

六、垂体性矮小症

小儿身高处于同年龄、同性别正常健康儿童体格生长量表的第 3 百分位线以下，或低于两个标准差者，称为身材矮小。因垂体前叶分泌的生长激素不足导致者称为垂体性矮小症。分为原发性，继发性和暂时性的垂体激素缺乏。

1. 临床表现

①原发性生长激素缺乏症男孩多见，约 3 倍于女孩。②多数在 1 岁以后呈现生长缓慢，随着年龄增长，其外观明显小于实际年龄，身高增长值 3cm/年左右，骨龄落后于实际年龄 2 岁以上，但身体比例匀称，智能发育正常。③面容幼稚，声音尖细，头发纤细柔软、皮下脂肪较多。手足较小。④牙齿萌出迟缓，由于下颌骨发育欠佳，恒齿排列不整。⑤男孩阴茎较小，多数有青春期发育延迟。⑥小部分生长激素缺乏症患儿同时伴有一种或多种其他垂体激素缺乏，这类患儿除生长迟缓外尚可呈现其他症状：伴有促肾上腺皮质素缺乏者容易发生低血糖；伴促甲状腺素缺乏者可食欲不振、少动等甲状腺功能减低的症状；伴促性腺激素缺乏者性腺发育不全。⑦继发性生长激素缺乏症可发生于任何年龄。如围生期异常者发病早，常伴有尿崩症状。由颅内肿瘤引起者常有头痛、呕吐、视野缺损等颅高压和视神经受压迫的症状和体征。

2. 辅助检查

①生长激素激发试验：由于 GH 的脉冲分泌，单次静息时的 GH 无助于 GH 缺乏症的诊断，因而采用刺激实验来判断垂体生长激素分泌功能。临床常用的试验见表 3-21。各种药物刺激试验 GH 峰值＞10ng/ml 即为分泌功能正常，5～10ng/ml 为不完全缺乏，＜5ng/ml 为完全 GH 缺乏症。由于任何刺激试验都有 10％的假阳性率，因此必须在两项刺激试验结果都不正常时，方能确诊为 GH 缺乏症。目前大都选择作用方式不同的两种试

验。②血清 IGF-1：IGF-1 以与蛋白结合形式存在于血循环中，甚为稳定。其浓度在 6 岁以下小儿甚低，随年龄增加逐渐增高，青春期达高峰。GH 缺乏症患儿的血清 IGF-1 常<0.5U/ml，但应结合 GH 定结果予以判断。③其他内分泌检测：根据临床表现可选择。④影像学检查：骨龄、垂体 MRI。

表 3-21　常用生长激素刺激试验方法

药物刺激试验	方法	取血时间
胰岛素-精氨酸联合刺激	胰岛素 0.05～0.1U/kg i. vst 盐酸精氨酸（Arginine HCL）（Max 30g）10% Arginine HCL 于 0.9NS 中 i. v 持续 30min 以上（泵 30min）	取血时间：0 胰岛素Ⅳ后 30,60,90 精氨酸 i. v 持续 30min 以上（泵 30min）120，150，180min 取血。查 GH。0 分时血查 IGF-1，IGF-BP3
L-多巴胺	10mg/kg，一次口服	同上

3. 诊断

首先符合矮小诊断。生长速度<4cm/年、骨龄低于实际年龄 2 年以上、进行两项以上药物 GH 激发试验均<10mg/ml，同时除外其他原因的矮小症方可诊为垂体激素缺乏症。

4. 鉴别诊断

对身高低于同性别、同年龄儿第 3 百分位数以下的小儿都必须分析原因，应该仔细了解其母亲孕期、围生期及出生后喂养和疾病等情况，结合体格检查和实验室资料，进行诊断和鉴别。包括特发性矮小症（ISS）、宫内生长迟缓（小于胎龄儿）、神经精神因素所致矮小、染色体异常、骨骼发育障碍、全身性疾病等。

5. 治疗

①GH 替代疗法：每日 0.1U/kg，皮下注射 1 次，每日 1 次，睡前注射。定期 3～6 个月复查。GH 一般应坚持 1～2 年以上，否则不建议使用。②合成代谢激素：促合成代谢激素，其中有氧

甲氢龙、氟甲睾酮和苯丙酸诺龙。苯丙酸诺龙，每月 1mg/kg，分次肌注，持续 6～12 个月。这类制剂都是睾酮衍生物，因此都具有一定的肝毒性和雄激素作用，有促使骨骺提前融合的副作用，故在使用时必须严密随访骨龄发育情况。尚有对某些特殊的或者就诊较晚的青春期患儿联合使用芳香化酶抑制剂和促性腺激素类似物的治疗。

七、肥胖症

广义肥胖症分为病理性和营养性。

肥胖是以体内脂肪积聚过多为主要症状的一种慢性营养障碍性疾病。

代谢综合征　是营养性肥胖的特殊类型。是指多种代谢异常集聚发生在某个体的病理生理现象，主要包括糖尿病或糖调节受损、全身或中心性肥胖、高血压、脂代谢紊乱、微量白蛋白尿等，而这些组分都是心血管病的危险因素。

1. 临床表现

(1)症状：①易发生肥胖的三个时期为生后 1 岁以内，4～5 岁及青春期。②食欲极佳，多食善饥，喜食甜、油脂类食品，常有不良饮食习惯。③体重增长速度，有无头痛、头晕等病史。④家族史(肥胖、高血压、糖尿病等)。

(2)体征：①准确测量身高、体重，计算肥胖度和 BMI。②皮下脂肪分布较均匀，重度肥胖儿皮肤可见白色或淡红色条纹。③注意有无多血质外貌，皮肤紫纹，体毛增多及座疮等表现。④青春期前可生长过速，骨龄正常或超过实际年龄。⑤注意识别假性乳房肥大及男孩的外生殖器发育不良，有无指趾及其他畸形。⑥注意有无合并症：高血压，糖尿病，脂肪肝，肥胖肺通气不良综合征，痛风等。

2. 辅助检查

对中、重度肥胖患儿应全面检查：①糖耐量及胰岛素释放实验。②血脂四项及载脂蛋白测定。③高敏感性 C-反应蛋白。④血清 IGF-1、IGF-BP3。⑤瘦素、脂联素等脂肪因子。⑥肝功能。⑦腹部 B 超，必要时心、肺功能检查。⑧对眼底改变者应查脑CT，除外颅内占位性病变。⑨怀疑性发育障碍者应检查骨龄，LH、FSH、T、E_2。⑩对怀疑皮质醇增多症者进行皮质醇节律及地塞米松抑制试验。

3. 诊断

肥胖诊断标准：体内脂肪含量超过标准的15%，即为肥胖。按体重测量法：以身高比体重超过参照人群的20%作为肥胖的标准，超出标准体重20%～29%为轻度；30%～50%为中度；>50%为重度。目前多数学者认为以体块指数(BMI)为标准更科学合理，BMI＝体重(kg)/身高(m^2)，与同年龄同性别儿童比较，BMI>第85%位线为超重。BMI>第95%位线为肥胖(见表3-22)。

诊断肥胖症时需除外病理性肥胖如：皮质醇增多症、下丘脑综合征、肥胖综合征　如肥胖性生殖无能综合征、劳-穆-比综合征、性幼稚-肌张力低下-肥胖综合征(又称三低肥胖综合征)等。

4. 治疗

预防为主，预防比治疗更重要、更有效。

(1)饮食调整及管理控制期采用低热能平衡饮食。在限制热能基础上，使蛋白质、脂肪、碳水化合物配比适宜，无机盐、维生素供给充分，以满足小儿基本营养及生长发育的需要。①热卡控制标准：5岁以下600～800kcal/d；5～10岁：1000～1200kcal/d；10～14岁：1200～1500kcal/d。②热能分配：蛋白质不低于总热能的30%或1～2g/(kg·d)；碳水化合物50%左右；脂肪占20%～25%。③保持正氮平衡及维持能量平衡。④合理选择食物，既注意营养成分又具饱足感。⑤注意烹调方法，用煮，炖，凉拌，以清淡为主。

(2)改变不良生活习惯：坚持膳食记录，建立良好饮食习惯。坚持体育锻炼。关心鼓励患儿，发挥其主观能动性，建立坚持治疗的决心和信心。

(3)药物治疗：在小儿肥胖治疗中不占重要地位，一般不主张应用。但是对于有胰岛素抵抗者，可以使用二甲双胍治疗。

表 3-22　中国学龄儿童青少年超重、肥胖筛查 BMI 分类标准

年龄(岁)	男超重	男肥胖	女超重	女肥胖
7～	17.4	19.2	17.2	18.9
8～	18.1	20.3	18.1	19.9
9～	18.9	21.4	19.0	21.0
10～	19.6	22.5	20.0	22.1
11～	20.3	23.6	21.1	23.3
12～	21.0	24.7	21.9	24.5
13～	21.9	25.7	22.6	25.6
14～	22.6	26.4	23.0	26.3
15～	23.1	26.9	23.4	26.9
16～	23.5	27.4	23.7	27.4
17～	23.8	27.8	23.8	27.7
18～	24.0	28.0	24.0	28.0

数据来源：中国肥胖问题工作组．中国学龄儿童青少年超重、肥胖筛查体重指数值分类标准．中华流行病学杂志，2004，25：97－102

第十四节　神经系统疾病

一、癫痫

癫痫是小儿神经系统常见的疾病，是由多种病因引起的脑功能障碍综合征。根据脑细胞群异常放电的部位和传导范围的不同，其临床表现也不同。

1. 临床表现

癫痫的发作均有突然性、暂时性、反复性三个特点，至少发作 2 次以上。不同的脑细胞群异常放电和传导，其临床表现也不同，根据异常放电部位临床分类为：①部分性（限局性、局灶性）发作：简单部分性发作、复杂部分性发作、部分性发作继发为

全身性发作；②全身性（广泛性、弥漫性）发作：强直-阵挛性发作、强直性发作、肌阵挛性发作、失神发作、失张力性发作；③包括分类不明的各种发作和癫痫综合征。

2. 辅助检查

①脑电图检查：清醒脑电图、自然睡眠脑电图、剥夺睡眠脑电图，24h 脑电图、视频脑电图描记等方法。②影像学检查：包括头颅 CT、MRI、SPECT、PET 脑血管数字减影检查。③脑脊液检查：除常规、生化、细菌学检查外，必要时做支原体、弓形体、囊虫病等检查。④血生化、电解质、血糖、血乳酸和血氨等检查。⑤必要时进行遗传代谢病和毒物等方面检查。

3. 癫痫诊断条件

首先要确定患儿的发作是否为癫痫发作，如果是癫痫，它的发作属于哪一类型癫痫，然后查找引起癫痫的病因。脑电图检查对癫痫的诊断有一定的帮助。通过上述的检查有助于查明引起癫痫的病因。

4. 鉴别诊断

晕厥、癔病性抽搐、阿-斯发作、屏气发作及其他非痫样发作等。

5. 治疗

按不同发作类型和癫痫综合征选药（见表 3-23）。初治患儿由单药开始，逐渐增加至有效范围，需长期规律用药。除药物中毒及药物过敏时，更换药物需逐渐过渡。停药过程要缓慢，要注意个体差异、有条件时应做药物血浓度监测或药代动力学检查。多药合治时要观察药物相互作用及动态观察药物不良反应。一般癫痫诊断确立，发作 2 次以上，即宜开始抗癫痫治疗。发作完全控制后 3～4 年开始减药，1 年左右停完。

表 3-23　抗癫痫药物选择

癫痫综合征和发作类型	药物选择	可能加重发作的药物
婴儿痉挛症	ACTH　硝西泮　氯硝西泮　丙戊酸钠　托吡酯　拉莫三嗪	卡马西平　奥卡西平

续表

癫痫综合征和发作类型	药物选择	可能加重发作的药物
Lennox-Gastaut综合征	丙戊酸钠　托吡酯　拉莫三嗪　左乙拉西坦　氯硝西泮	卡马西平　奥卡西平
部分性发作	卡马西平　奥卡西平　苯巴比妥　丙戊酸钠　苯妥英钠　拉莫三嗪　托吡酯　左乙拉西坦	
部分性发作继发全身性发作	卡马西平　奥卡西平　丙戊酸钠　苯巴比妥　拉莫三嗪　托吡酯　左乙拉西坦　苯妥英钠	
失神发作	乙琥胺　丙戊酸钠　拉莫三嗪　氯硝西泮	卡马西平　奥卡西平　苯巴比妥
强直-阵挛发作	丙戊酸钠　苯巴比妥　苯妥英钠　卡马西平　左乙拉西坦　托吡酯　奥卡西平	
强直发作	丙戊酸钠　左乙拉西坦　拉莫三嗪　托吡酯	卡马西平　奥卡西平　氯硝西泮
肌阵挛发作	丙戊酸钠　托吡酯　左乙拉西坦	卡马西平　奥卡西平　拉莫三嗪
失张力发作	丙戊酸钠　拉莫三嗪　托吡酯　左乙拉西坦　氯硝西泮	卡马西平　奥卡西平

二、抽动-秽语综合征

又称多发性抽动症，是一种以多发性抽动、暴发性发声和伴随秽性语言为特征的抽动障碍，本症还伴发多种多样的行为症状或精神障碍，可不同程度地干扰损害儿童的认知功能和发育，影响适应社会的能力，病因尚不明确。

1. 临床表现

①起病年龄大多数在 2～15 岁，男性多于女性，比例约为 3∶1。②临床表现为肌肉的抽动，呈复发性、不自主、重复、快速、无目的抽动。常从面部开始。患儿可短时自控，在紧张、兴奋、挫折时加重，分散注意力或睡眠后减轻或消失。③秽语是指此为各种形式的发声，由哼啊出声，至狂叫、怪调发音。多数患儿可缓解，少数可持续至成人。④有些患儿可伴有注意力障碍、多动行为、学习困难、睡眠障碍、纪律问题、品德问题、焦虑、抑郁性格等行为异常。⑤神经系统检查：无阳性体征所见。需除外小舞蹈症，肌阵挛发作及其他有肯定病理变化的神经系统疾病。

2. 辅助检查

①脑电图：多数正常或背景波非特异性轻度异常，但没有与抽动同步出现的发作性电活动。②影像学检查：头颅 CT 及 MRI 多数正常，或有孤立的不重要的或与本病无关的结构改变。③血沉和抗链球菌溶血素"O"滴定度正常。

3. 诊断条件

(1)症状开始于 2～15 岁；

(2)反复出现眼肌、面肌、四肢、躯干部肌肉多发性不自主抽动；喉部异常发音及模仿语言，模仿动作；入睡后症状减轻或消失；

(3)神经系统检查多无异常，部分症状能短时间自我抑制。

4. 鉴别诊断

风湿性舞蹈病或小舞蹈病。

5. 治疗

①心理行为治疗。②药物治疗：A. 氟哌啶醇：一般由每次 0.25mg 开始，每日 2 次，可渐增加至 2～4mg/d，注意个体耐受性及锥体外系反应或其他药物副作用。可以和安坦合用减轻氟哌啶醇的副作用。B. 泰必利：每次 50mg，每日 3 次，最大 300mg/d。C. 硝基西泮：0.2～0.3mg/(kg · d)，必要时与上药配合使用。D. 其他如肌苷片、可乐定等亦可酌情选用。

三、重症肌无力

重症肌无力是累及神经-肌肉接头处突触后膜乙酰胆碱受体的自身免疫病。临床特点是自主运动时肌肉有明显的易疲劳性和无力，经休息或用胆碱酯酶抑制剂治疗后症状减轻或消失。

1. 临床表现

①10 岁以下儿童多见，发病年龄多在 2 岁以后，女性发病多于男性。②肌无力的特点是休息后好转，重复用力则加重，醒后轻，下午重，有晨轻暮重的特点。根据临床特征分为眼肌型、脑干型及全身型。眼肌型最多见，眼睑下垂，可由一侧至双侧，伴有其他眼外肌麻痹，如斜视、复视，全身型表现为四肢及躯干受累，伴或不伴眼外肌或咽喉肌受累。脑干型为咀嚼、吞咽、发声、语言障碍，除伴眼外肌受累，无躯干及四肢受累。脑干型和全身型重症者可因呼吸肌麻痹导致急性呼吸衰竭出现肌无力危象。

2. 辅助检查

①药物试验：应用甲基硫酸新斯的明，剂量按每次 0.03～0.04mg/kg 肌肉注射。认真检查注射前后眼裂大小及比较眼球各向运动情况，如注射后 10～45min 内症状较注射前显著好转，可判断阳性，有助诊断。②实验室检查：低频重复电刺激（RNS）检测：需检测面、腋、尺或正中神经。刺激频率为低频 1Hz、3Hz、5Hz，持续时间为 3s。低频重复电刺激阳性者有助诊断。③胸部 X 线片或 CT 检查胸腺。④免疫学检查：乙酰胆碱受体抗体测定。

3. 鉴别诊断

眼肌型及脑干型需与线粒体脑肌病及脑干病变（炎症、肿瘤）相鉴别，全身型需与格林-巴利综合征鉴别。

4. 治疗

①胆碱酯酶抑制剂：溴吡斯的明，婴幼儿 5～10mg，每日 3 次。年长儿如学龄前每日 45mg，6～10 岁每日 60mg，12～15 岁，每日 90mg，均为每日 3 次服用。②肾上腺皮质激素：病情重者可先予甲基泼尼松龙冲击，20mg/(kg · d)，用 3 天后改为泼尼松，每日 1mg/kg，分次口服，症状缓解稳定后再减量改至 1 次，

晨起口服。逐渐减量并给维持量，一般疗程 1～2 年。③静脉注入丙种球蛋白（IVIG）：适用于脑干型、全身型及并发危象的患儿。

四、急性小脑共济失调

急性小脑共济失调　是小儿特有的综合征，较常见，多发生于急性病毒性感染或细菌性感染之后。症状和体征常常只限于小脑功能障碍，严重病例亦可有神经系统较广泛受累。本病预后较好，但需与其他较严重的小脑疾病鉴别。

1. 病因

①尚不完全清楚。②约 50％患儿在本病以前有病毒感染，最常见的前驱病是水痘，也可为肠道病毒感染（埃可病毒、柯萨奇病毒、脊髓灰质炎病毒），或为麻疹、风疹、流行性腮腺炎、EB 病毒、流感病毒、腺病毒、单纯疱疹病毒等感染。也见于细菌感染、支原体等感染之后。多数在 1 周内好转。少数在 3～4 个月内完全恢复。

2. 临床表现

①本病多见于 1～4 岁小儿，偶见于 10 岁以上。②约 80％的病例在共济失调发生以前 1～3 周有前驱感染史，如发热、呼吸道或消化道症状。约 50％的病例有发疹性病毒感染史。③起病急，多以躯干共济失调开始，表现为站立不稳，步态蹒跚，严重者不能站立，不能走路，甚至不能独坐、不能竖头。四肢共济失调一般较轻，表现为指鼻试验不稳，辨距不良等。头、躯干、四肢可见粗大震颤，主动运动时加重。④约半数有眼球运动异常，如眼球震颤、眼球阵挛。⑤可见四肢肌张力减低、腱反射减低或亢进。也常见构音障碍、言语不清、不流利，重者不能说话。⑥全身症状较少，体温多为正常。

3. 辅助检查

①脑脊液多为正常，少数病例在急性期有轻度蛋白增高和白细胞稍增多$(20\sim60)\times10^{6}/L$。脑脊液寡克隆 IgG 带常为阴性。②脑电图多为正常，急性期可有慢波增多。③脑 MRI 可排除脑占位病变。

4. 鉴别诊断

①特殊性神经系统感染,如脑炎、脑膜炎等。②药物中毒引起的共济失调:见于苯妥英钠等抗癫痫药物过量。③先天性代谢异常引起的共济失调多反复发生,如高氨血症、色胺酸转运异常等。④后颅凹占位病变,如肿瘤、脓肿、血肿等。⑤感染性多神经根炎或多发性硬化也可表现为急性或一过性共济失调。⑥低血糖、缺氧、颅脑外伤、迷路疾患等也应注意鉴别。⑦小脑变性病或小脑发育不全所致共济失调是慢性的或进行性的,易与本病鉴别。

5. 治疗

①原因不明的急性小脑性共济失调无特异疗法。②有特异病因的应治疗原发疾病。③急性期应卧床休息,加强护理,防止其因运动失调而致外伤。注意营养和液体的维持,直至病情停止发展。恢复期应鼓励锻炼。④激素是否适用于本病,尚无定论。确认有自身免疫性疾病,可给激素或免疫球蛋白。

五、小儿急性偏瘫

小儿急性偏瘫　现称为脑动脉血栓形成,是一组临床综合征,急性偏瘫是其最主要的临床症状。发病原理主要是由于脑血流灌注不足而累及一侧锥体束的功能。小儿急性偏瘫可见于能引起闭塞性脑动脉病变的各种疾患。临床除急性偏瘫外,可伴有惊厥、意识障碍、颅内压增高等症状。

1. 病因

①感染:各种感染引起的脑血管炎可使动脉管腔狭窄、血栓形成、闭塞,引起局部脑血流量减少、脑组织血流灌注不足,致使神经细胞变性、坏死。常见感染有病毒、细菌、寄生虫、霉菌等。②颅内病变:颅内动脉瘤、动静脉畸形、烟雾病、脑占位病变等。③颅脑创伤:脑挫裂伤、硬膜下或硬膜外血肿、脑实质出血及伴发的脑水肿等。④心脏病:青紫型先天性心脏病、心脏肿瘤、风湿性心脏病等。⑤血液疾病:白血病、血栓性血小板减少性紫癜、血友病等。⑥结缔组织病:结节性动脉周围炎、全身性红斑狼疮、多发性大动脉炎、川崎病等。⑦遗传性疾病和代谢紊乱:

同型胱氨酸尿症、有机酸血症、高氨血症、乳酸酸中毒、线粒体病等。⑧发作性疾患:如癫痫发作或偏头痛等。

2. 临床表现

①6岁以下多见。在年长儿多以偏瘫开始,一部分伴有惊厥;婴幼儿常以惊厥开始,然后出现偏瘫。

②分型:A. 暴发性起病:较多见,突然偏瘫,常合并惊厥发作和意识障碍。偏瘫发展迅速,1~2天内达顶点。上肢和面肌瘫痪为主,下肢较轻。开始时呈弛缓性瘫痪,2~3周后变为痉挛性瘫痪,2~3个月后往往出现肌腱挛缩。运动功能的恢复多在6个月以内,但多数病例有后遗症。B. 急性起病:偏瘫在3~7天(可达10余天)内发展到顶点,一般不伴惊厥发作,意识障碍不明显或仅为一过性。运动功能恢复较完全,一部分遗有轻的运动障碍。C. 轻型:只有暂时性一侧肢体软弱无力,于数日内即可恢复。D. 复发性偏瘫:指一侧肢体在瘫痪恢复后,该侧又发生多次瘫痪,多数病例的运动功能恢复完全。

小儿急性偏瘫的首发症状常因年龄而不同。多数患儿在起病时意识清楚,只少数有不同程度的意识障碍。生命体征多无明显变化。

③腔隙性脑梗死:是脑动脉深穿支闭塞引起的缺血性微栓塞,常为多发,晚期坏死组织被清除而形成多个小囊腔。在小儿常找不到特异病因,可见于烟雾病、病毒感染(特别是水痘后)。梗死部位多见于大脑皮层下,如基底节、内囊、丘脑、脑干、小脑等。临床表现因梗死部位而不同,有的无明显症状,有的是单纯偏瘫,或为共济失调伴轻偏瘫,也可能为偏身舞蹈手足徐动,或出现注视麻痹、构音不清、吞咽困难等。

④短暂性脑缺血发作(TIA):是指脑局部因供血不足而引起的暂时性脑功能障碍。小儿TIA可发展为典型脑梗死。TIA的临床特点是突然出现偏瘫,持续时间短(数分钟至数小时),在24h内完全恢复,影像学检查看不到病变,易复发。小儿颈动脉系统TIA较多见,表现为偏瘫、失语、偏身感觉异常、视力障碍等。

3. 辅助检查

①脑脊液检查:没有特异改变,一般不做腰穿,除非确认有

脑膜炎或蛛网膜下腔出血时才检查脑脊液。②神经电生理检查:伴有惊厥时脑电图可见痫样放电。③神经影像学检查:A. 颅脑 CT 可见缺血区呈低密度灶,出血区为高密度影。多发性梗死常提示有栓塞,或有较广泛的血管炎。偏瘫持续长期以后,CT 可见对侧大脑半球萎缩。CT 也可看出颅内动静脉畸形的钙化灶。CT 的缺点是在起病 12～24h 后开始显示缺血灶,5～7 天最清楚。B. MRI 早在梗死后 6～12h 即可见缺血改变(T_2 像为信号增强,T_1 像信号减低),亦可显示基底节、脑干、后颅凹病变。磁共振血管成像(MRA)可显示血流,可清楚辨认大血管狭窄或闭塞,可显示脑动脉瘤和畸形,但对小血管或血管炎显示不充分。常规脑血管造影仍是小儿脑梗死的重要检查手段,特别有助于发现能够治疗的脑血管异常,如血管炎(管腔粗细不匀、串珠样狭窄)、夹层动脉瘤(双血管腔)、侧支循环形成(烟雾病等)。C. 脑超声检查适用于婴儿,特别是测查脑实质和脑室内出血,但对蛛网膜下腔出血的检查不满意。经颅多谱勒超声可测颅底动脉情况,系列检查可测知动脉血流变化。④血液学检查:包括全血计数、血气、血沉、凝血酶原时间、纤维蛋白原等,必要时做血红蛋白电泳。疑有高凝状态时,检查蛋白 C、蛋白 S、抗凝血酶Ⅲ有无缺乏。⑤心脏检查:疑有心源性栓子或血栓者,可查心脏超声、多普勒、心电图等。⑥代谢病检查:可根据各例特点检查血电解质、血或尿中氨基酸、乳酸、尿糖、有机酸、血脂、尿素、肝功能等。⑦其他:疑有自身免疫病时,测狼疮抗体、抗磷脂抗体等。

4. 治疗

①急性期的治疗主要是对症和支持疗法。治疗原则是增加脑血流灌注、防止病情进展及治疗病因。A. 首先要注意全身情况,稳定生命体征,防止高热,支持血压,纠正代谢紊乱,维持血糖于正常水平,改善血循环,必要时用低分子右旋糖酐等扩容。B. 有严重脑水肿或颅内压增高者,可用甘露醇、地塞米松等脱水剂或利尿剂。C. 有严重惊厥发作者,应注射地西泮或苯巴比妥等药物以控制惊厥,必要时继续口服维持量以防惊厥复发。D. 有脑膜炎者,及早应用抗生素。E. 有外伤性颅内血肿、脑瘤、脑血管畸形者,应请外科会诊。F. 代谢异常引起的脑血栓形成,

应纠正代谢紊乱。G. 有心脏、血液、自身免疫性疾病者，应采用相应措施。H. 抗凝剂的应用要注意选择适应证，不宜用于有出血倾向、颅内出血、血小板减少的患儿；蝮蛇抗栓酶（清栓酶）用于治疗脑血栓、闭塞性脉管炎。其他的抗凝药物有阿司匹林、肝素等，也宜慎用。低分子量肝素可用于小儿缺血性脑梗死的早期。对于有肾功能障碍者慎用。I. 钙离子通道阻滞剂在急性偏瘫起病 12h 内应用。常用药为尼莫地平、氟桂嗪。②恢复期治疗：按摩、理疗、体疗、运动功能锻炼等康复治疗。

第十五节 结缔组织病

一、风湿热

风湿热是 A 组 β 溶血性链球菌感染后的免疫性炎性疾病，是全身性结缔组织非化脓性炎症，主要侵犯心脏和关节，其他器官如脑、皮肤、浆膜、血管等均可受累，但以心脏损害最为严重且多见。本病学龄儿童多见，3 岁以下罕见，四季均可发病，以冬春季多见，发病无性别差异。

1. 临床表现

患儿在发病前 1～3 周可有咽炎、扁桃体炎病史。症状轻重不一，咽部症状一般常在 4 天左右消失，无其他不适。发热和关节炎为最常见主诉。①一般表现：发热，热型常不规则，可伴精神不振、乏力等不适。②心脏炎：以心肌炎和心内膜炎多见，亦可发生全心炎，轻者症状不明显，重者可导致心力衰竭，甚至死亡。A. 心肌炎：心率增快，心音减弱，可闻及奔马律，心尖区可闻及吹风样收缩期杂音；常伴有心律失常，如期前收缩或房室传导阻滞，以Ⅰ度房室传导阻滞最多见。少数出现完全性房室传导阻滞。B. 心内膜炎：以二尖瓣受累最常见，主动脉瓣次之。心尖部可闻及二尖瓣关闭不全所引起的吹风样收缩期杂音，向腋下传导，以及二尖瓣相对狭窄所引起的舒张中期杂音。风湿热反复发作且病程较长者（半年以上），可因炎性病变修复过程在瓣膜或腱索上造成器质性瓣膜损害，成为非活动性慢性风湿性心瓣膜病，即风湿性心脏病，其中以二尖瓣受损机会最多，主动脉瓣次之。C. 心包炎：患儿有心前区疼痛，积液量少时心底部听到心包摩擦音；积液量多时，心音遥远，有颈静脉怒张、肝脾肿大等心包填塞征表现；ECG 示低电压，广泛 S-T 段抬高，以后 S-T 段下降和 T 波平坦或倒置。胸部 X 线可见心影搏动减弱或消失，心影向两侧扩大，呈烧瓶形。超声心动图于左室后壁与心包之间出现无回声区。③关节炎：一半以上的患儿可出现游走性多关节炎，以膝、踝、肘、腕等大关节为主，局部肿胀、疼痛，伴触痛、皮温增高及活动受限。治疗后关节炎可治愈。轻者仅有关节痛，伴发热及血沉增快。伴典型关节炎患儿，多数不发生心脏炎及舞蹈病，而关节痛者常发生心脏炎，因此，关节痛在诊断上有重要意义。④舞蹈病：常在溶血性链球菌咽峡炎后 1～6 个月出现。多见于女孩，累及锥体外系，其特征为面部和四肢肌肉的不自主、无目的的快速运动，如伸舌、歪嘴、皱眉、挤眼、耸肩、缩颈等，在兴奋或注意力集中时加剧，入睡后消失。舞蹈病是风湿热的主要表现之一，可单独存在或与其他风湿热症状同时并存，但通常不合并关节炎或心脏炎。⑤皮肤症状：A. 皮下小结：约 5%～10%的风湿热患儿起病后数周才出现，经 2～4 周消失；小结呈圆形，质硬、无压痛、可活动，米粒至花生米大小，分布于肘、腕、膝、踝等关节伸侧，以及枕部、前额头皮、脊柱脊突处。皮下小结并非风湿热特有的症状，可见于类风湿性关节炎及系统性红斑狼疮。B. 环形红斑：见于 2%～5%的患儿，位于躯干及四肢近端屈侧，呈环形、半环形红斑，发热时明显，环内皮肤正常，边缘轻微隆起，直径约 2.5cm 左右。呈一过性，或时隐时现呈迁延性，可持续数周。环形红斑一般在风湿热复发时出现，常伴有心脏炎。环形红斑可间歇出现，为风湿热的主征，但并非风湿热特有表现，可见于药疹及肾小球肾炎。

2. 辅助检查

①血常规：可有轻度贫血，白细胞增加及核左移现象。②血沉、C 反应蛋白升高。③链球菌感染的证据：A. 咽拭子：有时可培养出 A 族 β 溶血性链球菌，但有些风湿热患儿，特别在抗生素药物治疗后，咽培养可呈阴性。B. 免疫学检测：溶血性链球菌感

染后2周左右，血清中出现ASO，后逐渐升高，4～6周达到高峰，8～10周逐渐恢复正常，风湿热患儿75%～80%ASO阳性，20%患儿ASO不升高，其中可能包括部分隐匿型心脏炎和舞蹈病患儿；其他抗链球菌抗体：血清抗链球菌激酶、抗链球菌DNA酶、抗DNA酶-B和抗透明质酸酶等滴度增加。④血生化检查：有心肌炎者血清谷草转氨酶、肌酸磷酸激酸及乳酸脱氨酸可增高。⑤ECG：可见P-R间期延长、房室传导阻滞、ST-T变化、非阵发性结性心动过速、房室增大等。⑥X线胸片：肺纹理可增加，心影正常或增大。⑦超声检查：确诊有无心包积液和心内膜炎心脏瓣膜损害，并可判断房室肥大，左室收缩和舒张功能。

3. 诊断标准

见表3-24。

表3-24　Jones诊断标准(1992)

指标	诊断方法
主要指标	
心脏炎	
关节炎	
舞蹈病	
环形红斑	2条主要指标或1条主要指标加2条次要指标加近期A组链球菌感染的证据：近期患猩红热或ASO或其他抗链球菌抗体滴度升高或咽培养A组溶血性链球菌阳性
皮下小结	
次要指标	
既往风湿热史	
关节痛	
发热	
急性期反应物升高	
Ⅰ°房室传导阻滞	

心脏炎的临床表现：

①瓣膜炎：心脏杂音：二尖瓣关闭不全；主动脉关闭不全；二尖瓣狭窄。

②心肌炎：心动过速，心音低钝，充血性心力衰竭，心电图改变：P-R间期延长最多见，Q-T间期延长，ST-T改变，各种心律

紊乱。

③心包炎。

4. 鉴别诊断

①心脏方面:功能性杂音。先天性心脏畸形如先天性二尖瓣关闭不全,部分房室通道等;病毒性心包心肌炎;结核性心包炎;左房黏液瘤;乳头肌、腱索断裂,乳头肌功能不全和二尖瓣脱垂均可引起二尖瓣关闭不全等。②关节方面:类风湿性关节炎,系统性红斑狼疮,结核性风湿病,白血病,感染后关节炎和化脓性关节炎等。

5. 治疗

①一般治疗:富含蛋白质、糖类及维生素 C 的饮食。控制活动量,卧床休息至急性症状消失;有心脏炎并发心力衰竭者绝对卧床休息 6 个月左右逐渐恢复正常活动。②控制感染:肌注青霉素 40 万～80 万 U/d,用 10～14 天。如不能应用青霉素时可用红霉素 30mg/(kg · d),分 3～4 次口服,服用 10 天。③抗风湿治疗:阿司匹林 60～80mg/(kg · d),每日用量不超过 3g,维持 6～8 周。有心脏炎者用泼尼松 1.5～2mg/(kg · d),口服,持续 2～4 周,缓慢减量并加用阿司匹林,共 8～12 周停药。

6. 预防

肌注长效青霉素 120 万 U,每 4 周 1 次。

二、幼年类风湿性关节炎

幼年类风湿性关节炎是儿童时期常见的风湿性疾病,以慢性关节炎为其主要特征,并伴有全身多系统受累,也是造成小儿致残和失明的首要原因。本病临床表现差异很大,可分为不同类型,故命名众多。为了与成人类风湿性关节炎相对应及便于理解,在此仍以美国风湿病协会分类标准为基础进行叙述。

1. 临床表现

(1)全身型:可发生于任何年龄,以 5 岁以下幼儿略多见,性别差异不显著。起病急,全身症状重。①发热:弛张型高热是此型的特点,体温波动于 36～41℃,每天可出现 1～2 次热峰。高热时可伴寒战和全身中毒症状,热退后患儿反应正常。发热可持续数周至数月，反复发作。②皮疹：也是本型的典型症状之一，其特征为“热出疹出，热退疹退”，此类皮疹具有诊断意义。皮疹类型多样，任何部位均可发生，但以胸部和四肢近端多见。③关节症状：关节痛或关节炎也是本病的主要症状之一。可为多关节炎或少关节炎。多于发热时加剧，热退后缓解。膝关节是最易受累的关节。④其他非特异性临床表现：乏力、肝脾淋巴结增大、浆膜炎，以及心、肝、肺、肾等多脏器受累。

巨噬细胞活化综合征(MAS)是一种严重的有潜在生命危险的儿童风湿性疾病的并发症，特别易发生在全身型幼年类风湿性关节炎的患儿。临床表现主要为中枢神经系统损害(嗜睡、烦躁、定向力障碍、头痛、抽搐、昏迷)、呼吸系统病变、肝脾肿大等，偶有肾脏及心脏受累表现，病死率很高。

(2)少关节型：受累关节≤4个。膝、踝、肘或腕等大关节为好发部位，非对称性。女孩多见，常于4岁以前起病，致残率低。少数患儿伴慢性虹膜睫状体炎。

(3)多关节型：此型又分为类风湿因子阳性型和类风湿因子阴性型，女孩多见。受累关节≥5个，多为对称性。大小关节均可受累，表现为关节肿胀、触痛和活动受限，晨僵是本型的特点。

2. 辅助检查

①在活动期大多有中等度低色素正细胞性贫血，白细胞数常增多，特别是全身型，白细胞可高达 $30\times10^9\sim50\times10^9$/L (30 000～50 000/ml)，伴核左移。疾病活动期血小板增高，特别是病情加剧时。②活动期血沉明显增快，C-反应蛋白大多增高。活动期时血清免疫球蛋白(IgG、IgA、IgM)增高，严重病例可有明显的高丙种球蛋白血症。全身型患儿可测出循环免疫复合物。类风湿因子阳性率低，仅见于年龄较大、起病较晚的多关节受累，并有骨质破坏的患儿。③本病的抗核抗体阳性率为40%，图形多为均质型或颗粒型，滴度多为低～中度，多见于少关节型伴有慢性虹膜睫状体炎的患儿，与关节病变程度无相关性。④关节滑膜液检查：白细胞数可达 $5\times10^9\sim80\times10^9$/L(5000～80 000/ml)，分类以中性多核白细胞为主，蛋白增高，糖减低，补体正常或降低。⑤关节X线检查：早期表现为关节附近软组织

肿胀、骨质稀疏和骨膜炎。骨骺过早融合使骨骼生长停滞，或局部炎性刺激使骨骺生长加快，长骨长度增加。后期可出现关节面破坏和关节间隙变窄，上述改变多见于多关节型。少关节型患儿即使关节积液达 10～20 年之久，也不发生骨质破坏。寰椎、枢椎半脱位是颈椎最有特征性的改变。⑥CT，MRI，高分辨率超声波检查，放射性核素扫描等检查，可用作诊断及鉴别诊断。

3. 诊断标准

本病的诊断主要依据临床表现。凡全身症状或关节病变持续 6 周以上，能排除其他疾病者，可考虑本病。

美国风湿病学会 1989 年修订的诊断标准如下：①发病年龄在 16 岁以下，一个或多个关节炎，表现为关节肿胀或积液，以及具备下列 2 种以上体征，如关节活动受限、活动时疼痛或触痛及关节局部温度升高。②病程在 6 周以上。③根据起病最初 6 个月的临床表现确定临床类型：A. 多关节型：受累关节 5 个或5 个以上。B. 少关节型：受累关节 4 个或 4 个以上。C. 全身型：间歇发热、类风湿皮疹、关节炎、肝脾及淋巴结肿大和浆膜炎。D. 除外其他疾病。

4. 鉴别诊断

①全身症状为主者：感染性疾病、白血病、淋巴瘤。②关节受累为主者：感染性关节炎、免疫缺陷病，其他结缔组织病，如风湿热、系统性红斑狼疮、幼年强直性脊柱炎等。③起病年龄较早者要与自身炎症性疾病相鉴别。

5. 治疗

①药物治疗：A. 非甾体类抗炎药（NSAIDs），不能联合应用，每次选择一种 NSAIDs。B. 缓解病情抗风湿药（DMARDs），又称慢作用抗风湿药（SAARDs），可联合应用。C. 对于发热和关节炎未能为足量非甾体类抗炎药物所控制者，可加用甾体激素类药物。D. 生物制剂：TNF-α 拮抗剂等。②对症处理。

三、幼年强直性脊柱炎

幼年强直性脊柱炎是指 16 岁以前起病，以骶髂和脊柱等关节的慢性炎症为特征的结缔组织病。临床表现为腰背部疼痛和僵直。本病主要见于青壮年，但也可见于学龄期或青春期儿童。本病在国际风湿病联盟的分类标准中定名为与附着点炎症相关的关节炎（ERA）。

1. 病因

目前认为本病的发病与 HLA-B27 有显著相关性，国外报道其阳性率为 90%，提示本病的发病与遗传有关。环境因素方面，近年研究认为与某些细菌或其他微生物感染有关，如某些克雷伯菌株可能触发本病。

2. 临床表现

①本病男性多发，男女之比为 6～9∶1。②多以四肢关节炎为首发表现，其中下肢大关节如髋、膝、踝关节受累多见，表现为关节肿、痛和活动受限。骶髂关节病变可于起病时发生，但多数于起病数月至数年后才发现。典型症状为下腰部疼痛，初为间歇性，数月或数年后转为持续性，疼痛可放射至臀部，甚至大腿。③直接按压骶髂关节时有压痛，“4”字征阳性。在儿童常常只有骶髂关节炎的 X 线改变，而无症状和体征。④病情进展，可至腰椎受累，腰部活动受限，向前弯腰时腰部平直。Schober 试验阳性。试验方法为在髂后上棘连线中点与垂直向上 10cm 处及向下 5cm 处各做一标志，测定腰部前屈时两点间的距离，正常人前屈时此两点间距可长达至 20cm 以上（即增加 5cm 以上）。⑤此外，患儿亦可反复发作急性虹膜睫状体炎和足跟及脚掌疼痛。除上述部位附着点炎症外，还可见于足底筋膜与趾骨附着处和髌韧带与胫骨粗隆附着处。⑥一些早期患儿有下肢关节和附着点炎症，而未出现骶髂关节病变。这类患儿称为血清阴性附着点炎和关节炎（SEA）。⑦全身症状可有低热、乏力、食欲低下、消瘦和发育障碍。

3. 辅助检查

①常见有轻度贫血，血沉增快，类风湿因子阴性，血清人类白细胞抗原 HLA-B27 阳性。②骶髂关节 X 线片：最初表现为骶髂关节边缘模糊，骨质破坏，以后出现骶髂关节两侧硬化，关节腔狭窄，严重者骨质融合，关节腔消失。③骶髂关节 MRI 或 CT：有利于发现骶髂关节轻微的变化，用于骶髂关节炎早期诊断。

4. 诊断与鉴别诊断

目前幼年强直性脊柱炎的诊断依据为：有 X 线证实的单侧或双侧骶髂关节炎，并分别附加下列条件中至少 2～3 项者：①有腰背疼痛病史或既往史；②外周关节炎，尤其是下肢关节炎；③足跟疼痛或肌腱附着点炎症；④HLA-B27 阳性；⑤脊柱关节病的家族史。

本病应与脊髓肿瘤、腰椎感染、椎间盘病变及脊柱骨软骨病等相鉴别。此外，溃疡性结肠炎、限局性小肠炎、银屑病和瑞特氏综合征可合并脊柱炎，其表现与强直性脊柱炎相似。但上述各病除脊柱炎外，还具备本身的临床特点，可以鉴别。

5. 治疗

（1）一般治疗：患儿宜睡木板床或硬床垫，避免睡高枕。加强功能锻炼及体育活动。

（2）药物治疗：①非甾体抗炎药（NSAIDs）有良好的消炎镇痛和减轻晨僵的作用。②缓解病情药物（DMARDs）：柳氮磺胺吡啶（SSZ）为首选药物。用药期间注意检查血象、肝功能等；用 NSAIDs 及 SSZ 效果不明显时，可试用甲氨蝶呤（MTX）。③肾上腺皮质激素的用药指征：A. 对非甾体抗炎药不能控制症状或对柳氮磺胺吡啶过敏者，可代以小剂量泼尼松口服（<10mg/d）；B. 对严重的外周关节炎可用激素进行关节腔内注射；C. 合并急性虹膜睫状体炎时需用激素局部及全身治疗。④生物制剂的应用：TNF 受体拮抗剂可用于治疗幼年强直性脊柱炎。

四、儿童系统性红斑狼疮

儿童系统性红斑狼疮（SLE）是一种侵犯多系统和多脏器的全身结缔组织的自身免疫性疾病，患儿体内有多种自身抗体和其他免疫学改变。临床表现多样，除发热、皮疹等共同表现外，因受累脏器不同而表现各异。常常先后或同时累及泌尿、神经、心血管、血液、呼吸等多个系统，有潜在致命性，如不积极治疗，儿童 SLE 预后远较成人严重。

1. 临床表现

①儿童 SLE 的临床表现多种多样，以发热患儿多见，热型不

定；同时可伴有食欲不振、乏力和体重下降等非特异性症状。②儿童 SLE 可累及全身多个器官系统，其中皮肤、关节肌肉、肾脏为最易受累的器官系统。A. 皮肤黏膜症状：70%患儿可见皮肤症状，典型蝶形红斑仅见于半数病例，皮疹为跨越鼻梁的鲜红色红斑，边缘清晰，伴轻度浮肿，很少累及上眼睑。此外，患儿还可表现为雷诺现象，指(趾)坏疽等。患儿常有日光过敏，盘状红斑较成人少见。B. 肌肉骨骼症状：约 70%～80%病例有关节症状，表现为关节炎或关节痛，上述症状可为游走性或持续性，部分患儿可出现肌痛和肌无力。C. 肾脏症状：狼疮肾炎不仅是本病最常见和最严重的危胁生命的主要原因之一，也是影响远期生命质量的关键。约 1/5 的患儿可发展为肾衰。D. 其他脏器损害：伴有神经精神性狼疮的患儿可表现为定向力减弱、智力障碍、记忆力减弱、幻觉、癫痫大发作、头痛、嗜睡、视物模糊等；病变累及呼吸系统时，可出现急性发热、呼吸困难、咳嗽、胸痛、咳血等症状；心脏炎、心包积液、胃肠道症状、眼部症状等表现依脏器受累程度不同表现各异。

2. 辅助检查

①血常规可出现轻中度贫血或白细胞减低；肾脏受累的 SLE 患儿尿常规提示蛋白尿和/或血尿、肝肾功能可能异常。②免疫学检测：A. 抗核抗体（ANA）阳性，呈中高度滴度；ds-DNA 阳性对本病有高度特异性，并与疾病活动性密切相关。B. 抗 ENA 抗体中抗 Sm、RNP、SS-A、SS-B 抗体可能阳性。C. 循环免疫复合物、抗磷脂抗体、狼疮抗凝集物抗体、补体等可有异常。③根据受累脏器不同，可表现为不同程度的 24h 尿蛋白定量、头颅 CT、肺功能、肺 HRCT、心电图、心脏彩超、腹部 B 超等检查异常。

3. 诊断标准

儿童 SLE 目前采用美国风湿学会 1997 年修订的 SLE 分类标准：该诊断标准 11 项中，符合 4 项或 4 项以上者，在除外感染、肿瘤和其他结缔组织病后，可诊断为系统性红斑狼疮，同时具备第 7 条肾脏病变者，可诊断为狼疮性肾炎。①颊部红斑：扁平或高起，在两颧突出部位固定红斑。②盘状红斑：片状高于皮肤的红斑，黏附有角质脱屑和毛囊栓；陈旧性病变可发生萎缩性瘢痕。③光过敏：对日光有明显的反应，引起皮疹，可从病史中得知或医生观察到。④口腔溃疡：经医生观察到的口腔或鼻咽部溃疡，一般为无痛性。⑤关节炎：非侵蚀性关节炎，累及 2 个或更多的外周关节，有压痛，肿胀或积液。⑥浆膜炎：胸膜炎或心包炎。⑦肾脏病变：尿蛋白≥0.5g/24h 或＋＋＋，或管型（红细胞颗粒管型或混合管型）。⑧神经病变：癫痫发作或精神病，除外药物或已知的代谢紊乱。⑨血液学疾病：溶血性贫血或白细胞减少，或淋巴细胞减少，或血小板减少。⑩免疫学异常：抗 ds-DNA 抗体阳性，或抗 Sm 抗体阳性。或抗磷脂抗体阳性（包括抗心膦脂抗体，或狼疮抗凝集物，或至少持续 6 个月的梅毒血清试验假阳性三者中具备一项阳性）。⑪抗核抗体阳性。

4. 鉴别诊断

应与其他风湿性疾病如幼年型类风湿性关节炎、皮肌炎、硬皮病、混合性结缔组织病、血管炎等鉴别；此外应注意除外细菌或病毒感染、各种类型的肾脏病、慢性活动性肝炎、血液病中血小板减少性紫癜、溶血性贫血等。

5. 治疗

①一般治疗：活动期间注意休息，避免日光紫外线照射，积极防治感染，饮食宜营养清淡、富含多种维生素。②药物治疗：A. 非甾体类抗炎药：适合轻症患儿。B. 抗疟药物：羟氯喹。C. 合并脏器受累者，首选肾上腺皮质激素。D. 免疫抑制剂：常用药物为环磷酰胺（CTX）、硫唑嘌呤和甲氨蝶呤等。E. 大剂量丙种球蛋白静脉输入。③其他治疗：积极抗感染、中医中药、血浆置换、骨髓移植、生物制剂治疗等。

五、幼年皮肌炎

该病是一种以免疫介导的以横纹肌和皮肤的急性和慢性非化脓性炎症为特征的多系统受累的疾病。早期可表现为不同程度的血管炎性病变，后期易发生钙质沉着。各年龄均可发病，发病年龄高峰为 10～14 岁，2 岁以前发病者很少。女孩发病较男孩为多，男女发病之比为 1∶2。

1. 病因

病因不明，与感染和免疫功能紊乱有关。多种感染，尤其是病毒感染可作为诱因，以柯萨奇病毒为著。

2. 临床表现

①幼年皮肌炎多隐匿起病，症状逐渐加重。②一般症状可有全身不适、食欲减退、体重减轻、易倦乏力、腹痛、关节痛、低热或体温正常。③约 1/3 患儿急性起病，伴高热和广泛多系统损伤。个别病例全身症状严重，病情进展迅速，数周或数月内急剧恶化而死亡。④肌肉症状：典型临床表现为对称性的肢体近端肌痛和/或肌无力，累及肩部及骨盆带肌。肋间肌和膈肌受累时，可引起呼吸困难而危及生命。晚期肌肉萎缩，可致关节屈曲挛缩。⑤累及上眼睑的向阳疹，掌指、指间近端关节伸侧表面红斑(Gottron 氏丘疹)。皮疹消退后可留有色素沉着。⑥钙质沉着是幼年皮肌炎的特殊表现。最早可发生于病后 6 个月，部位累及皮肤和皮下组织或较深层的筋膜和肌肉，表现为皮下小硬块或结节，关节附近呈团块状沉着，肌肉筋膜面片状钙化等。可引起肢体疼痛、关节挛缩和功能障碍。钙化区常形成溃疡，并渗出白色石灰样物质。⑦其他系统症状：A. 食管和胃肠是最常受累的器官，可因肌肉病变而食道运动不正常，也可以发生胃肠出血或穿孔。B. 心脏方面可见心脏增大，心电图异常。严重者可因心肌炎、心律失常、心功能不全而死亡。C. 部分患儿出现间质性肺浸润、肺纤维化，偶有肺出血、胸膜炎和自发性气胸。D. 眼部症状可见视网膜绒毛状渗出、色素沉着、视神经萎缩、水肿、出血或视神经纤维变性。E. 偶见肝、脾和淋巴结肿大。F. 一些皮肌炎患儿还可并发脂肪代谢障碍，表现为局限性或广泛性皮下脂肪消失。

3. 辅助检查

①血沉可增快，CRP 增高。②尿肌酸排泄量增加，病情活动期，24h 尿肌酸在 200mg 以上，尿肌酸/肌酐比值增高。③ANA 可阳性，多为斑点型，一般滴度较低。少数患儿可测到抗 Jo-1 抗体。④血清肌酶活性增高是皮肌炎的特征之一，包括肌酸肌酶(CK)、肌酸磷酸肌酶(CPK)、醛缩酶(ALD)、乳酸脱氢酶

(LDH)、谷草转氨酶(GOT)等。一般认为CK、CPK最为敏感,其次为GOT、GPT和ALD增高。CK同工酶CKMB的出现代表再生的横纹肌而不说明心肌损害。肌酶升高反映肌纤维的活动性损伤或肌细胞膜通透性增加。⑤肌电图:肌源性损害,即肌肉松弛时出现纤颤波、正锐波、插入激惹及高频放电;轻微收缩时出现短时限低电压多相运动电位;最大收缩时出现干扰相等。⑥肌肉活检:选中度受累肢体的近端肌肉,通常在三头肌或股四头肌。病理变化可以是肌肉广泛性或局灶性受损,炎性浸润为本病的特征性表现。肌纤维变性坏死、再生及肌束周围萎缩。电镜检查可见肌纤维变性、细胞浆团块,肌原纤维结构破坏、毛细血管基底膜增厚、线粒体异常以及空泡形成增加等。皮肌炎患儿的皮肤病理改变为非特异性,不能作为诊断根据。⑦MRI检查:在肌炎时,四肢出现对称性的异常高密度区的 T_2 信号。

4. 鉴别诊断

应注意除外感染后肌炎、重症肌无力、进行性肌营养不良、多发性神经根炎、脊髓灰质炎及脊髓炎等。

5. 治疗

(1)一般治疗:急性期护理工作很重要,特别是吞咽肌受累时,喂食要小心,必要时予以鼻饲。呼吸肌受累时应用人工呼吸器。急性期症状消退后应尽早进行按摩及被动运动,防止肌肉萎缩及肢体挛缩。

(2)药物治疗:A. 肾上腺皮质激素:为本病首选药物,早期足量使用皮质激素是治疗本病的关键。泼尼松开始剂量为2mg/(kg·d),分次口服。发病急,全身症状重,肌无力明显,特别是咽下肌及呼吸肌受累者可用甲基泼尼松龙冲击治疗(剂量参照系统性红斑狼疮部分),待症状好转后改为泼尼松口服,后逐渐减量。维持剂量以5~10mg/d为宜,总疗程不少于2年。B. 羟氯喹:剂量为6mg/(kg·d),最大量不超过400mg/d。皮疹严重时,可与激素联用。C. 免疫抑制剂:可加用免疫抑制剂如甲氨蝶呤10~15mg/m²,每周1次,口服。也可应用硫唑嘌呤或环孢霉素A等药物治疗。D. 其他药物:对危重病例可使用大剂量丙种球蛋白静脉注射。

(3)血浆置换有一定疗效。

(4)对于钙质沉着,迄今尚无满意的治疗方法。

六、血管炎

血管炎是一类以血管壁炎症性破坏,多核、单核、嗜酸性粒细胞浸润,血管壁纤维蛋白样坏死为共同病理表现的疾病的统称。根据病因,分为原发性和继发性两大类;根据受累血管种类可将原发性血管炎分为大、中、小血管炎。目前儿童血管炎分类依据 2005 年维也纳血管炎国际会议制定的分类标准(详见表 3-25)。

表 3-25　2005 年维也纳国际会议提出的儿童血管炎分类标准

Ⅰ. 大血管炎
　Takayasu 动脉炎
Ⅱ. 中等大小血管炎
　儿童期结节性多动脉炎
　皮肤多动脉炎
　川崎病
Ⅲ. 小血管炎
　A. 肉芽肿性
　　Wegner 肉芽肿(WG)
　　Churg-strauss 综合征
　B. 非肉芽肿性
　　显微镜下多血管炎
　　过敏性紫癜
　　孤立的皮肤白细胞碎裂性血管炎
　　低补体血症荨麻疹血管炎
Ⅳ. 其他血管炎
　白塞病
　继发于感染、肿瘤、药物的血管炎,包括过敏性血管炎
　孤立的中枢神经系统血管炎
　Cogan 综合征
　未分类血管炎

1. 临床表现

临床表现多样，可以表现为不明原因的发热、皮疹或多系统衰竭。儿童常见血管炎及其临床表现见表 3-26。

表 3-26　儿童时期血管炎综合征

血管炎	临床特征
Takayasu 动脉炎	主动脉弓及分枝受累，年轻女性多见，是儿科第三常见的血管炎，高血压是最常见的体征
川崎病	见"心血管"部分
结节性多动脉炎	在儿科较罕见，同时有小血管受累，特别是血管分叉处；皮肤损伤包括网状青斑、触痛性结节和紫癜；可以累积肾脏、消化道和中枢神经系统血管，导致高血压、腹痛、头痛，可以进展至肾功衰竭、肠梗死、脑血管意外
显微镜下多血管炎	儿科罕见，p-ANCA 或髓过氧化物酶(MPO)可以阳性肾脏多受累
过敏性紫癜	是最常见的儿童血管炎，下面详述
Wegner 肉芽肿	儿科罕见，也同时累及中等大小血管，累及呼吸道和肾脏。c-ANCA 或蛋白酶 3(PR3)可以阳性

2. 辅助检查

①血常规：多提示白细胞计数升高，中性粒细胞或嗜酸性粒细胞比例增加。②尿常规：血管炎伴肾脏损害时，可表现为血尿、蛋白尿及管型尿。③血沉升高。④其他：血清免疫球蛋白水平多高于正常；免疫复合物增多、低补体血症、冷球蛋白血症；自身抗体增加，抗中性粒细胞抗体（ANCA）相关性血管炎可表现为 ANCA 检测异常等。

3. 治疗

①肾上腺皮质激素。②免疫抑制剂。单纯肾上腺皮质激素疗效欠佳、或为增加疗效和减少激素用量可用免疫抑制剂，最常用的药物为环磷酰胺、硫唑嘌呤和甲氨蝶呤。③扩血管抗凝、抗炎药物：卡托普利、阿司匹林、双嘧达莫等。④外科介入或手术治疗。

附：过敏性紫癜

该病是一种以小血管炎为主要病变的系统性血管炎，临床表现为皮肤紫癜，可伴关节炎、腹痛、便血、肾小球肾炎等；以学龄前和学龄期儿童多见。

1. 临床表现

常以皮肤紫癜为首发症状，亦可以先表现为腹痛、关节炎或肾脏症状。起病前1～3周常有上呼吸道感染史。①皮肤症状：皮肤紫癜反复出现，多见于四肢及臀部，初起呈紫红色斑丘疹，高出皮面，继而呈棕褐色消退，可伴有荨麻疹和血管神经性水肿，重症紫癜可融合成大疱。②消化道症状：反复阵发性脐周下腹部疼痛，可伴呕吐，很少呕血；可有血便，偶见并发肠套叠，注意与外科急腹症鉴别。③关节症状：一过性膝、踝、肘、腕等大关节炎。④肾脏症状：血尿、蛋白尿、管型尿、血压增高及浮肿，称为紫癜性肾炎，少数呈肾病综合征表现。⑤其他症状：偶见颅内出血、心肌炎、心包炎。

2. 临床分型

①单纯皮肤型：只累及皮肤，最常见。②腹型：胃肠道症状和皮肤症状可先后出现也可同时发生。③关节型：除紫癜外还有关节症状。④肾型：皮肤紫癜伴肾脏症状。⑤混合型：除皮肤紫癜外加2～4型的表现。

3. 辅助检查

①血小板记数正常或升高，部分患儿白细胞总数增高达$20.0\times10^{9}/L$，伴核左移。②其他：出血量多可表现为贫血；出凝血时间均正常；有消化道出血者，便潜血阳性；肾脏受累可有血尿、蛋白尿。③腹部B超、肾脏活检可有异常表现。

4. 治疗

①一般治疗：急性期卧床休息；祛除过敏因素，补充维生素C和芦丁。②皮肤型、关节型、轻度腹型及肾型可用中药治疗，关节型可短期用非甾体抗炎药。③严重腹型：有严重消化道病变，如消化道出血时，可服泼尼松，1～2mg/(kg·d)，服用7天后逐渐减量，总疗程为2～3周。④肾型：可采用糖皮质激素及免疫抑制剂。

七、川崎病

曾称为皮肤黏膜淋巴结综合征，发病年龄以婴幼儿多见，80%在5岁以下。

1. 病因

病因不明，流行病学资料提示立克次体、丙酸杆菌、葡萄球菌、链球菌、逆转录病毒、支原体感染可能为其病因，但均未能证实。以前多数观点认为是感染原的特殊成分如超抗原引起的特殊的免疫反应。

2. 临床表现

(1)主要表现：①发热39～40℃5天以上，抗生素治疗无效。②四肢变化：急性期掌跖红斑，手足硬性水肿；恢复期指趾端膜状脱皮。③多形性红斑。④眼球结膜充血，非化脓性。⑤唇充血皲裂，口腔黏膜弥漫充血，舌乳头呈草莓舌。⑥颈部淋巴结肿大。

上述6条中至少有5条符合方可诊断川崎病。但是，二维超声心动图或冠脉造影确诊合并冠脉瘤或冠脉扩张的患儿，上述6条主要临床表现中符合4条便可诊断川崎病。

(2)心脏表现：冠脉损害多发生于病程的2～4周，但也可发生于恢复期。心肌梗死和冠状动脉瘤破裂可致心源性休克甚至猝死。在发病1～6周也可出现心包炎、心肌炎、心内膜炎、心律失常。

(3)其他：可有间质性肺炎、无菌性脑膜炎、消化系统症状(腹痛、呕吐、腹泻、麻痹性肠梗阻、肝大、黄疸等)、关节痛和关节炎。

3. 辅助检查

①血液检查：周围血白细胞增高，以中性粒细胞为主，伴核左移。血沉增快，C-反应蛋白阳性，血白蛋白减少，α_2-球蛋白增加，可有轻度贫血。②超声心动图：可有冠状动脉异常，如冠状动脉扩张、冠脉瘤形成和冠脉狭窄；急性期可见心包积液，左室内径增大，二尖瓣、主动脉瓣反流。③冠状动脉造影：建议对于恢复期的中等或大冠脉瘤患儿行冠状动脉造影。

4. 鉴别诊断

病毒感染（如麻疹病毒，腺病毒，肠道微小病毒，EB 病毒）、猩红热、葡萄球菌所致烫伤样皮肤综合征（SSSS）、中毒性休克综合征、细菌性颈淋巴结炎、药物过敏反应、Stevens-Johnson 综合征、少年风湿性关节炎（JRA）、落基山斑疹热、螺旋体病、汞超敏反应（肢端痛）。

5. 治疗

①药物治疗：A. 静脉注射丙种球蛋白：2g/kg，12h 内静脉输注，以发病 5～9 天应用效果最佳。B. 阿司匹林：30～50mg/(kg·d)口服，2 周后改小剂量[3～5mg/(kg·d)]，口服直至 8 周或冠状动脉内径恢复正常。②非药物治疗：合并冠状动脉瘤者需长期随诊，必要时行冠状动脉搭桥术，导管介入治疗。

第十六节 先天性遗传代谢病

一、先天性遗传代谢病概述

遗传代谢病被定义为一类少见的疾病，表现为患儿自身不能把食物正常转化为能量。这类疾病的产生通常是由于体内特异的蛋白（酶）缺陷造成各种底物不能转化为终产物，而产生相应其他底物或中间产物堆积导致代谢异常。先天性代谢性疾病可在新生儿至成人的任何阶段发病。

1. 分类

可分为 6 类：①蛋白质代谢紊乱（即氨基酸、有机酸代谢异常，尿素循环障碍）。②碳水化合物代谢异常（如糖原累积病，乳糖不耐受，高胰岛素血症）。③溶酶体贮积症。④脂肪酸氧化功能障碍。⑤线粒体能量代谢缺陷。⑥过氧化物酶体缺陷。

2. 临床表现

通常先天遗传代谢性疾病患儿无特殊体征，症状往往是非特异性的。在饥饿或疾病状态时出现反复发作的呕吐和脱水，或者在摄入某种特定食物时反复发病，是先天遗传代谢性疾病的重要线索。①神经系统异常：惊厥、昏迷，难以控制的癫痫，发育倒退或落后，共济失调，舞蹈症，智力低下，脑发育不良等。②内分泌系统：低血糖，糖尿病，甲亢或甲减，甲状旁腺功能低下，性腺功能低下，身材矮小等。③心脏循环系统：各种不明原因心肌病，心律失常（如传导阻滞）等。④泌尿、生殖系统：尿液特殊气味、颜色，反复出现的不明原因血尿、蛋白尿，肾或输尿管结石，肾囊肿，外生殖器畸形，溶血尿毒综合征，肾小管酸中毒等。⑤消化系统异常：喂养困难、反复呕吐、迁延性腹泻、生长发育落后、肝脾大、黄疸、肝损害、脂肪肝、反复发作的瑞氏综合征或类瑞氏综合征样改变、急慢性胰腺炎等。⑥呼吸系统：新生儿或小婴儿反复出现呼吸暂停、呼吸窘迫、呼吸节律异常，肺高压、反复呼吸道感染等。⑦血液系统：不明原因出血、溶血表现。血常规提示血小板减少、中性粒细胞减少或增多、贫血、骨髓吞噬现象（巨噬细胞活化综合征样改变）等。⑧特殊面容：小头畸形、巨颅、前囟增大、巨舌等。⑨电解质及酸碱平衡异常：乳酸酸中毒、阴离子间隙升高、代谢性碱中毒或代谢性酸中毒等。⑩皮肤及毛发：色素减退或加深、反复皮肤念珠菌病、口角炎、反复皮疹、毛发色泽异常或卷曲、干燥、断裂、脱发等。⑪眼：白内障、晶状体脱位、角膜混浊、视网膜色素变性等。⑫骨骼：骨骼畸形、骨质疏松、指端疼痛等。

先天遗传代谢性疾病大多同时有几个器官系统同时受累，但也有极个别情况下仅见一个器官受累的表现。

3. 先天性代谢性疾病的实验室检查

（1）常规检查：全血细胞计数、血电解质、血糖、肝肾功能、凝血功能、血气（静脉即可）、尿酸、血氨、血乳酸及嘌呤、肌酸激酶、尿常规特别是尿酮体。

(2)特异性检查：血、尿氨基酸、血浆酰基肉碱谱、血总肉碱及游离肉碱、尿有机酸。

4. 诊断思路

(1)常见遗传代谢性疾病诊断流程：见图 3-3。

(2)高氨血症诊断思路：见图 3-4。

(3)低血糖诊断思路：见图 3-5。

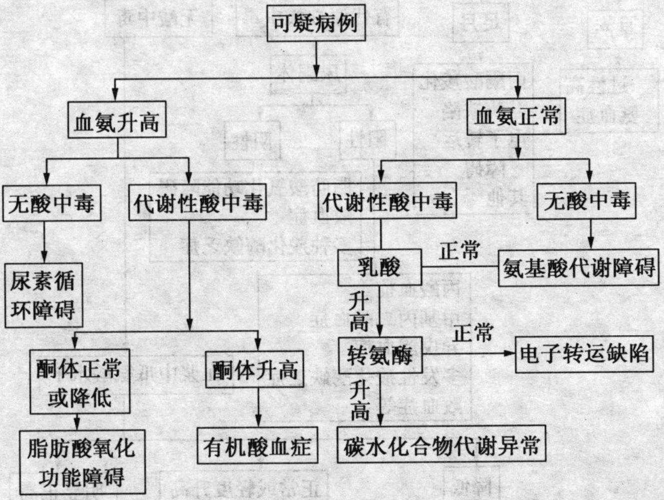

图 3-3　代谢性疾病诊断流程

5. 先天性代谢病的一般紧急处理

见表 3-27。

二、糖原累积症

该病是一组由于先天性酶缺陷所导致的糖代谢障碍。已经证实糖原合成和分解代谢中所必需的各种酶至少有 8 种，由于这些酶缺陷所造成的临床疾病有十二个类型，其中Ⅰ、Ⅲ、Ⅳ、Ⅵ、Ⅸ型以肝脏病变为主，Ⅰ、Ⅲ和Ⅳ型的肝脏损害最为严重；Ⅱ、Ⅴ、Ⅶ型则以肌肉组织受损为主。

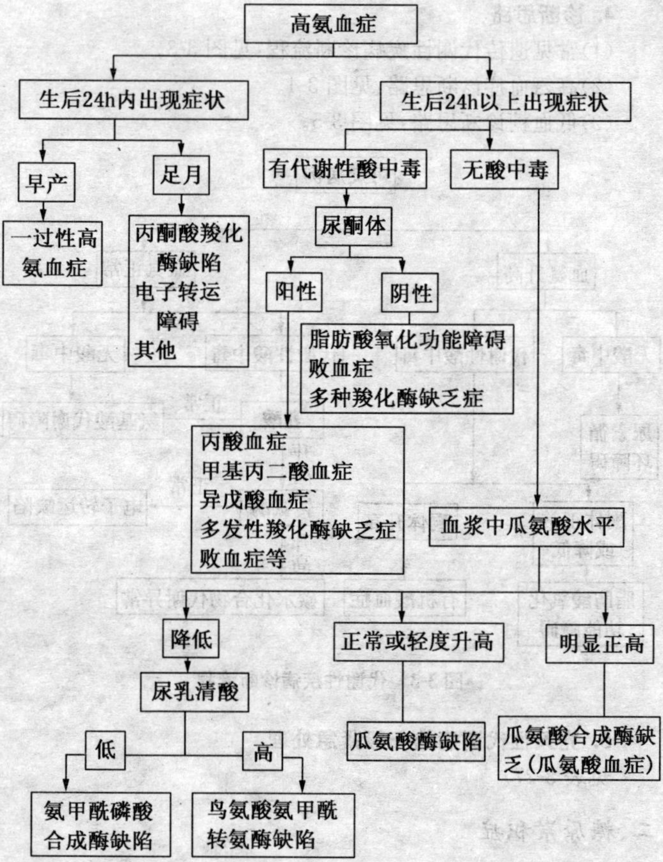

图 3-4　高氨血症诊断思路

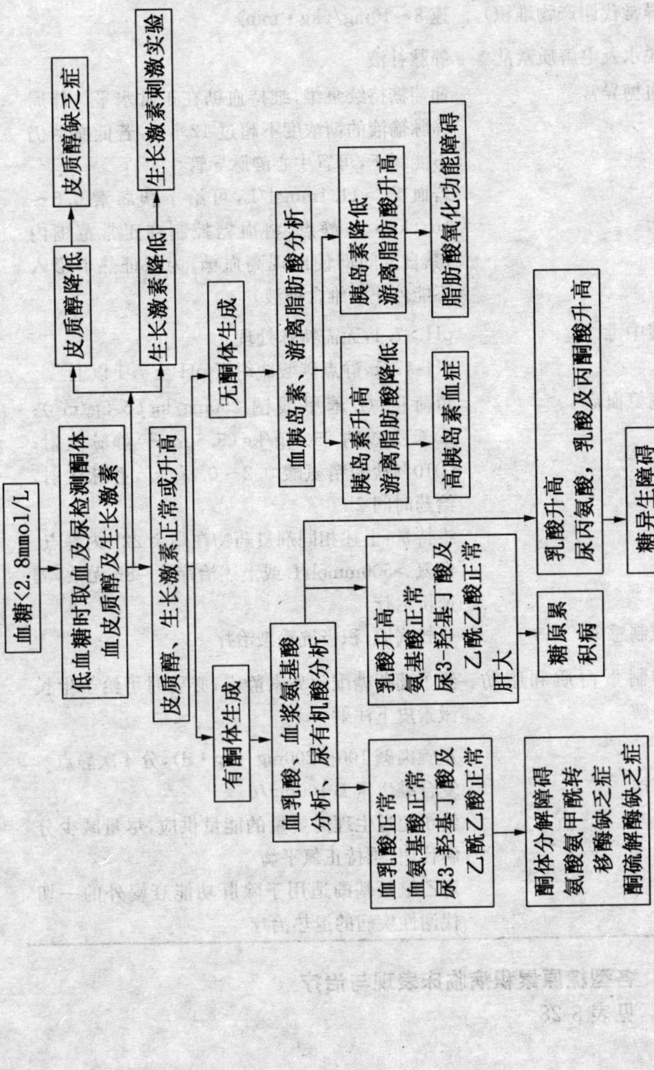
血糖<2.8mmol/L
低血糖时取血及尿检测酮体
血皮质醇及生长激素
皮质醇降低
皮质醇缺乏症
生长激素降低
生长激素刺激实验
皮质醇、生长激素正常或升高
无酮体生成
血胰岛素、游离脂肪酸分析
胰岛素升高
游离脂肪酸降低
高胰岛素血症
胰岛素降低
游离脂肪酸升高
脂肪酸氧化功能障碍
有酮体生成
血乳酸、血浆氨基酸分析、尿有机酸分析
血乳酸正常
血氨基酸正常
尿3-羟基丁酸及乙酰乙酸正常
酮体分解障碍
氨酸氨甲酰转移酶缺乏症
酮硫解酶缺乏症
乳酸升高
氨基酸正常
尿3-羟基丁酸及乙酰乙酸正常
肝大
糖原累积病
乳酸升高
尿丙氨酸，乳酸及丙酮酸升高
糖异生障碍

图 3-5　低血糖诊断思路

表 3-27　先天性代谢病的一般紧急处理

目的	方法
昏迷、严重呕吐(可疑异常代谢产物堆积)	暂禁食(不超过 48h),10%葡萄糖持续泵维,糖速 8～10mg/(kg · min)
脱水及电解质紊乱	静脉补液
血糖异常	葡萄糖持续泵维,维持血糖在正常水平。外周静脉输液的糖浓度不超过 12.5%,若低血糖仍不能纠正,可置中心静脉导管 若血糖＞11.1mmol/L,可给予胰岛素 0.5～1u/(kg · h)静点,将血糖控制在正常范围内(禁食期间即使出现高血糖,为保证热卡摄入不能停止泵维含糖液)
酸中毒	pH＞7.1,无需特殊处理 pH＜7.1,静点碳酸盐纠正 pH 至 7.1 以上
高氨血症	负荷量:①苯甲酸钠 250mg/kg($5.5g/m^2$);②苯乙酸钠 250mg/kg($5.5g/m^2$)静脉注射;③10%盐酸精氨酸 0.2～0.8g/kg,静脉注射,给药时间 2h 维持量:上述相同剂量药物在剩余 22h 内静点 血氨＞500mmol/L 或上述治疗 6～8h 无效,需透析治疗
控制感染	寻找病原,积极抗感染治疗
抑制蛋白质和脂肪分解	给予葡萄糖配胰岛素静点,必要时可给予生长激素皮下注射
其他	左旋肉碱 100～200mg/(kg · d),分 4 次静点 复合维生素 B 100mg/d 给予超过生理需要量的能量供应,尽量减少分解代谢,维持正氮平衡 对乙酰氨基酚适用于除肝功能衰竭外的一切代谢性疾病的退热治疗

各型糖原累积病临床表现与治疗

见表 3-28。

表 3-28 各型糖原累积病临床表现与治疗

分型	其他名称	遗传形式	病因	临床表现	治疗
Ⅰ型	von Gierke's disease	常染色体隐性遗传	葡萄糖-6-磷酸酶异常	低血糖、乳酸酸中毒、高尿酸血症、高脂血症、肝大、生长发育迟缓、低血糖导致的脑损害，部分患儿可出现范可尼综合征表现	对症治疗 生玉米淀粉口服或高碳水化合物饮食避免低血糖
Ⅱ型	Pompe's disease	常染色体隐性遗传	酸性 α-葡萄糖苷酶异常	婴儿型：生后即出现的肌张力低下、肌无力、肝大、吞咽困难、舌增大、心脏重度扩大，多于 2 岁前死于心肺功能异常 迟发型：青少年期起病，进行性加重的呼吸肌无力、下肢无力、运动耐量降低、智力发育正常、限制性心肌病	对症治疗 酶替代治疗
Ⅲ型	Cori's disease	常染色体隐性遗传	淀粉-1，6-葡糖苷酶（糖原脱支酶）异常	反复低血糖、高血脂、生长发育迟缓、身材矮小、肌无力、肾肿大、肝脾大，在婴儿和儿童期肝肿大和肝损害随年龄增加而加重，青春期后大部分患者肝部症状减轻，少数患者会出现进行性肝纤维化、肝硬化、肝细胞癌和肝功能衰竭	高蛋白、碳水化合物饮食维持正常血糖 终末期肝硬化和/或肝癌可以进行肝脏移植治疗

续表

分型	其他名称	遗传形式	病因	临床表现	治疗
Ⅳ型	支链淀粉病	常染色体隐性遗传	淀粉-(1，4-1，6)-转葡萄糖苷酶(分支酶)缺陷	肝、脾肿大，肝功能不全，生长迟缓，肌肉张力低、萎缩肝硬化，门脉高压。多于5岁前死亡	
Ⅴ型	McArdle's disease，肌肉磷酸化酶缺乏症	常染色体隐性遗传病	肌磷酸化酶异常	肌肉易疲劳，出现运动不耐受、肌痛、肌溶解、肌红蛋白尿、运动后肌强直、肌痉挛或肌痛	高蛋白饮食，口服维生素 B_6，运动前服用蔗糖。无其他特殊治疗
Ⅵ型	Hers' disease	常染色体隐性遗传，少数呈X连锁隐性遗传	肝糖原磷酸化酶异常	肝大、生长发育迟缓、低血糖、高脂血症、酮症、血尿酸、乳酸正常	单纯饮食治疗。有低血糖表现者应给予高碳水化合物饮食，增加进食次数

续表

分型	其他名称	遗传形式	病因	临床表现	治疗
Ⅶ型	Tarui's disease 磷酸果糖激酶缺乏症	常染色体隐性遗传	磷酸果糖激酶缺陷	运动诱导的肌肉痉挛、肌无力、高尿酸血症、横纹肌溶解、溶血性贫血	无需特殊治疗。但避免高碳水化合物饮食，以免加重运动不耐受
Ⅸ型	磷酸化酶激酶缺乏症	75%为X连锁隐性遗传，其他为常染色体隐性遗传	磷酸化酶激酶异常	同Ⅵ型	对症治疗
Ⅺ型	Fanconi-Bickel综合征	常染色体隐性遗传	葡萄糖转运蛋白2基因突变	肝、肾的糖原贮积，伴肾小管功能障碍和佝偻病。无肌肉受累，无高脂血症	对症治疗
0型	糖原合成酶缺乏症	常染色体隐性遗传	糖原合成酶2基因突变	空腹低血糖，餐后高血糖	主要针对低血糖治疗，口服生玉米淀粉

注：除Ⅱ型可行酶替代治疗外，其他各型无特效治疗

三、半乳糖血症

该病是由于半乳糖代谢途径中酶的遗传性缺陷所造成的代谢性疾病，可依据酶缺陷不同分为 3 型，都是常染色体隐性遗传病，其中以半乳糖-1-磷酸尿苷酰转移酶缺乏型最为多见，且病情严重。

1. 临床表现

①典型者在围生期即发病，常在喂给乳类后数日即出现呕吐、拒食、体重不增和嗜睡等症状，继而呈现黄疸和肝脏肿大。可在 2～5 周内发生腹水、肝功能衰竭、出血等终末期症状。②在发病早期即可发现白内障形成。③约 30%～50%患儿在病程第 1 周左右并发大肠杆菌败血症，使病情更加严重。④少数患儿症状可较轻微，仅在进食乳类后出现轻度的消化道症状，但逐渐呈现生长迟缓、智能发育落后、肝硬化和白内障等征象。

2. 辅助检查

①新生儿筛查：检测血半乳糖-1-磷酸尿酰转移酶活性。②尿液中还原糖测定：如葡萄糖、半乳糖、乳糖、果糖和戊糖等。③酶学诊断：外周血红、白细胞，皮肤成纤维细胞，或肝活检组织等，测定红细胞转移酶活性降低。④其他：必要时应检测肝功能、凝血机制、血糖、血电解质和血、尿培养等项目以利诊断。

3. 治疗

①立刻停用乳类，改用豆浆、米粉等，并辅以维生素、脂肪等营养必需物质。②静脉输给葡萄糖、新鲜血浆，注意补充电解质。对合并败血症的患儿应采用适当的抗生素，并给予积极支持治疗。

四、甲基丙二酸血症

1. 概述

甲基丙二酸血症是一种常染色体隐性遗传病。甲基丙二酸血症，由编码线粒体甲基丙二酰辅酶 A 变位酶（MCM）的 MUT 基因，或合成 MCM 的两种辅酶（腺钴胺素合成酶基因 MMAA 和 MMAB）突变所致。

2. 临床表现

①反复发作的酮症酸中毒，呕吐、脱水、厌食和喂养困难，甚至昏迷。②1 岁以内发病患儿多伴有高氨血症，1 岁以上患儿较少出现高氨血症。③神经系统损害：多位于双侧苍白球，可表现为惊厥、智力落后、运动功能障碍，以及手足徐动症、肌痉挛、肌张力低下等。④生长发育迟缓，可见小头畸形。⑤肝肾损害：部分患儿出现肝脏肿大及肾小管酸中毒、间质性肾炎、慢性肾衰。⑥血液系统异常：可见巨幼细胞性贫血、粒细胞或血小板减少。⑦皮肤损害：可合并皮肤念珠菌感染，口角、眼角皮肤皲裂和红斑。⑧心血管系统损害：可见高血压，心肌病，慢性心功能不全。⑨其他：急慢性胰腺炎，骨质疏松。

3. 辅助检查

①一般检查：代谢性酸中毒，乳酸升高，血氨升高，电解质紊乱，白细胞，血红蛋白及血小板减少，低血糖，尿酮体及尿酸升高，肝肾功能异常。②尿液气相色谱-质谱甲基丙二酸，3 羟基丙酸，甲基枸橼，巴豆酸显著升高。尿甲基丙二酸定量显著升高(浓度为 270～13 000mmol/(mol · cr)(正常儿童＜2mmol/(mol · cr))。③血液串联质谱中 C3(丙酰基肉碱)、C3/C0(游离肉碱)和 C3/C2(乙酰肉碱)升高。血中甲基丙二酸定量显著升高(浓度为 220～2900mmol/L(正常＜0.2mmol/L))。④在甲基丙二酸血症合并同型半胱氨酸血症患儿中血清和尿液同型半胱氨酸浓度增高，以此可与单纯甲基丙二酸血症患儿进行鉴别。⑤影像学检查：头颅 CT、MRI 常见对称性基底节损害。MRI 显示双侧苍白球信号异常，可表现为脑白质脱髓鞘变性、软化、坏死、脑萎缩及脑积水等。

4. 鉴别诊断

丙酸血症。

5. 治疗

治疗原则为减少甲基丙二酸生成和加速其清除。

(1)急性期治疗：①甲基丙二酸血症急性期治疗应以补液、纠正酸中毒为主。若心、肾脏功能正常，全天液量 150～200ml/(kg · d)；②禁食 24～48h，然后恢复饮食。禁食期间可给予胰岛素、葡萄糖液静点促进能量合成,或给予生长激素增加蛋白质、脂肪合成改善体内代谢。若患儿存在严重呕吐表现,可给予昂丹司琼 0.15mg/(kg·次),一天一次至一天三次静点;③高氨血症治疗:见表 3-27;④左旋肉碱 100~200mg/(kg·d),静滴;⑤维生素 B_{12} 1mg/d,肌注,连续 3~6 天。

(2)长期治疗:①饮食治疗原则:A. 低蛋白、高热卡饮食,减少毒性代谢产物蓄积。使用不含异亮氨酸、缬氨酸、苏氨酸和蛋氨酸的特殊配方奶粉或蛋白粉。B. 特殊配方奶粉不能作为蛋白质的唯一来源,应进食少量天然蛋白质。C. 维生素 B_{12} 无效型患儿以饮食治疗为主,天然蛋白质摄入控制在 0.8~1.2g/(kg·d)。婴幼儿期蛋白质总摄入量应保证在 2.5~3.0g/(kg·d),儿童 30~40g/d,成人 50~65g/d,不足部分由特殊奶粉或蛋白粉补充。D. 维生素 B_{12} 有效型患儿饮食限制不需过于严格,尤其对于合并同型半胱氨酸血症患儿,限制蛋白质饮食可引起蛋氨酸缺乏加重病情。故甲基丙二酸血症合并同型半胱氨酸血症患儿不需严格限制饮食。治疗过程中应监测蛋氨酸水平,避免蛋氨酸缺乏。②药物治疗:A. 维生素 B_{12} 有效型患儿肌注 1mg,每周 1~2 次,部分患儿可口服甲基钴胺素 500~1000μg/d,使血、尿甲基丙二酸浓度维持在理想范围;B. 左旋肉碱:100~200mg/(kg·d),静滴;或 30~60mg/(kg·d)口服长期维持;C. 甜菜碱:用于合并同型半胱氨酸血症患儿,500~1000mg/d 口服;D. 叶酸:用于合并贫血或同型半胱氨酸血症患儿 10~30mg/d 口服;E. 甲硝唑 10~20mg/(kg·d),Tid 或新霉素 50mg/(kg·d),每月口服 10 天,可减少肠道细菌产生的丙酸。

五、肝豆状核变性

该病又称威尔逊病(Wilson's disease),是一种遗传性铜代谢异常的疾病。发病率约为 1/50 000。其特点是铜沉积在肝、脑、肾、角膜等组织,引起一系列临床症状。

1. 病因

本病是常染色体隐性遗传病。缺陷基因定位于染色体 13q14.3。

2. 临床表现

①发病年龄3～60岁，以7～12岁最多见。男女发病相等。②早期的临床症状不一。约占总数50%以上的病例从肝病的症状开始；约20%以神经系统异常为首发症状；其余约30%从肝病和神经系统的混合表现开始。少数病例以溶血性贫血、骨关节症状、血尿或精神障碍等起病。起病年龄较小者，早期多以肝病的症状为主诉，病程可能较急。起病年龄较大者，常以肝病或神经系统症状开始。年长儿或成人期起病者多以缓慢进展的神经、精神症状为主。③肝病症状：常见食欲不振、疲乏、嗜睡、黄疸、腹痛等。体格检查可见肝脾肿大，肝区压痛，浮肿等体征。轻者可能仅见肝脾肿大而无临床症状。上述症状常逐渐加重，也可逐渐自行缓解，或反复发作。有的出现肝硬变表现。偶可见急性或亚急性黄色肝萎缩，导致严重肝功能衰竭，可在数周内死亡。④神经精神症状：多见于年龄较大的儿童。常见肌张力不全，表现为头部或肢体的异常姿势、步态异常、躯干扭转痉挛等。精细动作（吃饭、写字、穿衣）困难，常见构音障碍、咀嚼吞咽困难、流涎、表情呆板、肢体震颤，自主运动时更明显。开始为细小震颤，以后变为粗大震颤，甚至有扑翼震颤。有的可见舞蹈手足徐动。常见巴金森样症状。常见精神行为改变和学习困难。易有情感不稳，易冲动，注意力不集中，思维缓慢。年长儿可有抑郁，人格改变或精神分裂症样表现。一般没有严重的智力低下或感觉障碍。⑤眼部症候：角膜内弹力层有铜的沉积，角膜边缘形成棕灰、棕绿或棕黄色色素环，宽约1～3mm，称为凯-弗二氏环（K-F环）。K-F环初期需用裂隙灯检查，以后肉眼亦可见到。K-F环被认为是本病特有的体征，有重要的诊断价值。⑥血液系统症候：溶血性贫血多发生在早期或与肝病同时出现。一般为一过性，但可反复发作。贫血多为轻、中度，血胆红素较高，Coomb's试验阴性。晚期可出现失血性贫血（消化道、鼻出血、血尿），脾功能亢进性贫血（巨脾，全血细胞减少）。⑦肾脏表现：一般症状不多，但实验室检查异常者不少见，可有血尿、蛋白尿、肾小管重吸收功能障碍、肾小管性酸中毒以及佝偻病等。⑧骨骼改变：骨骼畸形、关节疼痛，X线检查有骨质稀疏、佝偻

病、退行性骨关节病等。最易受累的关节是膝、踝关节，双下肢弯曲变形，也可有自发性骨折或疼痛。⑨其他症候：心电图异常、血管自主神经功能异常，非特异性心血管改变，皮肤色素沉着等。

3. 辅助检查

①血清铜蓝蛋白减低，血清中非铜蓝蛋白的铜增多，尿排铜增加，胆汁排铜减少，肝含铜量增加。②脑电图检查无特异性改变。脑干诱发电位早期正常，当神经系统症状明显时，则可有明显异常。③脑 CT 检查在初期可无异常，以后可见在豆状核（壳核及苍白球）及尾状核的部位有低密度区。丘脑、大脑半球白质、小脑齿状核也可有低密度区。④MRI 检查在大脑灰质和白质可见多数限局性病灶，尤以灰质明显，在豆状核、尾状核、中脑、小脑常见两侧对称性长 T_1、长 T_2 病灶。

4. 治疗

目的是防止或减少铜在组织内蓄积。一方面是应用排铜药物以促进排除体内过量的铜；另一方面是限制铜的摄入，减少外源性铜进入体内。

（1）低铜饮食：避免食用含铜量高的食物，如肝、贝壳类、坚果、蘑菇、巧克力等。控制饮用水的铜含量，使每日铜的摄入量低于 1.5mg。

（2）药物治疗：①D-青霉胺：剂量为每日 0.02g/kg，分 2～3 次于餐前半小时或餐后 2h 口服。一般 10 岁以下儿童全日量约 0.5～0.75g，年长儿全日量约 0.8～1.0g。应同时补充维生素 B_6 每日约 25mg，以避免维生素 B_6 缺乏。②三乙烯四胺：本药的作用与 D-青霉胺相似，副作用较轻，但效果不如青霉胺，适用于不耐受青霉胺者。③锌盐：可干扰肠道内铜的吸收入血，服后大便排铜增加，减少体内铜的蓄积。一般用于青霉胺等驱铜治疗后的维持治疗或症前患儿的预防治疗。剂量为年长儿（体重 45kg 以上）或成人元素锌每次 50mg，儿童（体重 45kg 以下）每次 25mg，每日 3～4 次，空腹口服。与硫酸锌联合应用时，D-青霉胺的剂量约为每日 7～10mg/kg。两药最好间隔 2～3h 分别服用，以免疗效减低。④其他治疗：锥体外系症状可对症治疗，如用苯海索、氟哌啶醇、东莨菪碱、左旋多巴等。肝、肾、造血、骨关节等病症按不同病情给以适当处理。

六、瓜氨酸血症

1. 概述

瓜氨酸血症又称希特林蛋白缺陷症，分为两类。一类是希特林蛋白(Citrin)缺陷所致新生儿肝内胆汁淤积症；另一类为成年发作的瓜氨酸血症Ⅱ型。瓜氨酸血症为常染色体隐性遗传性疾病。本病致病基因为 SLC25A13，位于染色体 7q21.3，编码的蛋白质称希特林蛋白。

2. 临床表现

①瓜氨酸血症Ⅰ型：本型也被称为 citrin 缺陷导致的新生儿肝内胆汁淤积症。多见于 1 岁以内患儿，以肝大、黄疸和肝脏功能异常为突出临床表现。临床可见厌食、呕吐、生长发育迟缓、视力障碍、乏力、肝功能异常、癫痫样发作、高脂血症、胰腺炎、脂肪肝、溶血性贫血、酮症性低血糖等。许多 citrin 缺陷病患儿有明显的偏食表现，厌糖类，喜食富含蛋白质和脂类食物，如豆类、鸡蛋、鱼肉等。本型可自然缓解，但也可发展为瓜氨酸血症Ⅱ型。②瓜氨酸血症Ⅱ型：在成人或较大儿童发病，以高氨血症导致的神经精神症状，如意识障碍、精神错乱、昏迷等为突出临床表现。本病常由饮酒、药物或感染所诱发。

3. 辅助检查

①尿气象色谱-质谱检测：乳清酸尿。②高氨血症。③血氨基酸分析：精氨酸升高，瓜氨酸升高，苏氨酸/丝氨酸比值上升。

4. 并发症

瓜氨酸血症Ⅱ型多并发肝癌、高脂血症。

5. 鉴别诊断

婴儿肝炎综合征，瑞氏综合征等。

6. 治疗

①饮食控制：Ⅰ型和Ⅱ型治疗均以饮食控制为基础。Ⅰ型患儿改换无乳糖和强化中链脂肪酸的配方奶，补充脂溶性维生素。②治疗高氨血症：急性期可给予静脉注射盐酸精氨酸、苯甲

酸钠、苯乙酸钠降低血氨。缓解期口服精氨酸：0.25～0.8g/(kg·d)，高蛋白、低碳水化合物饮食。③肝移植：肝移植是本病治疗的最终手段。

七、先天性高胰岛素血症

1. 概述

先天性高胰岛素血症是新生儿期及婴幼儿期最常见的反复发作的严重低血糖，其表现主要是胰岛素相对于血糖不适当或过多分泌。先天性高胰岛素血症可以是暂时性的，也可以是永久的。暂时性高胰岛素血症可不需要特殊治疗而自然缓解。

2. 临床表现

喂养困难、少动、嗜睡、紫绀、呼吸暂停、惊厥、虚脱及昏迷，肌张力低下，生长发育落后，眼球震颤等。

3. 诊断

①维持血糖 4.0mmol/L 所需静点葡萄糖的糖速＞8mg/(kg·min)。②低血糖发作时血胰岛素＞2μu/ml，但未检测到胰岛素也不能排除本病。③血游离脂肪酸＜1.5mmol/L。④血β羟丁酸＜1.5mmol/L。⑤除外其他引起低血糖的疾病，如糖原累积病。

4. 辅助检查

低血糖时取血胰岛素、C 肽，β羟丁酸，血游离脂肪酸，串联质谱，尿常规，尿有机酸分析。

5. 鉴别诊断

糖原累积病，生长激素缺乏症，酮症性低血糖(鸟氨酸氨甲酰转移酶缺乏症等)。

6. 治疗

①纠正低血糖：无论诊断是否明确，首先应积极纠正低血糖。首剂给予 10％葡萄糖 1～2ml/kg，5～10min 内静脉推入。然后给予 10％～12.5％葡萄糖静脉维持，糖速控制在 5～10mg/(kg·min)。若需要更高浓度的葡萄糖才能维持正常血糖，可采取中心静脉置管。若仍不能维持血糖在 4.0mmol/L 以上，可给予胰高糖素 1～20μg/(kg·h)持续静点。②药物治疗：见表

3-29。③外科治疗：内科治疗无效者常需行外科手术。

表 3-29 先天性高胰岛素血症的药物治疗

药名	剂量	作用机制	副作用
二氮嗪	口服 5～20mg/(kg·d)分成 2～3 次	钾通道拮抗剂	液体潴留，多毛，嗜酸性粒细胞增多，白细胞细胞减少，偶见低血压
氢氯噻嗪(与二氮嗪合用)	口服 7～10mg/(kg·d)分成 2～3 次		低钠、低钾
硝苯地平	口服 0.25～2.5mg/(kg·d)分成 3 次	钙通道阻滞剂	低血压
胰高糖素	1～20μg/(kg·h)，静脉或皮下持续给药	增加肝糖原分解和糖异生作用	恶心，呕吐，皮疹，刺激胰岛素分泌
奥曲肽	每 6～8h 静点 1 次，或持续静点 5～25μg/(kg·d)	抑制胰岛 β 细胞分泌胰岛素	生长激素、促甲状腺素、胰高糖素、促肾上腺皮质激素分泌受抑制，腹泻，胆结石，腹胀等

八、肾小管酸中毒

肾小管酸中毒是一组由不同原因引起的肾小管排泌氢离子和回吸收碳酸氢离子发生障碍使尿酸化受损的一个临床综合征，其特点具有高氯性酸中毒和尿 PH 相对增高。

分类：按受累的部位和主要特点分四类：①远端肾小管酸中

毒（Ⅰ型，简称 DRTA）。②近端肾小管酸中毒（Ⅱ型，简称 PRTA）。③混合型，即近端和远端肾小管同时受损（Ⅲ型）。④高血钾性肾小管酸中毒（Ⅳ型）。

1. 远端肾小管酸中毒

是由于远端肾小管 H^+ 排泌障碍所致。主要特点是持续性高氯性酸中毒，尿 pH 不低于 5.5，多有生长障碍和佝偻病体征。部分患儿可继发肾脏微细结石症或肾钙化。

(1)病因：①原发性：属于常染色体隐性遗传疾病。②继发性：可由多种原因引起。继发于先天性遗传病如镰状细胞贫血、马方综合征及埃-当综合征；继发于各种自身免疫性疾病、慢性活动性肝炎、各种原因造成的钙磷代谢异常、药物、毒物中毒等。

(2)临床表现：①典型表现：A. 生长发育落后、顽固的佝偻病，可表现为骨痛及鸭步态；B. 肾钙化或肾结石；C. 烦渴、多尿，及脱水；D. 泌尿系感染或间质性肾炎；E. 低钾血症，可有周期性麻痹；F. 高氯性代谢性酸中毒伴有碱性或弱酸性尿。②重症及病程较长的病例由于尿钙排出增加，造成低血钙，出现手足搐搦，甚至惊厥。血钙降低，继发性甲状旁腺功能亢进，加重骨钙脱出。晚期可有肾功能不全或肾功能衰竭。③轻者可无症状，只有做 $NaHCO_3$ 负荷试验时可发现尿 PCO_2 不升高（$<10mmol/L$）。④变异型：A. 不完全性 DRTA：常不合并全身性酸中毒，常因肾钙化或结石或反复泌尿系感染或筛查时才被发现。B. 远端肾小管酸中毒伴神经性耳聋：为常染色体隐性遗传，男女均可发病，耳聋可从生后出现或儿童期发生。

(3)辅助检查：以持续性高氯性酸中毒为特点。①血气：代谢性酸中毒。②血电解质：低血钾、低钙、低磷、高氯。③尿 pH 持续大于 5.5。尿比重降低，常在 1.010 左右。④尿钙定量增高，24h 尿钙定量常$>4mg/kg$。尿磷正常，不出现氨基酸尿和葡萄糖尿。⑤尿氨测定：尿 NH^{+4} 排量$<40mmol/d$，提示肾小管排泌 H^+ 障碍。⑥氯化铵负荷试验：严重酸中毒不宜做此实验。口服氯化铵 0.1g/(kg·d)，每日分 3～4 次，连服 3 日，每天测血和尿 pH(血 pH 值<7.20 时应停用)及血钠。若尿 pH 最低仍>5.5 考虑 DRTA。也可做简易氯化铵负荷试验。0.1g/kg 在 1h

内服完，服后3～8h，每小时收集血和尿测pH。⑦碳酸氢钠负荷试验：静脉注射7.5% $NaHCO_3$，以1～2ml/min的速度滴入，每15～30min直立位排尿1次，测尿pH和PCO_2，直到连续3次尿pH均达到7.8以上为止。在2次尿中间取血测血PCO_2。也可采用口服法：在试验日晚禁水，分次口服$NaHCO_3$ 200mmol。次日晨同时收集尿，取血测PCO_2。正常情况下尿HCO_3^-增高到150mmol/L或尿pH＞7.80时尿PCO_2应大于9.31kPa（70mmHg）或超过血PCO_2 2.66kPa（20mmHg），若尿与血PCO_2之差小于15mmHg时，高度提示DRT A。⑧腹部B超、X线检查：病程长的可见肾结石和/或肾钙化。X线腕骨及长骨干骺端可见佝偻病或纤维性骨炎的改变。

（4）鉴别诊断：家族性低磷抗维生素D性佝偻病、原发性甲状旁腺功能亢进、慢性肾功能衰竭、慢性肾盂肾炎，以及肾性尿崩症等。

（5）治疗：原发性DRTA的治疗主要是纠正酸中毒和电解质紊乱，监测血气和血电解质。①纠酸：碳酸氢钠口服剂量为1～3mmol/(kg·d)，分4～5次。一般病例2mmol/(kg·d)，可获得显著疗效，使酸中毒和高尿钙症得到纠正。②补钾：先纠酸，再补钾，一般开始时口服氯化钾（KCl）2mmol/(kg·d)，或枸橼酸合剂（含钾），从2～3ml/(kg·d)开始。③合并佝偻病时加用维生素D，$1,25(OH)_2D_3$，0.25～0.5μg/d。服用维生素D时注意测定24h尿钙，不超过4mg/kg，以免发生维生素D中毒。

2. 近端肾小管酸中毒

（1）病因：①原发性：又称特发性近端肾小管酸中毒。可能为HCO_3^-重吸收方面的不成熟或成熟延迟有关。②继发性：常继发于全身性疾病，除肾小管HCO_3^-重吸收障碍外，可伴有多发性肾小管功能异常。临床可见于范可尼综合征等代谢性疾病，如胱氨酸症、半乳糖血症、肝豆状核变性、Lowe综合征、维生素D代谢障碍和药物中毒等（乙酰唑胺、重金属铅、镉），也可继发于甲状旁腺功能亢进症和高免疫球蛋白血症。

（2）临床表现：①原发性PRTA多见于男孩，症状开始常在生后一年半之内。②生长缓慢，可有多尿、脱水症状、酸中毒症状，如恶心、呕吐、厌食疲乏等。也可出现肌无力，便秘。一般无骨骼改变，亦不出现肾钙化。③并发于 Fanconi 综合征、胱氨酸症、肝豆状核变性或半乳糖血症等遗传性疾病者，可有其原发病症状。

(3)实验室检查：①尿：晨起第一次尿 pH<5.5。②同时测定血电解质，高氯性代谢性酸中毒，血钾可低于正常。③若血浆 HCO_3^- 水平在 18～20mmol/L(18mqg/L)时，应做氯化铵负荷试验。

(4)治疗：①目的是经常维持血中 HCO_3^- 的浓度在正常范围，酸中毒得以纠正，生长速度正常。②口服碳酸氢钠 5～10mmol/(kg · 24h)，方可使血浆 HCO_3^- 浓度维持在正常水平。③低盐饮食使细胞外液缩减刺激近端肾小管 HCO_3^- 的重吸收，可减少 HCO_3^- 的用量。④氢氯噻嗪对本病亦有作用，用量 1.5～2mg/kg，有利于酸中毒被纠正。⑤服用期间应注意钾的补充。枸橼酸合剂 2～3mmol/(kg · d)。⑥当生长停止后，临床无明显症状时可以停药。如再出现症状可再服药治疗。

3. 混合型肾小管酸中毒(Ⅲ型 RTA)

是近端肾小管 HCO_3^- 重吸收障碍和远端肾小管 H^+ 排泌障碍的综合缺陷，有两种肾小管酸中毒的特点和临床表现，治疗与Ⅰ型和Ⅱ型相同。

4. 高血钾性肾小管酸中毒(Ⅳ型 RTA)

特点为高氯性代谢性酸中毒伴有高血钾，尿酸化功能正常，尿 pH 可<5.5。①由许多原因引起的，其中以醛固酮分泌减少或对肾脏作用发生抵抗为主要原因。②主要是远肾单位纯酸排出减少，钾的清除减低所致。此型多见于慢性肾功能不全伴高血钾性肾小管酸中毒。其中有半数伴有醛固酮分泌减少。③慢性肾功能不全伴高血钾性肾小管酸中毒的治疗除应积极治疗原发病外，主要是限制钾的摄入，低钾饮食可控制高血钾，纠正酸中毒。排钾利尿剂：速尿有利于 IVRTA 降低血钾和纠正酸中毒。碳酸氢钠 1.5～2.0mmol/(kg · d)，以纠正酸中毒使血钾维持在<5.0mmol/L。当无高血压时速尿可与盐皮质激素同时应用，效果较好。④高血钾性肾小管酸中毒不伴有慢性肾脏病时

主要由于醛固酮合成和分泌减少,用生理量的醛固酮类激素代替治疗可使高血钾和酸中毒得以恢复。

第十七节 外科疾病

一、脑积水

脑积水是小儿神经外科常见疾病。其原因是脑脊液的产生和吸收失去平衡,导致脑室系统和蛛网膜下腔扩大而积聚大量脑脊液。小儿脑积水多是由于脑脊液循环通道阻塞所致。

1. 临床表现

①头围增大,颅骨畸形,前额突出,前囟隆起。②颅内压增高:落日眼,肌张力增高/降低,呕吐,易激惹,视神经水肿。③发育落后。

2. 影像学检查

头颅 CT 检查明确诊断。

3. 鉴别诊断

巨脑。

4. 治疗

(1)药物。A. 急诊处理急性颅内压升高。B. 慢性进行性脑积水:对于 2 周~10 个月交通性脑积水患儿,醋氮酰胺可能有一定作用。

(2)手术:脑脊液分流术。A. 分流形式:侧脑室腹膜分流:最为常用。侧脑室和胸膜分流:可能导致心律失常、胸膜渗出,以及感染几率增加。B. 分流并发症:感染可能导致分流障碍,如梗阻、断流以及远端和近端的移行,由此可能出现颅高压表现。

二、先天性甲状舌管囊肿和瘘

先天性甲状舌管囊肿和瘘是甲状舌管退化不全、导管保持部分开放,管内上皮细胞不完全退化和消失,并分泌黏液所致。肿块部位皮肤完整,或有过感染但未破溃和切开引流者称为囊肿;而囊肿已向外破溃者称为瘘。先天性甲状舌管囊肿和瘘大多数位于颈中线，极少数略偏向一侧。囊肿和瘘从舌盲孔到甲状腺下缘均可见到，但以舌骨前下方、甲状舌骨膜或甲状软骨部位最多见。

1. 临床表现

①颈部正中线包块或瘘。反复继发感染，出现红肿破溃流脓等。②包块：多为圆形囊性肿块，边界清楚，多位于舌骨下区；囊肿较固定，但可随吞咽或伸舌运动而上下运动；自囊肿和瘘管处皮下及深部可触及条状纤维索带延伸至舌骨。③瘘口经常排出少量透明或混浊的黏液，时而愈合时而破溃。④感染：皮肤常充血红肿，有触痛，破溃后常有脓性分泌物流出。

2. 辅助检查

①B超检查：了解肿物的位置、性质、大小，同时探查甲状腺的位置、大小和形态。②核素扫描：有助于囊肿与异位甲状腺的鉴别，可进行甲状腺碘或锝的核素扫描。③瘘管造影：必要时可用30%泛影葡胺造影了解瘘管与舌骨的关系。

3. 治疗

①先天性甲状舌管囊肿和瘘需手术切除治疗，年龄以2岁以后为宜。②手术应注意切除囊肿和瘘管的同时，将舌骨体中段切除约1cm左右，并切除结扎舌骨瘘上后方通向舌盲孔的条索状组织。③囊肿和瘘感染时应用抗生素控制感染，待2～3个月后再行手术。

三、先天性肌性斜颈

先天性肌性斜颈是小儿斜颈最常见的原因，由于一侧胸锁乳突肌挛缩所致，形成颈部歪斜，头偏向患侧，而下颌转向健侧，随年龄增长畸形日趋加重。1岁内宜保守治疗，超过1岁应手术治疗。

1. 临床表现

①一般于生后1～2周左右颈部一侧出现包块，位于胸锁乳突肌中下段，质硬呈圆形或椭圆形，可左右轻微活动，无压痛。于2～3个月逐渐缩小，6个月后可全部消失而出现胸锁乳突肌挛缩。②头部歪向患侧，下颌转向健侧，随着年龄的增加则出现

面部不对称,患侧短而扁,健侧长而圆,双眼也不在同一水平面上,眼外眦到同侧口角的距离健侧大于患侧。

2. 辅助检查

颈椎正侧位片:可除外颈椎畸形。

3. 治疗

①非手术治疗:年龄在1岁以下,尤其6个月以下婴儿宜采用康复保守疗法。②手术治疗:1岁以上,保守治疗无效,宜手术治疗,可选用的胸锁乳突肌切断术或延长术。5~6岁以上患儿宜采用胸锁乳突肌两极切断松解术。为防止复发,术后应带颈托固定2~4周。

四、食管裂孔疝

由于膈肌韧带、膈肌脚、胃悬韧带发育不良和松弛,使食管裂孔明显增大,导致食管腹腔段、贲门及部分胃底进入胸腔。当平卧位或腹压升高时进入胸腔,立位或腹腔内压降低时则回到腹腔,故称为滑疝,常合并胃食管反流。

食管裂孔旁疝,则是指胃底、胃体及胃大弯疝入胸腔,而贲门位置仍在膈下。

1. 临床表现

①反复呕吐、喂养困难。②营养不良、生长发育迟缓。③反复呼吸道感染、窒息。④消瘦或营养不良体貌无特异性体征。

2. 辅助检查

①血常规:严重者可有贫血。②胸部X线片:胃泡位于胸腔内。③上消化道造影:可见胃疝入胸腔。④B超检查:食管裂孔部可见胃黏膜位于胸腔内,提示胃底或胃体疝入胸腔。

3. 治疗

①非手术疗法:随着新生儿的生长发育、饮食结构调整以及体位改变,症状可消失,故新生儿期应首先采取保守治疗。A. 饮食:少量多餐,黏稠食物(糕干奶)。B. 体位:睡眠时头高脚低位。C. 纠正营养不良及贫血症状:静脉营养支持。②手术治疗:A. 适应证:非手术治疗无效者,严重喂养困难者合并贫血者。B. 手术治疗:Nissen胃底折叠术。

五、先天性肥厚性幽门狭窄

该病是新生儿期常见的消化道畸形，由于新生儿幽门环形肌肥厚，导致幽门狭窄，出现幽门梗阻的症状。

1. 临床表现

（1）症状：①呕吐：多于生后2～3周开始。最初仅溢奶，逐渐加重转为喷射性呕吐，呕吐物为黏液、乳汁或乳凝块，不含胆汁。食欲良好。②慢性脱水和营养不良：随着呕吐加剧和频繁，入量不足，引起慢性脱水，眼眶凹陷、皮肤松弛、皮下脂肪减少、体重下降、消瘦、营养不良、尿量减少、大便干而少。③常合并有黄疸。

（2）体征：①脱水、消瘦、营养不良貌。②喂奶后腹部检查，上腹部饱满，可见胃型及由左向右的蠕动波。③空腹时右上腹肋缘下腹直肌外缘深部可触及橄榄核形、光滑、硬韧、稍可活动的包块。

2. 辅助检查

①血生化：呕吐引起大量胃液丢失，造成电解质紊乱。晚期病例可表现为低氯性碱中毒和低钾、低钠、总蛋白下降。还可有胆红素升高。②B超检查：为首选检查方法。诊断标准：幽门肌厚度≥4mm、幽门直径＞12mm、幽门管长度＞15mm。③上消化道造影：A. 常用稀钡或泛影葡胺，必要时进行。检查后应用胃管吸出钡剂，并用温生理盐水洗胃，防止呕吐和误吸。B. 特征是胃扩张、胃蠕动增强、幽门管细长如线状、双轨样或鸟嘴状、胃排空延迟。

3. 治疗

①内科治疗国内极少采用。亦仅限于症状轻微者。奶前15min口服阿托品等解痉剂。②术前纠正水和电解质失衡：本病常合并低渗性脱水。每日除补充生理需要量以外，再根据脱水的程度用等量10%葡萄糖液和生理盐水缓慢静点补充。切忌突击速补，引发心力衰竭。适当补充钾盐。严重营养不良者可静脉营养。③手术治疗：幽门环形肌切开术为治疗本病的最佳方法，效果良好。传统的开腹手术已逐渐被腹腔镜术式取代。术

中应注意充分分离肌层，并避免损伤十二指肠黏膜。④术后治疗和护理：术后 6h 或次日晨开始进糖水，逐渐加量。12h 后进奶，2～3 日加至足量。

六、先天性肠闭锁和狭窄

肠闭锁和肠狭窄是新生儿肠梗阻中常见的先天性消化道畸形。发病率约 1∶5000～1∶20 000。男女发病率相等。早产婴多见。闭锁多于狭窄，其发生频率依次为回肠、十二指肠、空肠，结肠闭锁罕见。肠狭窄以十二指肠最多见，空、回肠次之。

1. 临床表现

(1)症状：先天性肠闭锁或肠狭窄主要表现为肠梗阻的症状，其出现时间和轻重取决于梗阻的部位和程度。①肠闭锁：完全性梗阻，症状为呕吐、腹胀和无正常胎粪排出。A. 呕吐：多于生后第 1 天出现。高位肠闭锁呕吐出现早，次数频繁，进行性加重。呕吐物为奶块，多含胆汁，有时为陈旧血性。低位闭锁时，呕吐物呈粪便样，味臭。B. 腹胀：腹胀程度与闭锁的部位和就诊时间有关。一般闭锁的位置越高就诊时间越早，腹胀程度越轻；反之，则越重。高位闭锁者腹胀限于上腹部，多不严重，呕吐或胃减压后，腹胀消失或明显减轻。C. 无胎粪排出：生后无正常胎粪排出是肠闭锁的重要表现。有的仅排出少量灰白色或青灰色黏液样物。D. 全身症状：生后最初几小时全身情况良好，很快表现躁动不安、拒奶及脱水，常伴发吸入性肺炎，全身情况迅速恶化，如肠穿孔，则腹胀更著，腹壁充血、水肿、发亮、腹壁静脉怒张，肠鸣音消失，并出现呼吸困难、紫绀、体温不升及全身中毒症状。②肠狭窄：临床症状视狭窄的程度而有所不同。少数显著狭窄的出生后即有完全性肠梗阻的表现。多数生后不完全性肠梗阻，反复呕吐奶块及胆汁。生后有胎粪排出，但量少。腹胀程度视狭窄部位而定。

(2)体征：①低位闭锁者：全腹膨胀，进行性加重。呕吐或胃减压后，腹胀仍无明显改善。高位肠闭锁：偶在上腹部见胃型或胃蠕动波。②肠狭窄：为慢性不完全性肠梗阻，故在腹部常可见肠型和肠蠕动波，伴有肠鸣音亢进。

2. 辅助检查

①产前B超诊断小肠闭锁很有价值。高位空肠闭锁显示从胃延伸至空肠近端有一长形液性区，或在胎儿腹腔上部探测得数个扩张的空肠液性区。②腹X线立位片：高位小肠闭锁时可见“三泡”征或数个液平面。低位小肠闭锁显示较多扩张肠袢和液平面。结肠及直肠内无气体。③钡灌肠：可见胎儿型结肠。妊娠晚期宫内肠套叠所致肠闭锁时结肠常正常。④全消化道造影：肠狭窄需行钡餐检查明确狭窄部位。⑤B超检查：可见扩张的肠管及干瘪的远段肠管。

3. 治疗

手术是唯一的治疗方法，确诊后应争取早期进行。

①术前禁食、胃肠减压、补液、纠正水和电解质紊乱，改善贫血和营养不良。应用抗生素。②术式应根据术中所见具体选定，同时应注意探查有无多发或其他伴发畸形。③术后处理需继续禁食、胃肠减压、补液、应用抗生素和营养支持。肠功能恢复后逐渐恢复饮食至正常母乳。④注意保温、保持病室稳定的温度和湿度，必要时给氧。为了促进肠功能恢复，可于术后7天开始，可每日2～3次用温盐水10～15ml灌肠。

七、先天性肠旋转不良

该病是指在胚胎期肠管发育过程中，以肠系膜上动脉为轴心的旋转运动不完全或异常，使肠管位置发生变异、肠系膜附着不全，而引起不同程度和不同形式的肠梗阻。

1. 临床表现

①多数患儿出生后第3～5天出现呕吐，呈间歇性，呕吐物为黄绿色含有胆汁的液体。②发生急性肠扭转时，呈完全性肠梗阻的表现。呕吐、便血、发热，并可发生脱水甚至休克，死亡率极高。③较大的婴儿和儿童表现为慢性不全性肠梗阻，症状呈间歇性发作。患儿可有消瘦，营养不良等表现。④腹部检查多无阳性体征。并发肠扭转时可有腹胀，肠坏死时有腹膜刺激征。

2. 辅助检查

①腹部X线片：显示胃和十二指肠上段扩张，并各有一个液平，呈"双泡"征，中下腹部只有少量气泡或肠管不充气。②腹部B超：肠扭转时可见肠系膜上动静脉位置改变。③钡餐：不完全性肠梗阻使钡剂滞留在十二指肠，仅少量进入空肠。④钡灌肠：盲肠位于上腹部或左侧腹部可明确诊断。

3. 治疗

①有梗阻者应尽早手术。常规行Ladd手术。②肠道出血或有腹膜炎体征时，提示发生肠扭转，应紧急手术。③术中应探查有无合并环形胰腺或十二指肠狭窄等畸形。

八、先天性巨结肠

该病是一种常见的以病变肠壁肌层神经节细胞缺如为特征的肠道发育畸形。其发生是遗传-环境因素共同作用的结果。由于病变肠管缺乏神经节细胞而痉挛性收缩，肠内容物通过受阻，引起近端肠管扩张而形成巨结肠。

1. 病理分型

根据病变肠管的范围分为以下几型：

①常见型：无神经节细胞段自肛门向上达乙状结肠远端。②超短段型：无神经节细胞段仅限于直肠末端3～4cm。③短段型：无神经节细胞段仅限于直肠。④长段型：无神经节细胞段可包括乙状结肠近端、降结肠、横结肠甚至升结肠。⑤全结肠型：无神经节细胞段包括整个结肠及末段回肠。

2. 临床表现

①新生儿巨结肠：生后24～48h无胎粪排出或仅有少量排出，并持续2～3天尚未排净，同时有腹胀、呕吐等低位肠梗阻的症状。直肠指诊后有大量气体和胎粪呈"爆破"样排出，或经灌肠后症状缓解，但数日后症状重复出现。约50%患儿并发小肠结肠炎，表现为由便秘突然转为腹泻，排出大量恶臭水样便，发热、水和电解质紊乱、腹胀严重，可有中毒症状，导致巨结肠危象。②婴儿和儿童巨结肠：新生儿期或婴儿期就有便秘、腹胀、呕吐等症状，并逐渐出现大便秘结，需灌肠、塞肛栓或服泻剂方

可缓解。腹部膨隆，多可见肠型。直肠指诊可有裹手感，拔指后有大量气便排出。

3. 辅助检查

①腹部X线片：典型病例可显示低位肠梗阻的征象。②钡灌肠：可显示痉挛肠管及扩张肠管直径的差别，并可根据痉挛段长度进行分型，同时可了解排钡功能及结肠壁有无水肿等炎症表现。③肛管直肠测压法：了解患儿有无肛门内括约肌反射，协助诊断。④直肠黏膜活检：在距肛门3～4cm的直肠后壁摘取小块黏膜及黏膜下组织，检查有无神经节细胞协助诊断。⑤直肠黏膜组织化学：无神经节细胞段乙酰胆碱酯酶活性增强，直肠黏膜固有层出现异常增生的胆碱能神经纤维，可协助诊断。

4. 治疗

①结肠灌洗法：用于未确诊时缓解症状或确诊后作为术前准备。将肛管插至扩张段结肠内，用温生理盐水洗肠，同时轻柔按摩腹部，帮助粪便排出。注意保持出入量相等或出量稍多。②小肠结肠炎的治疗：原则是禁食、减压、温盐水洗肠、口服肠道抗生素（甲硝唑、多黏菌素E等）。同时输液纠正水及电解质平衡的紊乱。③肠造瘘术：用于一般情况较差，营养不良，不能耐受手术者；灌肠法不能缓解腹胀者；合并严重小肠结肠炎的巨结肠危象者；并发肠穿孔腹膜炎者；长段型巨结肠洗肠困难者均应在痉挛段近端行肠造瘘术。而全结肠型巨结肠应采用回肠末端双孔造瘘术。④巨结肠根治术：诊断明确后，对于全身状况良好的患儿，应尽早行巨结肠根治术。2000年以来对于短段及常见型甚至长段型病例，采用国际公认的经肛门脱出改良的Soave术式，取得了较好的效果。该术式手术打击小，不用入腹，减少了术后感染和其他并发症的发生。

主要的传统经典术式包括：①Swenson手术；②Duhamel手术；③Rehbein手术；④Soave手术；⑤腹腔镜辅助巨结肠根治术：长段型病例可在腹腔镜辅助下进行改良的Soave术；⑥Martin手术：适用于全结肠型巨结肠。

九、先天性肛门直肠畸形

该病是小儿极为常见的消化道畸形，为胚胎时期泄殖腔分割不全，直肠肛门发育障碍所致，直肠远端和肛门闭锁或形成异常瘘管，与泌尿生殖系统相通。可伴有脊柱、心脏、气管、食管和肢体畸形。根据直肠盲端与提肛肌的关系而进行分类。高位：直肠盲端位于提肛肌以上；中间位：直肠盲端位于提肛肌中间；低位：直肠盲端位于提肛肌以下。

1. 临床表现

①肛门异常：正常位置无肛门，为皮肤凹陷。②异常瘘口：直肠末端形成瘘管，位于不同部位。男婴低位畸形瘘口细小，位于阴囊皮肤中缝，可见胎粪痕迹。阴茎头部或尿液中有胎粪，提示存在直肠尿道瘘。女婴瘘口可位于会阴体、前庭或阴道内。③肠梗阻：无瘘者或直肠末端瘘口狭小，致排便困难，出现生后腹胀、呕吐。瘘口较大者可数月无症状，加辅食后逐渐出现排便困难。

2. 辅助检查

①会阴部检查：了解肛门异常情况，肛门凹陷、皮肤色素深浅及有无括约肌结构，啼哭时有无冲动感等。了解有无瘘口，瘘口的粗细及位置。胎粪与尿液混合则常有直肠膀胱或尿道瘘。前庭瘘者，可用探针插入瘘口，了解直肠盲端距皮肤距离及有无尾骨及骶骨缺如。②X线检查：A. 倒立侧位摄片：生后12h进行。在摄片上定P点（耻骨中心）和C点（骶尾关节），两点之连线称P-C线。另定I点（坐骨最低点），通过I点做P-C线的平行线，即为I线。如直肠盲端气影位于P-C线以上（距皮肤标记距离>2.5cm），提示为高位畸形。直肠盲端位于P-C线和I线之间者（距皮肤标记距离1.5～2.5cm），为中间位。直肠盲端位于I线以下（距皮肤标记距离<1.5cm），为低位。B. 逆行造影：可显示男婴直肠尿道瘘及直肠盲端位置。C. 经会阴直肠穿刺：于肛穴凹陷处缓慢进针，边进边吸，吸出胎粪时进针深度即为直肠盲端位置。D. 瘘管造影：通过造影显示瘘管的走行、位置、长度及它与直肠的关系。③CT、MRI及超声检查：可显示直肠盲端

及瘘管位置，肛门直肠周围肌群、骶骨的发育异常。

3. 治疗

①扩肛：适用于肛门狭窄。②结肠造瘘术：适用于中、高位直肠肛门畸形伴肠梗阻。术后 3～6 个月再行根治术。③会阴肛门成形术：适用于低位畸形。④会阴肛门移位术：适用于中、低位前庭瘘。⑤后矢状位肛门直肠成型术（PSARP 手术）：适用于中、高位畸形。高位畸形有时需加开腹术（即骶会阴直肠肛门成形术）。⑥腹腔镜辅助Ⅰ期腹会阴肛门成形术：适用于高位畸形。

十、先天性胆道闭锁

该病是导致新生儿阻塞性黄疸并需手术治疗的最常见疾病。其特点是肝内、外胆道不同程度的缺如。胆管呈纤维细索状，或完全缺如。发病率在活产新生儿中为 1/15 000，发病女性稍多于男性。

1. 临床表现

①黄疸：多为足月产婴儿，生后 1～2 周多无异常，大便颜色正常。黄疸在生后 2～3 周开始逐渐明显，亦可生后即有黄疸，常作为生理性黄疸处理，以后黄疸不退反而进一步加重。②大便色白：可由黄色变成淡黄色及陶土色。小便呈深黄浓茶样。③肝脏肿大，质地变硬。早期脾不大。晚期病例表现深度黄疸，皮肤、巩膜呈金黄色，腹大，肝大达脐下，质硬，伴有腹水及门静脉高压症。④合并脂肪性营养不良和脂溶性维生素缺乏症状。

2. 辅助检查

①动态观察血清胆红素：每周测定 1 次。胆红素持续升高，以直接胆红素升高为主，提示胆道闭锁。②十二指肠引流：用带金属头的十二指肠引流管置入十二指肠内抽吸十二指肠液，进行胆红素测定，有胆红素存在则可排除胆道闭锁。③B 超检查：作为快速、安全无创伤的检查对评价黄疸有较高的实用价值。在 B 超下胆囊小而皱缩多提示胆道闭锁。近年来用高分辨率的探头可发现肝门纤维块，位于左右门静脉分叉部的前方，呈两端

尖细、中间膨大的高回声区。回声均匀，无管腔，此为诊断胆道闭锁的直接证据。④^{99m}Tc肝胆道造影检查：在胆道闭锁患儿，不能见到核素排泄到肠道。在新生儿肝炎中，核素由于肝实质性的病变而延迟排泄至小肠。⑤MRCP：肝脏磁共振扫描，了解肝内胆管发育情况。

3. 治疗

①手术治疗：A. 本病一经诊断，应争取在生后40～60天内手术。对可能吻合型的肝管、胆总管闭锁做十二指肠-空肠吻合术，对不可能吻合型则行肝门-空肠吻合术（Kasai手术）。B. 对病程接近2个月，而诊断依然不明确者，可做手术探查。90天以内者应争取做Kasai手术，手术失败可做肝移植。C. 超过90天者，可创造条件行肝移植术。②中药退黄治疗：辅助性治疗，消炎利胆。

4. 预后

目前公认肝门-空肠吻合术是一种对胆道闭锁有治疗价值的手术，但远期疗效并不能达到令人满意的程度。手术时日龄和手术技术是影响预后的重要因素。肝门部纤维块中微细胆管的数量与直径、术后的胆汁引流量、术后胆管炎发生的频度与程度，及肝实质的损害程度也可影响预后。经肝门-空肠吻合术治疗失败或年龄过大且有条件者，可考虑实施肝移植手术。

十一、先天性胆管扩张症

该病又称先天性胆总管囊肿，是小儿较常见的胆道畸形，约60%在婴幼儿期被发现。女性发病多于男性，约4～5∶1。任何年龄均可出现症状。本病是一种先天性发育畸形，胰胆管合流异常是公认的病因之一。另外还有胆道上皮增殖不平衡、病毒感染、遗传因素等学说。

1. 临床表现

①腹痛、肿块和黄疸为本病的三个基本症状，症状多为间歇性发作。②腹痛多发生于上腹中部，疼痛性质和程度不等。③较大的囊肿易触及。④因胆道出口梗阻引起的梗阻性黄疸，轻者可无黄疸。

2. 病理分型

分为五型：Ⅰ型：胆总管囊性扩张。Ⅱ型：胆总管憩室。Ⅲ型：胆总管口囊性脱垂。Ⅳ型：囊肿合并肝内胆管扩张。Ⅴ型：Caroli's病。

3. 辅助检查

①血生化检查：肝功能、血清胆红素和血淀粉酶。②B超检查：确定病变部位、范围与周围组织情况。③CT检查：显示胆总管及肝内胆管有无扩张。④X线片：可见右上腹有占位性致密阴影。上消化道钡剂造影：可见十二指肠窗扩大及十二指肠降段受压向前移位。⑤逆行性胰胆管造影(ERCP)：从十二指肠乳头开口插管造影，显示胰胆管共同管道长度，了解胰胆管合流异常情况。⑥MRI：了解囊肿及胰胆管情况。

4. 治疗

①囊肿切除及胆道重建术：胆总管囊肿切除加空肠肝总管Roux-en-Y吻合术是目前的经典术式，而空肠间置肝总管十二指肠吻合术因手术复杂优越性不显著已很少应用。②囊肿外引流术：对于个别重症病例或有囊肿穿孔者可先行外引流术，待病情平稳后再行囊肿切除及胆道重建。

十二、先天性脐膨出

该病是指一种先天性腹壁发育不全，在脐带周围发生缺损，腹腔内脏脱出于体外的畸形。脐膨出并不多见，约6000～7000新生儿中有1例发生。男性略多于女性，其比例约为3∶2。

1. 临床表现

(1)症状：生后肉眼即可诊断。脐部不完整，透过覆盖的囊膜可见腹腔内脏器突出体腔外。脐膨出伴有巨舌，同时身长和体重超过正常新生儿者，称为脐膨出-巨舌-巨体综合征(Beckwith-Wiedemann综合征)，有的还同时伴有低血糖症和内脏肥大。

(2)体征：①巨型脐膨出：脐部腹壁缺损环直径>5cm，大者可达10cm。肝、脾、胰腺和肠管等器官均可突至腹腔外，尤其是肝脏，这是巨型脐膨出的重要标志。囊膜在出生时光亮透明，其间可含少量透明液体。24h左右囊膜逐渐混浊，最后坏死。②小型脐膨出：脐部腹壁缺损环直径<5cm。腹腔已发育达相当容积，膨出部内的小肠(有时含部分结肠)易回纳入腹腔。③伴发畸形：约有40%脐膨出伴发其他先天性畸形，其中肠旋转不良最常见。

2. 辅助检查

可行心脏彩超、腹部B超检查除外合并畸形。

3. 鉴别诊断

出生时囊膜已破裂者需与腹裂相鉴别，后者的脐带位置和形态均正常，腹壁的裂缝基本上位于脐旁右侧。

4. 治疗

①出生后处理：应立即用温的无菌生理盐水纱布覆盖患部。②手术治疗：A. Ⅰ期修补术：适用于小型脐膨出，将囊膜切除，内脏还纳，腹壁各层缝合修补一次完成。B. 分期修补：适用于巨型脐膨出或囊膜破裂无法Ⅰ期修补者，先用人工材料在脐部缺损处与腹直肌前鞘缝合形成人工疝囊，每天挤压逐渐缩小疝囊体积迫使内脏复位，7～10天后行腹壁修补术。③保守治疗：用硝酸银、磺胺嘧啶银、络合碘涂抹疝囊表面，使其结痂，随着痂下肉芽生长，周围皮肤的上皮细胞向中央生长，最后形成腹壁疝，待以后行腹壁修补术。

十三、新生儿脐炎

脐炎是新生儿常见的疾病之一，不及时处理也可发生严重并发症。

1. 病因和发病机制

①常见金黄色葡萄球菌、溶血性链球菌和大肠杆菌侵入脐带残端引起，且多有羊膜早破，产程延长，产道感染，脐部处理不当病史。②脐炎向周围扩散形成蜂窝织炎或脓肿；向深部扩散，侵入腹腔可引起脐源性腹膜炎；脐静脉受累后侵蚀肝静脉和下腔静脉，引起门静脉栓塞、肝脓肿。

2. 临床表现

①脐带脱落后残端经常潮湿或有黏液、脓性分泌物，继而时

间久后出现肉芽增生或脐部肉芽肿。②脐周皮肤略有红肿，糜烂。③感染扩散则发热，食欲减退，严重者可有败血症表现。

3. 辅助检查

血白细胞计数、CRP 增高。

4. 治疗

①早期局部保持干燥，清洁，用呋喃西林或康复性纱布湿敷，局部涂擦碘伏或金霉素眼膏或百多邦，分泌物要经常清除。②脐部肉芽肿可创面清洁后用硝酸银棒烧灼，必要时还可考虑电灼或手术切除。③感染扩散有全身症状时，应用抗生素和支持疗法。

十四、肛周脓肿与肛瘘

肛周脓肿是指肛门直肠周围软组织感染，形成脓肿。多数脓肿自然穿破或切开后形成肛瘘。大多数肛周脓肿发生在 3 个月内的小婴儿，98%发生在男性，病原菌常为金黄色葡萄球菌。

1. 临床表现

①哭闹不安，尤其是排便时更为明显，食欲减退，精神不振，体温升高达 38～39℃。②肛周红肿、发热，皮肤皱纹消失、触痛明显。开始局部较硬，以后中央变软并出现波动。炎症位于肛门前方时可有排尿困难。形成慢性瘘管，外口在距肛门 1～2cm 的皮肤上，内口通向齿线上隐窝内，气体和粪液可从外口溢出。如瘘管引流不畅，红肿可反复发作。

2. 辅助检查

①局部检查：炎症在肛门附近皮下组织内，大多在两侧，比较表浅。红肿块直径 1～2cm，有触痛。病程 5～6 日时局部有波动。自行破溃或切开引流愈合后，局部形成凹陷瘢痕，纤维条索样组织通向齿线上隐窝。②实验室检查：急性炎症期白细胞总数升高，并有核左移。③手术前确定内口可做以下检查：A. 直肠指检：可触及小硬块，中央凹陷处即为内口。B. 注射美蓝：5%的美蓝溶液 1～2ml 注入瘘管外口，在纱布蓝染的相应部位寻找内口。C. 瘘管造影：可确定瘘管的长度、方向、内口等，用 30%～40%的碘油或泛影葡胺溶液。

3. 治疗

(1)急性期治疗:保持肛门清洁,热敷,坐浴,应用抗生素。

(2)脓肿期治疗:脓肿形成宜及早切开引流,每次便后坐浴,术后注意肛门清洁护理。

(3)瘘管形成期治疗:①挂线疗法:适用于1岁以下婴儿的简单肛瘘,术后需坐浴。②瘘管切除术适用于儿童的复杂瘘及已纤维化的低位肛瘘。③肛前瘘的修补:A. 直肠内修补术。B. 瘘管根治会阴成形术。

十五、美克尔憩室

该病是小儿较常见的消化道畸形,是胚胎期卵黄管退化不全所致的残留物。本病通常无症状,当出现炎症、坏死、穿孔、肠梗阻和出血等并发症时,引起外科急腹症才来就诊。并发症可发生在任何年龄,以10岁以前占多数。

1. 临床表现

①肠梗阻:表现有阵发性哭闹或腹痛,可有恶心、呕吐、发热等,合并有肠套叠者,出现果酱样血便及腹部腊肠样肿块。②憩室溃疡出血:憩室内常有异位胃黏膜,可分泌盐酸和胃泌素,腐蚀憩室黏膜和血管,导致出血甚至穿孔。一般表现为无痛性全血便,患儿可出现贫血,甚至失血性休克的表现。③憩室炎合并穿孔:憩室炎症状与阑尾炎相似,术前常常不易鉴别。表现为右下腹疼痛,呈持续性。穿孔时腹部有腹膜刺激症状和全身反应。

2. 辅助检查

①X线片:只能发现有无肠梗阻,当有憩室穿孔时,膈下可有游离气体。②钡灌肠:可协助除外结肠息肉和血管瘤改变。③腹部核素扫描:可协助诊断。④腹部B超:有经验的B超医生可发现异常管腔组织,协助诊断。

3. 治疗

①美克尔憩室并发症只有手术切除才能彻底根治。②常见术式:憩室同附近回肠切除肠吻合术,防止有异位胃黏膜的残留。

十六、肠梗阻

该病是指肠内容物的正常运行受阻，通过肠道发生障碍。为小儿常见的急腹症。

1. 分类

(1)按肠梗阻发生的病因分为机械性、动力性和血运性；小儿机械性肠梗阻分为：①肠腔内梗阻：如肠套叠、蛔虫团块、植物纤维团块堵塞肠腔。②肠腔外梗阻：如肠粘连、先天索带、肠扭转、腹内疝、嵌顿性腹股沟斜疝等。③肠壁内病变所致肠梗阻：如先天性肠狭窄、克隆氏病、肿瘤、创伤后肠壁血肿等。

(2)按血运障碍分为单纯性和绞窄性。

(3)按梗阻的程度分为完全性和不完全性。

(4)按梗阻部位分为高位和低位。

2. 临床表现

(1)症状：①腹痛：机械性肠梗阻呈阵发性剧烈绞痛，腹痛部位多在脐周，发作时年长儿自觉有肠蠕动感，且有肠鸣，有时见到隆起的肠型。婴儿表现为哭闹不安，手足舞动，表情痛苦。麻痹性肠梗阻腹胀明显，腹痛不明显。②呕吐：高位梗阻时呕吐出现早而频繁，含有胆汁；低位梗阻时呕吐出现迟，呈粪汁样；呕吐物如呈血性或咖啡样，则提示肠管有血运障碍；麻痹性肠梗阻呕吐次数少，呈溢出性。③腹胀：高位肠梗阻仅上腹部饱满；低位及麻痹性肠梗阻，呈全腹膨胀；闭袢式肠梗阻出现局限性腹胀。④排便排气停止：是完全性肠梗阻的表现。梗阻早期，梗阻部位以下肠内积存的气体或粪便可以排出。绞窄性肠梗阻可排出血性黏液样便。

(2)体征：可观察到肠型及肠蠕动。单纯性肠梗阻腹软，无压痛。如有压痛及腹肌紧张、反跳痛等腹膜刺激征，提示有肠绞窄发生或存在腹腔感染。扪及一段扩张膨隆的肠曲伴有压痛提示为闭袢性肠段。肠梗阻和肠绞窄腹部叩诊多呈鼓音。闻及肠鸣音亢进，且有气过水声及高调金属声，有时可听到振水声。绞窄性肠梗阻或晚期肠梗阻，肠鸣音微弱或消失。麻痹性肠梗阻时则肠鸣音听不到或甚少，且音调低弱。

(3)直肠指检：直肠空虚无粪便，且有裹手感，提示完全性肠梗阻；指套上染有血迹，提示肠管有血运障碍。

3. 辅助检查

(1)腹立位片：①典型的完全性肠梗阻：排列成阶梯状的液平面，空肠显示黏膜环状皱襞呈“鱼刺”状，而结肠、直肠内无气。②不完全性肠梗阻为不连续的轻、中度肠曲充气，结肠、直肠内有气。③如见单独突出胀大的肠袢不随时间改变位置，或有假肿瘤征、咖啡豆状阴影，提示有肠绞窄。麻痹性肠梗阻时小肠和结肠全部充气扩张。

(2)钡灌肠：用于鉴别梗阻的程度，结肠干瘪细小可确定为完全性肠梗阻。

(3)肠梗阻早期化验指标变化不明显。晚期由于失水和血液浓缩，白细胞计数、血红蛋白、红细胞比积都可增高，血电解质与酸碱平衡发生紊乱。高位梗阻，可出现低钾、低氯、代谢性碱中毒。低位梗阻，则可有电解质普遍降低与代谢性酸中毒。当有绞窄性梗阻或腹膜炎时，血象、血液生化测定指标改变明显。

(4)腹腔穿刺：①了解有无腹膜炎及肠壁血供障碍。腹腔液混浊脓性表明有腹膜炎，血性腹腔液或大量清亮腹水说明已有绞窄性肠梗阻。②可当肠管有明显胀气或肠管与腹膜粘连时，不宜进行腹腔穿刺。如误穿入肠腔，应将肠内容物吸净后再拔针。

4. 治疗

(1)非手术治疗：①禁食、胃肠减压。②纠正水、电解质与酸碱失衡：在肠梗阻急性期，应根据脱水的性质、脱水的程度补充液体。代谢性碱中毒时，主要补充生理盐水；代谢性酸中毒时，主要补充 2∶1 液(2 份生理盐水和 1 份 M/6 乳酸钠液)及 5%碳酸氢钠。③抗生素：应用抗生素预防或控制感染，联合应用抗需氧菌的广谱头孢菌素及抗厌氧菌的甲硝唑类抗生素。

(2)手术治疗：①单纯解除梗阻的手术：包括粘连松解、肠扭转复位、切断粘连束带、肠套叠手法复位、切肠取石等。②肠切除吻合术。肠段切除吻合：如肠肿瘤、美克尔憩室；或是肠绞窄引起肠坏死；或是分离粘连造成较大范围的肠损伤，则需考虑将有病变的肠段切除吻合。肠短路吻合:当梗阻的部位切除有困难,或是粘连广泛难以剥离,可分离梗阻部远近端肠管做短路吻合,旷置梗阻部。③肠造瘘术或肠外置术:肠梗阻部位的病变复杂或腹腔污染严重,不允许Ⅰ期吻合,可行肠造瘘术。当梗阻病变的肠袢已坏死,但患儿情况差不能耐受吻合术,可将该段肠袢切除,远近端外置,关腹。待患儿复苏后再行Ⅱ期吻合术或转变为肠造瘘术。

十七、肠套叠

该病是肠管的一部分连同相应的肠系膜套入邻近肠腔内的一种特殊类型的肠梗阻。它是最常见的一种婴幼儿急腹症,居婴幼儿肠梗阻原因之首位。发病年龄1岁以下占半数以上,2岁以下占80%,4个月~10个月为发病年龄高峰。男孩发病占明显优势。健康肥胖儿多见。发病季节与胃肠道病毒感染流行相一致,以春末夏初最为集中。根据病因不同,分为原发性肠套叠与继发性肠套叠两种;根据年龄的不同,分为婴儿肠套叠与儿童肠套叠两类。

1. 临床表现

(1)婴儿肠套叠症状:①阵发性哭闹:为婴儿腹痛的表现,特点是突发、剧烈、有节律性。婴儿表现为哭闹不安,面色苍白,紧握双拳,屈膝缩腹,手足乱动,拒食拒奶,发作持续3~5分钟而后自行缓解,患儿安静。间隔10~20分钟,重新发作。缓解期逐渐缩短,患儿渐渐地精神萎靡,嗜睡,随后进入休克状态。②呕吐:早期症状之一,腹痛发作后不久发生,初为乳汁、乳块或食物残渣,以后带有胆汁,晚期则吐粪便样物。③血便:为肠套叠特征性表现,最多发生在疾病开始的8~12h。典型的血便是类红果酱样黏液便,也可有鲜血便或脓血便。一部分患儿来院就诊时尚未自行排便,肛门指检时方可发现血便。④全身情况:病程早期,患儿一般情况良好,体温正常,仅表现为面色苍白,精神欠佳。晚期精神萎靡、表情呆钝、嗜睡、脱水、发热,甚至有休克、腹膜炎征象。

(2)体征:肿物多位于右上腹或中上腹,实性、光滑、稍可移动，并有压痛。右下腹空虚感。随病情进展，肿物变长，沿结肠框分布，呈腊肠状。严重者套入部达直肠，肛门指诊可触及子宫颈样物，偶见肿物从肛门脱出。一旦肠管有坏死倾向，腹胀加重，腹肌紧张，肿物常触诊不清。

儿童肠套叠多为继发性，发病过程多较缓慢，呈亚急性不全性肠梗阻症状。主要表现为阵发性腹痛，偶有呕吐，很少有血便，多触及腹部肿物。发生严重脱水和休克者较少见。

2. 辅助检查

①腹X线片：结肠内均匀致密的肿物阴影。腹部立位片见小肠扩张，有张力性气液面，显示肠梗阻征象。②对比剂造影：可见对比剂在结肠的套入部受阻，套入部所致充盈缺损呈杯状或钳状阴影。对比剂采用钡、水溶性碘剂、空气及氧气均可。国内以空气造影最为常用。③B超检查：肠套叠的横断面呈“同心圆”征或“靶环”征，纵断面呈“套筒”征或“假肾”征。

3. 治疗

(1)灌肠疗法：①气体灌肠复位法：空气或氧气均可，观察方法有透视及非透视下进行两种，将气囊肛管置入直肠内，用自动控制压力仪，将压力从8kPa(60mmHg)逐渐调高，见到套叠影逆行推进，大量气体进入回肠，提示复位成功。②气体灌肠适应证：A. 病程不超过48h，便血不超过24h。B. 患儿全身状况好，无严重脱水、酸中毒及休克表现，无高热及呼吸困难者。C. 腹不胀，无压痛及肌紧张等腹膜刺激征象。③气体灌肠禁忌证：A. 病程超过48h，便血超过24h。B. 全身情况不良，有高热、脱水、精神萎靡不振，及休克等中毒症状者。C. 腹胀明显，透视下肠腔内不多个巨大液平面者。D. 已有腹膜刺激症状或疑有肠坏死者。④气体灌肠前准备：A. 解痉镇静：肌注阿托品、苯巴比妥钠，使小儿镇静并减轻肠痉挛。必要时麻醉状态下进行。B. 脱水明显者，应输液纠正脱水，改善全身情况。C. 麻醉下灌肠复位，应保证禁食6h，禁水4h，必要时下胃管抽吸胃内容物。D. X线透视室内应备有吸引器、氧气、注射器等抢救设施。⑤气体灌肠压力：A. 诊断性气体灌肠压力为6.6～8kPa(50～60mmHg)。B. 复位治疗压力为12～13.3kPa(90～100mmHg)，不超过

16kPa(120mmHg)。⑥气体灌肠终止指征：A. 注气后见肿物巨大，套入部呈分叶状，提示复套存在，复位可能性较小。B. 注气过程中见鞘部扩张而套入部退缩不明显或见套入部退而复进，表示套叠颈部过紧，复位困难。C. 注气后肿物渐次后退，通过回盲瓣后，肿物消失，但小肠迟迟不进气，提示仍存在小肠套叠，复位困难。D. 复位过程中，肿物消失，但荧光屏上突然有闪光改变，旋即见膈下游离气体，表明发生肠穿孔，即刻停止注气。⑦气体灌肠复位征象：A. X线透视下见肿物消失，气体突然进入小肠，继之中腹部小肠迅速充气。B. 拔出气囊肛管，有大量气体和暗红色黏液血便排出。C. 患儿安然入睡，不再哭闹，腹胀减轻，肿块消失。D. 碳剂试验：口服1g活性炭，约6h后由肛门排出黑色碳末。⑧钡剂灌肠复位法：A. 适应证、禁忌证基本上与气体灌肠复位相同。B. 钡剂浓度为20%～25%，钡柱高度不超过患儿水平体位90cm，维持液体静压在5min之内，套叠影逆行推进，变小，渐至消失，钡剂进入回肠，提示复位成功。⑨B超监视下水压灌肠复位法：采用生理盐水或水溶性造影剂为介质灌肠。满意的复位是见套入部消失，液体逆流进入小肠。

(2)手术疗法：①手术指征：A. 凡不具备灌肠复位条件者。B. 灌肠失败者。C. 复发达3次以上，疑有器质性病变者。D. 疑为小肠套叠者。②手术方式：多数采用手法复位，若肠管发生坏死需行肠切除肠吻合术，患儿情况危重则可行肠外置或肠造瘘术，再行Ⅱ期肠吻合术。

十八、急性阑尾炎

该病是小儿腹部外科中最常见的疾病，居小儿急腹症之首位。阑尾炎可发生于各年龄组，发病年龄高峰为6～10岁，5岁以下明显减少，小于1岁者仅占1%，新生儿罕见。

1. 病因

管腔梗阻、细菌感染和神经反射。

2. 分类

①根据病理变化分为：单纯型、化脓型、坏疽型。②根据病程进展分为五期：单纯期、局限性腹膜炎期、弥漫性腹膜炎期、浸

润期及脓肿形成期。

3. 临床表现

(1)症状：①腹痛：年长儿初为上腹痛或脐周痛，发病数小时后疼痛转至并固定于右下腹。阑尾穿孔引起弥漫性腹膜炎后，则全腹有持续性疼痛。婴幼儿无能力表达疼痛的变化，以哭闹不安、蜷曲不动、拒抱、拒按为腹痛的表现。②呕吐：出现于腹痛发作后 5～6h，呕吐物为胃内容物，次数不多，频吐者少见。婴幼儿呕吐出现较早，甚可发生于腹痛之前。年长儿则以恶心、厌食为主，呕吐相对少见。③发热：腹痛后数小时开始渐进性发热，年龄越小体温升高越明显，穿孔后高热可持续不退。④腹泻：当阑尾穿孔并发腹膜炎、盆腔脓肿形成、阑尾居盆腔位时，直肠和乙状结肠受到炎性渗液的刺激均可出现腹泻，腹泻以便意频繁、小量黏液便为特点，部分患儿可伴随尿频。

(2)体征：右下腹压痛为诊断阑尾炎的可靠依据，壁层腹膜受刺激可出现局部肌紧张及反跳痛。

4. 辅助检查

①直肠指检：直肠前壁水肿、肥厚、右侧壁触痛。阑尾位盆位时，直肠右前壁增厚，甚可触及索条样肿胀的阑尾。阑尾周围浸润或脓肿形成时，辅以双合诊盆腔内触及炎性包块。②腹腔穿刺：穿刺液为脓性液体，镜检有白细胞或脓细胞，涂片为大肠杆菌。③血常规：白细胞增高和中性粒细胞增多。白细胞计数上升不明显，并不能否定阑尾炎的诊断。④超声检查：化脓性变的阑尾呈低回声管状结构，其横切面呈现同心圆似的“靶”样显影，阑尾直径≥6mm，盲肠周围出现局限性积液，阑尾腔内可见强回声粪石。阑尾周围浸润或阑尾脓肿形成时，探及边界清楚或欠清楚的肿块，内部回声不均、无回声、低回声或中等回声。⑤腹部 X 线片：多无特异性征象，某些间接征象具有一定的参考意义，如右侧腹膜脂肪线消失；右髂窝局部肠麻痹；阑尾穿孔至膈下少量游离气体；钙化的粪石影。⑥钡灌肠对年长儿慢性阑尾炎诊断有帮助，常见阳性结果是盲肠受压性缺损，阑尾不充盈及末段回肠的激惹和痉挛。⑦腹腔镜检查：可直接观察阑尾有无炎症，也能分辨与阑尾炎有相似症状的邻近其他疾病，对确定

诊断可起决定作用。

5. 治疗

①手术治疗：不论何种类型的小儿急性阑尾炎原则上均应早期施行阑尾切除术。常用的术式仍为传统的剖腹阑尾切除术，对于肥胖儿、女孩、炎症局限者也可采用腹腔镜阑尾切除术。②抗生素治疗：阑尾炎的致病菌多为需氧菌和厌氧菌的混合感染，选择二联或三联抗生素静脉滴注。早期阑尾炎采用氨苄青霉素、二代头孢与甲硝唑类抗生素联合应用，晚期或穿孔阑尾炎采用头孢三代及甲硝唑类抗生素联合应用。体温正常、白细胞下降可改为口服抗生素。③浸润期、脓肿期阑尾炎的治疗：病程在年长儿超过3天，婴幼儿超过5天，如病情改善，病变局限，宜保守治疗，积极抗炎。脓肿形成可在B超监视下穿刺抽脓，必要时手术切开引流。痊愈3个月后(期间若复发，应从复发痊愈算起)，可择期施行阑尾切除术。

十九、腹股沟斜疝

该病是小儿外科最常见的先天性发育异常，出生时即可发病，多见于1～2岁。男孩多见，男女比例约为15∶1，右侧占60%，左侧占25%，双侧占15%。

1. 临床表现

①症状：腹股沟区或阴囊内可复性肿物，当哭闹、咳嗽、便秘、腹部肿物等腹压增高时，肿物出现或增大；睡觉或休息时肿物缩小或可自行还纳。②体征：腹股沟区或阴囊有突起的肿物，质软，光滑，稍有弹性，透光试验阴性。还纳入腹时常伴有咕噜样肠鸣音，阴囊及睾丸发育正常。

2. 辅助检查

①腹部X线立位片：在嵌顿疝时可见肠梗阻征象或在阴囊内见到肠管气水影。②B超：协助诊断可复性肿物性质，了解睾丸精索发育情况。③穿刺：一般情况下很少做，必要时可协助诊断。

3. 治疗

①手术治疗：疝囊高位结扎术，年龄在1岁以上为宜。②嵌

顿疝的处理：A. 手法复位：嵌顿时间在12h以内且无明显脱水和腹胀者均可尝试。B. 复位要点：予以镇静剂，平卧或抬高臀部，手法要轻柔，复位后等局部水肿消退后，再择期手术。C. 嵌顿疝手术指征：嵌顿超过12h，或有脱水、发热、腹胀、酸中毒及精神萎靡等症状；嵌顿后有便血，全身情况严重者；女孩嵌顿疝，疝内容物多为卵巢或输卵管，不易复位；新生儿及小婴儿的嵌顿疝；手法复位失败者。③疝修补术：遇到疝囊较大或腹壁较松弛的患儿，可缝合加固外环口，行疝修补术。

二十、鞘膜积液

睾丸鞘膜腔内含有少量浆液，使睾丸在鞘膜腔内有一定的滑动范围。若腔内液体积聚过多，即成鞘膜积液。如在精索部位的腹膜鞘状突管未完全闭塞的残留部分，也可积聚液体，形成精索鞘膜积液。

1. 临床表现

①症状：腹股沟部或阴囊一侧或两侧出现肿块，增长较慢，不引起疼痛。如果未闭鞘突管口径较粗，平卧或睡眠后肿块缩小。②体征：肿块呈囊性，边界清楚，透光试验阳性。精索鞘膜积液的肿块位于精索部位，体积较小，呈卵圆形，在肿块下方可扪及睾丸。

2. 辅助检查

B超：可明确诊断。

3. 治疗

1岁以内鞘膜积液张力低者有自愈可能，应随诊观察。其他应做鞘状突高位结扎术。

二十一、包茎、包皮过长与嵌顿包茎

包茎指包皮不能完全上翻显露阴茎头。包皮与阴茎头间有生理性粘连，在婴儿期属正常现象，随着年龄的增长，阴茎的发育，粘连逐渐分离吸收，包皮可自行向上退缩。17岁以后仅有不足1%的青年有包茎。包茎分为先天性、后天性两种。包皮过长指包皮覆盖阴茎头，但能上翻使阴茎头外露，在小儿也是正常现象。嵌顿包茎指包皮被翻至阴茎头上部后，包皮环紧扼于冠状沟部，导致静脉和淋巴回流障碍，引起阴茎头水肿，使包皮不能复原。

1. 临床表现

(1)症状：①可有不同程度的排尿困难，尿流缓慢、细小，排尿时包皮膨起。②包皮垢可引起阴茎头包皮炎，急性炎症时包皮口红肿，有脓性分泌物。③嵌顿包茎：疼痛剧烈，包皮水肿，有排尿困难，时间过长嵌顿包皮可发生坏死。

(2)体征：①观察包皮口大小：将包皮试行上翻。包茎时包皮口狭小，呈针孔样，上翻困难。②包皮过长的包皮可上翻，但包皮下可积聚由皮脂腺分泌物和上皮脱屑组成的包皮垢。③嵌顿包茎时，水肿的包皮翻在阴茎头的冠状沟部，在其上缘可见到狭窄环，阴茎头水肿呈黯紫色。

2. 治疗

(1)包茎：①对 5 岁以下无排尿困难，无感染的包茎不必处理。②有症状者可先试行手法扩大包皮口。可将包皮反复试行上翻，使包皮口扩大。显露阴茎头，清除包皮垢，涂抗生素软膏或液体石蜡使其润滑，然后将包皮复原。大多数小儿经此治疗，随年龄增长均可治愈。③包皮环切术：适用于包皮口有纤维性狭窄环、反复发作阴茎头包皮炎、5 岁以后包皮口重度狭窄，包皮不能退缩而显露阴茎头。④阴茎头包皮炎：急性期应用抗生素，局部每日用温水或 4%硼酸液浸泡数次。待炎症消退后，先试行手法分离包皮，局部清洁治疗，无效时做包皮环切术。

(2)包皮过长：若包皮口宽大易于上翻，要经常上翻清洗，保持局部清洁，无需手术。

(3)嵌顿包茎：用手法复位，在阴茎冠状沟处涂液体石蜡后，紧握阴茎头并逐渐加压，用两个拇指压挤阴茎头，两手的食指和中指将包皮退下来，使之复位。有时可加用粗针头多处穿刺包皮，挤出水液，有助于复位。复位后择期行包皮环切术。如复位失败，急作包皮背侧切开术。

二十二、睾丸扭转

该病是指睾丸沿精索纵轴扭转引起精索血管扭转绞窄，使睾丸、附睾发生缺血性病变。

1. 临床表现

(1)症状：①急性发病，睾丸肿痛。②在阴囊或腹股沟管的睾丸明显肿大，并伴持续性疼痛。③少数患儿可有胃肠道症状，如恶心、呕吐，为反射性，多不剧烈，也无明显的发热或排尿异常。④常有隐睾病史。

(2)体征：①阴囊或腹股沟皮肤红肿。②阴囊及腹股沟部肿块，压痛明显，不能扪及正常睾丸。③提睾反射较对侧减弱或完全消失。

2. 辅助检查

①多普勒超声听诊仪：血流减少或消失，血管音相应减弱或消失。②彩色多普勒：两侧比较检查，患侧睾丸明显肿胀，动脉血供消失。③核素扫描：表现为血管期减低，实质期减退或消失，并出现“炸圈”征。

3. 治疗

①手术探查见鞘膜囊内常有血性渗液。睾丸、附睾与精索交界处精索血管扭转变细。按扭转时间及缺血程度睾丸呈淡红色、苍白色、蓝色或黑色。在发病 2h 内的睾丸几乎全部能保留。24h 后的睾丸几乎全部坏死。扭转复位后观察睾丸血供，可用温热生理盐水湿敷数分钟，同时可用针尖在睾丸对侧附睾刺小孔数个，排除淤血以利血供恢复，并检查睾丸血供情况。如为附件扭转可行切除。②睾丸固定术：睾丸血供良好，可行睾丸固定术。③睾丸切除：睾丸呈黑色，确定睾丸已缺血坏死，应做睾丸切除术。

二十三、隐睾症

该症是指睾丸未能按正常发育过程从腰部腹膜后下降到阴囊底部，而停留在腹腔、腹股沟区、阴囊入口处或其他部位，是常见的先天性泌尿生殖系统畸形。隐睾症包括：睾丸下降不全；睾丸异位;睾丸缺如。

1. 临床表现

(1)症状:患儿多无自觉症状,主要表现为患侧阴囊发育不良,阴囊内空虚无睾丸。

(2)体征:①隐睾侧阴囊扁平,双侧者阴囊发育较差。②触诊阴囊空虚内无睾丸,约80%腹股沟区可扪及睾丸,一般体积较对侧略小,不能推入阴囊,挤压有胀痛感。③睾丸下降经腹股沟管后,离开正常的径路,而停留于腹股沟管的浅层皮下、大腿上方、会阴部或阴茎根部等异常部位称为睾丸异位。

2. 辅助检查

①B超或CT、MRI:对未触及的睾丸进行定位,但检查结果不确切。②腹腔镜检查:用于未触及睾丸的检查,诊断准确率达95%以上。③激素试验:绒毛膜促性素激素(HCG)试验主要用于双侧不能触及的睾丸。先测血浆睾酮基础值、FSH,LH,肌注HCG后复查睾酮,如浓度上升,提示存在功能性睾丸,再做定位检查。

3. 治疗

①激素治疗:出生后10个月仍为隐睾者,应开始激素治疗,目的是促进睾丸发育及下降。A. HCG疗法:剂量根据年龄及体重为500~1000IU,每周肌注2次,共10次,总量为5000~10 000IU。B. LHRH疗法:黄体生成素释放激素(LHRH)或称促性腺激素(GNRH),采用鼻黏膜喷雾给药。剂量1.2mg/d,可分为3次,连用4周。②手术治疗:A. 睾丸固定术:手术应在1岁后2岁前进行,用肉膜囊外固定法。B. 位置高的睾丸如精索短,不能Ⅰ期固定于阴囊底部,可用分期睾丸固定术、睾丸自体移植、保留引带、输精管血运,切断精索的Fowler-Stephen手术。C. 对于触及不到睾丸的隐睾病例应该应用腹腔镜诊断治疗。

二十四、尿道下裂

该病是因各种原因导致尿道口达不到正常位置而造成尿道开口于正常尿道口近端的阴茎畸形。

1. 临床表现

①症状：从阴茎腹侧排尿。严重时站立排尿湿裤。②体征：尿道开口异常、阴茎下弯、帽状包皮和包皮系带缺如，即包皮堆积于阴茎背侧，腹侧呈V形缺如。

2. 治疗

(1)治疗的三个标准：正位尿道口；阴茎下弯充分矫正；阴茎外观接近正常。可站立排尿，成年后能有正常的性生活。

(2)手术年龄一般在1岁以后，至少在入幼儿园或入学前完成以减少父母或患儿的心理压力。按有无阴茎下弯将手术方法分为两类：①无或轻度阴茎下弯：A. 阴茎头型：可采用尿道口前移阴茎头成形术(MAGPI方法)，如有阴茎头明显下弯，也可在阴茎背侧做白膜紧缩纠正。B. 冠状沟、阴茎体前型：尿道口基底翻转皮瓣(Mathieu)方法。C. 阴茎体型：加盖岛状包皮瓣尿道成形术(onlay island flap)。由于很多阴茎下弯并不是因尿道板发育异常引起，所以结合背侧白膜紧缩纠正下弯的方法，对很多患儿可应用。D. 尿道板卷管尿道成形术(Snodgrass术式)逐渐广泛应用。②合并阴茎下弯：多选择Duckett带蒂岛状包皮瓣尿道管成形术。重度尿道下裂病例需应用Duckett+Duplay方法。

二十五、肾盂输尿管连接部梗阻

该病是小儿先天性肾积水的常见病因。肾盂输尿管连接部梗阻引起肾积水可导致肾实质萎缩，肾功能损害，甚至丧失。

1. 临床表现

①腹部肿块：新生儿及婴儿约半数以上以腹部无症状肿块就诊，也有表现为腹大膨隆者。常在患儿患侧腹部触到肿块，多为表面光滑，无压痛的囊性包块。腹痛发作时肿块增大，大量排尿后肿块可减小。②腰腹部间歇性疼痛：除婴幼儿外，绝大多数患儿以上腹部或脐周痛就诊，年龄较大的患儿可指出疼痛来自患侧腰部，疼痛可伴恶心、呕吐等消化道症状。③血尿：发生率在10%～30%。④尿路感染：发生率低于5%，一旦出现常伴高热、寒战等全身症状。⑤高血压：可能因扩张的肾集合系统压迫肾内血管，引起肾缺血，产生肾素所致。⑥肾破裂：表现为急腹

症，腹腔内有大量尿液。是由于患儿受到直接暴力或跌倒导致肾破裂。⑦肾功能不全：双侧肾积水或单肾并发肾积水可有肾功能不全，表现为生长发育迟缓，食欲不振等消化道症状。

2. 辅助检查

①B超：产前即可检出肾积水，其中大部分为肾盂输尿管连接部梗阻。可见肾盂肾盏扩张，再结合未见扩张的输尿管，可疑诊为肾盂输尿管连接部梗阻，并且可测量肾实质厚度，作为日后的对比。②影像学检查：A. 腹部X线片了解有无并发肾结石。B. 静脉尿路造影(IVU)了解肾脏形态及功能。可见肾盂肾盏扩张，造影剂突然终止于肾盂输尿管连接部。延缓拍片对肾功能受损较重者或可清楚了解肾脏形态及有无扩张的输尿管。C. 逆行肾盂造影及经皮肾穿刺造影：可了解梗阻部位，因系有创性检查，故目前只在必要时应用。③肾核素扫描：了解左右肾功能，作为日后的对比。④MR是了解肾、输尿管梗阻部位及形态较满意的一种检查手段，但价格较高、如不用造影剂，则不能了解肾功能。

3. 治疗

①对于围产期B超发现的肾积水应于产后复查B超及IVP，了解肾脏功能及形态，并定期做B超随诊监测。大部分肾积水如肾功能恢复正常不需处理，对轻度肾积水无明显进展者可待6月龄后再考虑手术。②对于明确诊断的肾盂输尿管连接部梗阻尤以有症状者应手术，手术方法为离断性肾盂成形术，即Anderson-Hynes术式。

二十六、膀胱输尿管反流

该病是指尿液经输尿管向上逆流，导致上尿路扩张、感染，肾实质受损，肾瘢痕形成，最终导致肾功能衰竭、高血压。分为原发性及继发性。

1. 膀胱输尿管反流的国际分度

①Ⅰ度：尿液反流到输尿管。②Ⅱ度：尿液反流到肾盂肾盏，但无扩张。③Ⅲ度：输尿管、肾盂轻度扩张，无或轻度穹窿变钝。④Ⅳ度：输尿管中度扩张或迂曲，肾盂、肾盏中度扩张，穹窿

消失，多数肾盏保持乳头形态。⑤Ⅴ度：输尿管重度扩张或迂曲，肾盂、肾盏扩张，多数肾盏失去乳头形态。

2. 临床表现

①尿路感染：由于排尿后部分尿液反流，细菌随之上行并潴留于肾内，表现为反复发作的肾盂肾炎症状，如发热、尿急、尿频、脓尿、血尿。②腰部疼痛：年龄大的患儿可诉反流侧腰腹部胀痛。③生长发育迟滞：婴幼儿由于反复尿路感染、厌食、呕吐，影响生长发育。④高血压：进行性肾内反流、肾瘢痕形成，部分患儿导致高血压。⑤肾功能不全。

3. 辅助检查

①尿常规：如并发尿路感染时，尿中有白细胞，尿培养可阳性。②B超：作为初步筛查，可见肾盂、输尿管积水。③排尿性膀胱尿道造影：是诊断膀胱输尿管反流的必要检查。了解有无下尿路梗阻、尿道形态及膀胱输尿管反流程度。按上述标准进行分度。④静脉尿路造影：进一步了解肾功能及反流造成的上尿路损害。⑤肾核素扫描：有条件做肾核素扫描时更可了解左右肾功能及反流造成的肾瘢痕情况。⑥尿动力学检查：如小儿同时有排尿功能异常，有条件时应做此项检查。

4. 治疗

(1)药物治疗：①一旦检出有膀胱输尿管反流，就开始长期服用小剂量抗感染药物，直到膀胱输尿管反流自消或经手术矫治，并定期复查(每年)反流消失情况。②预防感染药物，一般为治疗量的1/2或1/3。常用药有复方新诺明、呋喃妥因，小婴儿可用阿莫西林、头孢拉定或头孢克洛。③感染时可应用静脉、口服足量抗生素。感染控制后改用治疗量的1/2或1/3。6个月后复查膀胱尿道造影。

(2)手术治疗：①Ⅳ度、Ⅴ度反流，药物不能控制的Ⅲ度反流需手术治疗。②手术方法：常用经膀胱、横向推进黏膜下隧道输尿管膀胱再吻合术(Cohen术)。③另有经内窥镜注射生物胶防反流技术，效果有待观察。④小婴儿如有Ⅳ度、Ⅴ度反流，药物不能控制尿路感染时应做膀胱造口术。

二十七、尿道瓣膜症

先天性尿道瓣膜分为前尿道瓣膜与后尿道瓣膜，后尿道瓣膜症是男婴先天性下尿路梗阻的最常见原因，前尿道瓣膜症是另一较常见的原因。后尿道瓣膜较前尿道瓣膜多见。前尿道瓣膜症可伴发或不伴发憩室。

1. 临床表现

(1)症状：①排尿困难：排尿费力、滴沥，不能呈线状排尿。②反复尿路感染：表现为发热、脓尿。③可有呼吸道感染或呼吸困难。④可表现消化功能差。

(2)体征：①腹部肿块有可能出现，为扩大的膀胱、输尿管及肾脏。②腹胀，可有尿性腹水，可继发于尿路梗阻，多见于新生儿时期。③营养发育滞后。④可有高血压。⑤前尿道瓣膜合并憩室时，憩室被尿液充满，可于阴茎阴囊交界处出现膨隆肿块，排尿后仍有滴沥，用手挤压肿块有尿排出，若并发结石可被触及。

2. 辅助检查

(1)后尿道瓣膜：①B超：围产期可发现肾、输尿管积水，膀胱壁厚及羊水量少。出生后复查可见肾、输尿管积水，膀胱壁肥厚及扩张的前列腺尿道段。②影像学检查：A. 排尿性膀胱尿道造影：膀胱边缘粗糙、有成小梁及假性憩室形成，前列腺段尿道扩张，远端尿道充盈差。40%～60%的患儿并发膀胱输尿管反流。B. 静脉尿路造影：绝大多数患儿有肾、输尿管扩张积水。③肾功能检查：了解有无肾衰竭，电解质紊乱。

(2)前尿道瓣膜：排尿性膀胱尿道造影：阴茎阴囊交界处前尿道近端尿道扩张，伴憩室者可见尿道腹侧憩室影像。梗阻远端尿道极细，膀胱可有小梁及憩室形成，可有膀胱输尿管反流。

3. 治疗

(1)控制感染，纠正水、电解质紊乱，引流下尿路。留置导尿管后能在抗生素的作用下很快控制尿路感染，改善一般情况。

(2)手术治疗：①膀胱造口术：适用于一般情况差的小婴儿、新生儿。待情况好转后用切除镜电切瓣膜。②对后尿道瓣膜可经尿道或经膀胱用切除镜电切瓣膜:切开 12 点处,再补充切开 3 点、9 点。③对前尿道瓣膜的处理:若为单纯前尿道瓣膜可经尿道电灼瓣膜,可经尿道放入尿道镜,于前尿道清晰看到瓣膜,电灼 4、6、8 点三处;对合并有憩室的病例应采用手术切除。

(3)随访、治疗膀胱输尿管反流、膀胱功能异常。

(4)并发症及处理:①膀胱输尿管反流:后尿道瓣膜症继发的膀胱输尿管反流在电灼瓣膜后有 1/3 自行消失;1/3 在给以预防量抗生素的治疗下可控制感染;另 1/3 反流无改善,反复尿路感染。需要做抗反流手术。应用方法最多的是 Cohen 膀胱输尿管再吻合术。手术时机应在电灼瓣膜后 6 个月以上,待膀胱及输尿管条件改善后。②膀胱输尿管连接部梗阻:本病是后尿道瓣膜症另一较少见的合并症。当瓣膜已切除,下尿路引流通畅后仍有严重的泌尿系感染,静脉尿路造影显示肾输尿管积水,无膀胱输尿管反流,经过尿动力检查除外膀胱功能异常,可行肾穿刺造影,如造影剂滞留在肾输尿管内,排泄延迟,输尿管远端显影似鸟嘴状,可确诊膀胱输尿管连接部梗阻。在做 Cohen 膀胱输尿管再吻合术前,必须明确下尿路梗阻已经解除,膀胱功能正常,否则,手术效果不佳。③膀胱功能异常:一部分患儿经电灼瓣膜后仍持续有排尿困难或尿失禁,上尿路扩张无好转,应考虑为膀胱功能异常。行尿动力学检查,对膀胱低顺应性、逼尿肌收缩不稳定可相应地用抗胆碱类药物治疗;对膀胱肌肉收缩不良、排尿时腹压增高,残余尿量增多可用清洁间歇导尿。对经过以上治疗无效,膀胱顺应性差,安全容量低者,可用肠道扩大膀胱术以改善症状。

二十八、神经母细胞瘤

该病是小儿最常见的恶性肿瘤之一,转移早,死亡率高。但极个别肿瘤可以发生自然退化。一半以上的病例发生于 2 岁前,5 岁前发病者 90%以上,成人罕见。

1. 临床表现

(1)症状:可因原发瘤,转移瘤及儿茶酚胺代谢异常而出现不同的症状。①腹部肿物:腹部肿物为腹膜后神经母细胞瘤的首发症状，无腹痛。迅速增大，坚硬，多数呈结节状，很快超过中线。②盆腔肿块：压迫直肠或膀胱出现排便困难，尿潴溜等。③后纵隔肿块：压迫气管引起咳嗽、呼吸困难，胸部叩诊呈浊音，呼吸音降低。④颈部肿块：压迫颈交感神经产生神经麻痹(同侧面部无汗、眼睑下垂、眼球下陷和瞳孔缩小)症状。⑤全身情况：低热，乏困无力，消瘦，贫血，体重下降，易激惹等。⑥转移瘤引起症状：常见转移部位有骨髓、肝、皮肤、骨骼等。如颅骨眼眶发生转移，局部隆起，眼球突出，结膜出血等，称"熊猫眼"征；颅内转移出现颅压增高表现；骨髓转移表现为贫血、发热、出血倾向；骨转移引起骨痛，病理性骨折。肿瘤可侵犯破坏椎骨或经椎间孔进入椎管内压迫脊髓引起截瘫；肝转移表现为肝大，肝内多发病灶；锁骨下及腋下淋巴结转移等。⑦儿茶酚胺分泌异常引起的症状：发热、食欲不振、苍白、出汗异常等。⑧少数肿瘤分泌血管活性肠肽引起顽固性腹泻。⑨极少数肿瘤同时合并眼阵挛-手足舞蹈综合征。

(2)体征：主要为发病部位的肿物，一般为中线部位。肿物质地坚硬、固定，一般无压痛。因为位置深在，需要仔细触诊或需要垫高腰背部才能触及。其他较典型的体征还包括"熊猫眼"征、皮肤结节、肝肿大等。

2. 临床分期

Ⅰ期：肿瘤局限于原发器官。Ⅱ期：肿瘤浸润已超过原发器官，但未超过中线。Ⅲ期：肿瘤浸润超过正中线和虽未超过正中线，但有对侧淋巴结转移。Ⅳ期：出现远处转移。Ⅳs期：年龄小于1岁，原发灶属于Ⅰ期或Ⅱ期，有皮肤、肝或骨髓转移，骨髓转移少于10%。

注：胸腹部肿瘤浸润超过横膈或腹壁肌层属于Ⅲ期。发生在正中线的肿瘤浸润到两侧，或有转移淋巴结时属于Ⅳ期，否则属于Ⅱ期。

3. 辅助检查

①B超和CT：确定肿物位置、大小、性状及相邻关系，肿物常有细沙砾样钙化，侵犯包绕周围大血管并侵犯周围脏器。②血常规：中度至重度贫血，少数血片中有肿瘤细胞。③骨髓穿

刺：多数可查到典型的肿瘤细胞，或游离存在，或形成团块。肿瘤细胞往往边界不清，以合胞形体成为其特征。可有典型的玫瑰花结形成。④全身骨扫描：：明确骨转移情况。⑤肿瘤标志物检测：检测 24h 尿儿茶酚胺检查（VMA）、血乳酸脱氢酶（LDH）和神经元特异性烯醇酶（NSE），可以作为诊断和随诊指标。

4. 治疗

根据患儿的年龄，疾病的分期，生物学因素（MYC 数和染色体的倍数），组织分型等来决定，采用综合治疗措施：①手术：Ⅰ、Ⅱ期尽量完全切除，Ⅲ、Ⅳ期可先放疗、化疗，3～6 个月后手术切除。②放疗：完整切除者不做放疗，有淋巴浸润、肿瘤残留或转移者放疗。③化疗：Ⅰ期不用化疗，对Ⅱ期以上病变用多药化疗（环磷酰胺、长春新碱、多柔比星、顺铂、依托泊苷及氨烯咪胺 DTIC）1～2 年。Ⅳ期可以考虑使用骨髓或造血干细胞移植技术支持。④对Ⅳs 期小儿多不需治疗或很少的治疗。

5. 预后

虽然采用手术前后化疗、手术、放疗等综合治疗，中晚期神经母细胞瘤的预后仍不理想。美国的研究报道，即使采用骨髓或干细胞移植支持的超剂量化疗，进展期的神经母细胞瘤的 5 年生存率也不过 25%～30%。预后取决于就诊时年龄、疾病分期、肿瘤的生物学特征等。

预后较好的因素：年龄小于 1 岁，临床分期Ⅰ期，化疗敏感者。

二十九、肾母细胞瘤

肾母细胞瘤，又称 Wilms 瘤，是小儿最常见的肾脏恶性肿瘤。大多数肿瘤对化疗敏感，预后较好。

1. 临床表现

（1）症状：①腹胀：多数患儿主因腹胀或发现腹部包块就诊。②血尿：部分患儿因肉眼血尿就诊，血尿为间歇性，腹部检查方发现肿物。③其他：早期不伴有其他症状。肿瘤较大时，可出现腹痛、发热、高血压、贫血等症状。

（2）体征：腹部肿块，多为无意中发现，位于上腹部，向季肋部鼓出，表面光滑，实质性，较固定。少数肿瘤巨大者可超越腹部中线，多无疼痛。

2. 辅助检查

①B超和CT(或MRI)检查：可以显示肾脏发生的肿瘤，应同时注意有无腹膜后淋巴结肿大、肾静脉和下腔静脉瘤栓。②排泄性尿路造影或增强CT扫描：肾盂肾盏拉长变形；若肾脏破坏严重，则隐约显影或不显影；偶有散在或线状钙化影。同时可判断对侧肾脏功能与病变。③胸片或胸部CT检查，肾母细胞瘤最常见转移部位是肺，故胸片或CT可以了解有无肺转移。④肾母细胞瘤无明确的肿瘤标志物，普通生化检查可以了解肿瘤引起的代谢紊乱。

3. 治疗

根据分期及病理组织分型采取综合治疗措施。

(1)参考美国NWTS分期如下

Ⅰ期：肿瘤局限于肾内，完整切除，肾包膜完整，术前或术中未破溃，切除边缘无肿瘤残留。

Ⅱ期：肿瘤扩散到肾外，完整切除；有局限性扩散，如肿瘤浸润肾包膜达肾周软组织，肾外血管有瘤栓或已被浸润，曾做过活检，或术中有瘤组织逸出，但限于肾窝，切除边缘无肿瘤残留。

Ⅲ期：腹部有非血源性肿瘤残留；肾门或主动脉旁淋巴结转移；弥漫性腹腔播散；腹膜有肿瘤种植；肉眼或镜检有肿瘤残留；局部浸润至重要脏器，未能完全切除。

Ⅳ期：血源性肿瘤转移，如肺、肝、骨、脑。

Ⅴ期：双侧肾母细胞瘤，每侧按上述标准分期。

(2)治疗原则：肿瘤巨大、下腔静脉瘤栓者，可根据临床诊断先化疗，待肿瘤缩小和瘤栓消失再手术。Ⅲ期以上者可先活检取病理后化疗。

(3)参考治疗方案

①预后良好型：按病理组织分型——上皮型、间叶型、混合型。

Ⅰ期：手术(肾切除术)，不放疗，化疗(ACTD+VCR)24周。

Ⅱ期：手术，不放疗，化疗(ACTD+VCR)24周或65周。

Ⅲ～Ⅳ期：手术，放疗（1080cGy），化疗（ACTD＋VCR＋ADR）26周或65周。

②预后不良型：按病理组织分型——间变型。

Ⅰ期：同FHⅠ期。

Ⅱ～Ⅳ期：手术，放疗（1200～4000cGy），化疗（ACTD＋VCR＋ADR）65周。

Ⅴ期（双侧性肿瘤）：术前化疗6～12周，用ACTD＋VCR方案。

③手术中尽可能保留肾组织，施行双侧单纯肿瘤切除或肿瘤大的一侧肾切除，另一侧做单纯肿瘤切除或仅做肿瘤和淋巴结活检。术后化疗用ACTD＋VCR＋ADM方案。

4. 并发症及处理

肾母细胞瘤巨大者容易造成周围器官组织损伤，肿瘤侵犯肝脏或肾上腺时需要切除部分肝脏或肾上腺。

5. 预后

目前，肾母细胞瘤是治疗效果最好的恶性肿瘤之一。综合治疗预后良好型Ⅰ、Ⅱ期5年存活达92％以上；Ⅲ、Ⅳ期70％～80％；预后不良型60％。

三十、畸胎瘤

畸胎瘤是小儿生殖细胞肿瘤中最常见的一种。通常是由起源于三个胚叶的各种组织所构成的一种真性肿瘤。含有未成熟或成熟的皮肤、牙齿、骨、软骨、神经、肌肉、脂肪、上皮等组织，偶尔也有内脏组织。婴幼儿较多见，也可发生于儿童，女性多于男性。畸胎瘤的形态、大小和结构因发生部位及年龄的不同差别很大。恶性者多为实质性肿物及分化不良的组织；良性者多为囊性且为分化良好的组织。良性畸胎瘤有恶变倾向，且随着小儿年龄的增长，恶变率也逐渐增高。常见部位有卵巢、睾丸、骶尾部、前纵隔、腹膜后和松果体。

1. 病因和发病机制

是由于胚胎发育过程中生殖腺内或生殖腺外的残留的多潜能干细胞生长分化而形成。有三个胚层组织构成，从细胞形态学上分为成熟性畸胎瘤、不成熟性畸胎瘤和恶性畸胎瘤三类。

2. 临床表现

(1)骶尾部畸胎瘤:①显露型:生后骶尾部有一肿块,大多为混合性,大小不等,过大可致皮肤菲薄,甚至破溃、坏死,肛门向前下方移位。②混合型:包括骶尾部包块不同程度的伸向盆腔及腹腔,肛门指诊可触及到骶前肿物,上极达盆腔或超出盆腔达下腹部,均称混合型。③隐匿型或称骶前型:骶尾部稍隆起,无明显肿物,肛门指诊可在骶前扪及肿物。肿物巨大者多因大小便困难而诊治。④体征:骶尾部包块向臀部生长或不同程度的伸向盆腔及腹腔,肛门指诊可触及到骶前肿物,上极达盆腔或超出盆腔达下腹部。

(2)腹膜后畸胎瘤:①早期可不引起任何症状。有的家长发现小儿腹部逐渐隆起来就诊,或小儿体检时由医生扪及腹部肿物而发现;肿瘤巨大者有胃肠道受压症状。②扪到腹部包块,界限清楚,软硬不一,无压痛,不活动的肿物。

(3)卵巢畸胎瘤:①多发生在11～15岁儿童。腹部一侧囊性或混合性肿物,可以活动。下腹反复发作性痛或突然剧痛,可伴呕吐和发热(肿瘤蒂扭转及坏死)。②腹部包块,一定范围内可以活动。腹部压痛常提示肿瘤蒂扭转及坏死。

(4)睾丸畸胎瘤:①1～2岁睾丸肿瘤中,畸胎瘤占2/3。生后即有单侧睾丸无痛性肿块,且渐长大。肿块质硬无明显触痛。②单侧睾丸无痛性肿块,透光试验阴性。

(5)纵隔畸胎瘤:因喘憋就诊,查体可见呼吸困难、气管移位、气管受压体征。

3. 辅助检查

①血清甲胎蛋白定量检查:术前协助判断良恶性,恶性者95%明显升高,年龄小于1岁者可高于正常,可动态监测数值变化。术后随诊监测复发的重要指标。②X线摄片:可见钙化,如可有骨骼及牙齿,如有脊柱或头颅骨影则为寄生胎,胸片有无肺转移。纵隔畸胎瘤可见前上纵隔囊实性病变,有时可见钙化;气管受压移位。③B超:目前通常作为首选检查,明确肿物部位、大小、囊实性,周围血管解剖关系等情况,有无肝转移和腹膜后淋

巴结转移。④CT 平扫加增强:了解肿物位置、大小、性质、钙化,及其与周围器官、血管毗邻关系。盆腔 CT 检查前最好插肛管、尿管,协助诊断肿物位置。⑤MRI 检查:特别是骶尾部肿物,了解肿物与椎管的关系。

4. 治疗

①畸胎瘤一经确诊,无论肿瘤大小、类型都应尽早手术切除,切不可等待。对有感染、破溃、扭转趋势者,不论年龄应紧急手术。骶尾部肿瘤手术必须切除尾骨,否则易复发和恶变。②良性畸胎瘤、卵巢未成熟畸胎瘤和睾丸的恶性生殖细胞肿瘤全部切除,无转移且甲胎蛋白(AFP)恢复正常者可不化疗。术后密切监测甲胎蛋白(AFP),新生儿肿瘤应随诊至 1 岁以上。③恶性肿瘤应化疗。常用药物为顺铂、足叶乙甙、平阳霉素、长春新碱、更生霉素、环磷酰胺、阿霉素等。

三十一、先天性胸壁畸形

先天性胸壁发育畸形主要包括漏斗胸、鸡胸、扁平胸、胸骨裂、叉状肋,以及 Poland 综合征等。

1. 漏斗胸

是胸骨、肋软骨及一部分肋骨向脊柱呈漏斗状凹陷的一种畸形,多自第 3 肋软骨开始到第 7 肋软骨,向内凹陷变形,一般在胸骨剑突的上方凹陷最深,有时胸骨旋向一侧,故可分为对称性和不对称性凹陷畸形。

(1)临床表现:出生时或生后不久胸部便出现浅的凹陷,且多以剑突处明显。随年龄增长,一般在婴幼儿期及学龄前期凹陷进行性加深。学龄期时基本趋于稳定。临床见于马方综合征、神经纤维瘤病、骨代谢障碍或内分泌疾病等。由于凹陷的胸壁对心肺造成挤压,气体交换受限,肺内易发生分泌物滞留,故常发生上呼吸道感染,平素每于活动后出现心跳、气短。食量少,消瘦。绝大多数伴有:肩前倾、后背弓、前胸凹、腹膨隆的表现。部分患儿还合并有胸肌发育不良、扁平胸等。

(2)分型:①广泛型:凹陷自胸骨柄开始直达剑突,外观大而浅如舟状。这类患儿常合并扁平胸,“漏斗胸”体征也较明显。

约占总数的5%～10%。②普通型：胸骨1/3以上下陷，两侧肋软骨也随之下陷，深度一般在3cm左右，"漏斗胸"体征轻重不一，临床最多见，约占70%左右。③局限型：漏斗小，凹陷区域均在胸骨下1/3，以剑突处最深，约占15%左右。④不规则型：指胸壁的凹陷和突出并存，其凹凸的部位和轻重不一，外观很不规则，如以漏斗形态为主，突出为次者，称"漏鸡型"；反之，为"鸡漏型"。该型约占5%左右。

以上各类型均可伴有胸骨旋转，肋缘外翻高耸。胸骨旋转可致两侧胸壁高低不一又可分为对称型和非对称型。

(3)分度：没有一种方法被广泛接受。常见的方法有：①漏斗指数：日本和田寿郎以公式测定凹陷程度，用于临床手术指征的参数，并分轻、中、重三度(图3-6)。②CT指数(也叫Haller指数)：胸廓横径/前后径>3.25表示需手术。③也有人用胸脊间距和凹陷盛水量来衡量，但身高100cm的患儿和180cm的胸脊间距会有很大差别，盛水量也是如此。

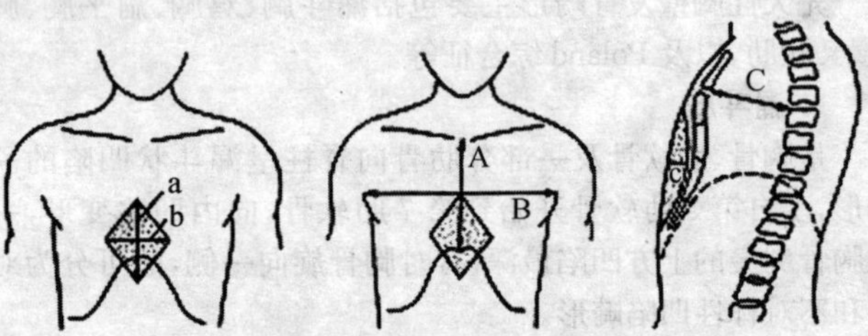

图3-6　漏斗指数

a—凹陷长轴；b—凹陷短轴；c—凹陷深度；

A—胸骨长度；B—胸廓横径；C—胸骨角至椎前最短距离

$$漏斗指数(FI)=\frac{a\times b\times c}{A\times B\times C}$$

FI>0.3为重度；0.3>FI>0.2为中度；FI<0.2为轻度。中度以上需要手术。

(4)辅助检查：①胸X线片：显示胸骨下部和相邻肋软骨明显下陷，脊柱与胸骨间距缩短。严重者胸骨末端可与脊柱椎体相接。心脏左移和肺部纹理增粗，极少数患儿常年有肺部慢性炎性病变。②CT扫描：能更准确的评价漏斗胸的凹陷程度、对称性、心脏受压和移位程度、肺受压程度和合并其他问题。如合并肺囊性腺瘤样畸形、隔离肺畸形、肺气肿和右胸主动脉。CT扫描有助于在进行外科手术时判断更客观化。③心电图：多见为窦性心律不齐，P波双向或倒置不完全右束支传导阻滞。心脏受压转位，电轴改变。④心、肺功能检查：严重者心肺功能下降。⑤血生化：部分患儿有轻度贫血和血清碱性磷酸酶增高。

(5)治疗：①FI＞0.25，对心肺功能有影响，畸形明显，有心理负担的可手术治疗。②手术年龄以3～6岁为宜。③手术矫形目的是解除心肺受压，改善心肺功能、改善外观、解除患儿消极的自卑心理、防止“漏斗胸”体征继续发展和防止脊柱侧弯。④手术方法：胸、肋骨抬举法，胸骨翻转术，Nuss法。

2. 鸡胸

鸡胸是指胸部突出的畸形。为胸壁畸形中的第二常见病。鸡胸分为先天性和后天性，后天性多为营养障碍所致，多见于幼儿期，系佝偻病的一种表现。

(1)临床表现：①大多数出生后及婴幼儿期因腹大且较胖，不易被发现。随年龄增长，一般在学龄期腹部肌肉加强，腹大消失，从而被发现。多数患儿在幼儿期常有不同程度的呼吸道症状，体质较同龄儿差。部分患儿出现气促、乏力，甚至影响心肺功能。②为了手术矫形的需要，分型如下：Ⅰ型(胸骨弓状前凸型)：胸骨体呈弓状前凸，两侧肋软骨对称性向后、向下呈沟状塌陷。临床多见，约占67.6%。Ⅱ型(非对称型)：胸骨和两侧肋软骨前凸程度不平衡，表现为一侧较高、一侧低平，往往同时伴有胸骨向高的一侧旋转。约占19.6%。Ⅲ型(胸骨柄前凸型)：因胸骨柄与胸骨体畸形愈合而前凸，胸骨体中下部逐渐下陷其远端反转向前，形成上凸下凹的畸形。约占7.8%。Ⅳ型(胸骨抬举型)：胸骨本身是平直的，但胸骨下端抬举过高，两侧肋软骨对称性向中心靠拢内陷，对心肺造成一定的挤压。临床极少见，约占4.9%。

(2)辅助检查：①胸部X线片：显示胸骨下部和相邻肋软骨明显下陷，脊柱与胸骨间距增加。②脊柱X线观察脊柱有无侧弯等。③CT扫描：更准确的评价鸡胸的突起程度、对称性，对心、肺影响的情况和合并其他问题。如合并肺囊性腺瘤样畸形、隔离肺畸形、膈膨升等。④心电图：偶见窦性心律不齐，不完全性右束支传导阻滞。⑤心、肺功能检查：极严重者心肺功能下降。⑥血生化：部分患儿有轻度贫血和血清碱性磷酸酶增高。

(3)治疗：①治疗原则：解除心肺受压、改善外观，解除患儿消极的自卑心理。②鸡胸过早手术由于骨质较软，有复发的可能。后天性鸡胸在发育过程中偶有自行纠正的能力。③鸡胸外观畸形较重，对心肺有影响者，3 岁以上均可手术治疗。对轻度后天性鸡胸可观察至学龄期，若症状无改善且对心肺有影响时，也应考虑手术纠正。④手术方法：手术矫形是以“胸骨沉降术”为基础，同时根据各型的特点，采用不同方式。

3. 胸骨裂

(1)分型：临床上根据畸形的程度分为三型：①胸骨裂不合并异位心：可以是完全或部分胸骨裂，但心脏是正位，皮肤覆盖着中线缺损，心包、胸膜和膈肌完整。一般是上裂，有 U 形或 V 形外观。缺损常到第 4 肋软骨，偶尔到剑突，甚至完全裂开。可以在缺损处看到心脏及大血管搏动，啼哭或用力时缺损处隆起。有时可伴有先心病、脐膨出等。②胸骨裂合并胸异位心：前胸壁无其他组织覆盖心脏，在胸腔外裸露着搏动的心脏。心脏的冠状血管都清晰可见，心尖朝前。可不伴心脏本身畸形，可伴脐膨出。③胸骨裂合并胸腹异位心：又称 Cantrell 五联症，是指远侧胸骨裂；邻近或完全分开的脐膨出；前膈肌半月形缺损；壁层心包缺损；严重的先天性心脏病。最常见的先天性心脏病是室间隔缺损、法洛四联症、房间隔缺损或左心室憩室。

(2)辅助检查：①胸部 X 线片、CT：显示胸骨和肋骨的大致情况，有无膈肌缺损。②心脏超声检查和血管造影：可观察心脏有无其他畸形。争取一期修复，提高成活率。

(3)治疗：手术治疗。

4. Poland 综合征

(1)临床表现：该综合征的畸形包括先天性胸大肌缺如，有或无胸小肌及伴有该肌群的神经供应缺乏。还可累及腹直肌、前锯肌和背阔肌，也可存在同侧肋骨和肋软骨缺如或发育不良。

皮下组织丧失，乳牙缺失及乳头发育不全或缺失。常发生的上肢异常包括发育不全或缺如畸形，以及短指和并指。该畸形的程度可有差异，从简单的胸大肌的肋胸部分缺失到累及全胸壁发育，因此在手术矫正以前应明确畸形的范围。

(2)辅助检查：①胸X线片：显示肋骨畸形的情况。②CT扫描和MRI：可提供三围的胸肋骨的影像，了解背阔肌等肌肉的情况，以供修复重建时参考。

(3)治疗：①仅肌肉缺如及肋骨发育不全的Poland综合征，对功能影响不明显的可以不手术。②有严重胸壁塌陷的，及2～4肋缺如的，可行对侧肋骨的移植和与漏斗胸、鸡胸相似的方法予以矫正。③对于女性肌肉、乳房缺如影响美观者，可行肌肉移植术。多采用背阔肌转移皮瓣进行胸壁重建，并用植入物重建乳房。

三十二、桡骨头半脱位

该病发病平均年龄为2～3岁，最小的患儿仅为2个月，7岁以上的儿童很少发生此病。大约70％的病例为左上肢受累。桡骨头半脱位是一种很常见的损伤，此病的复发率高达30％。

1. 临床表现

①病史在确定桡骨头半脱位中很关键，通常有对患儿肘部的一个突然的纵向牵拉，部分患儿病史为跌倒时患肢压于身后。②肘部外侧疼痛，患儿不愿使用患肢。③上肢垂在侧方而前臂轻度旋前。④旋转前臂或屈肘动作可造成疼痛和抗拒。⑤桡骨头和环状韧带部位有局限性压痛，有些病例疼痛可向远侧扩散并涉及到腕部。

2. 辅助检查

X线片没有桡骨头移位的表现，MRI可协助诊断。

3. 治疗

诊断明确后行手法整复。转移患儿的注意，然后以轻柔的手法迅速完成整复动作。术者一手抓住肱骨远端向后牵拉，另一只手抓住患儿患手向下牵拉，旋后的同时屈肘可完成复位；复位困难时可加大旋后力度，同时拇指向下挤压桡骨小头多可成功复位。当环状韧带复位时，都会听到或感觉到弹响。

第十八节 耳鼻喉科疾病

一、急性中耳炎

该病是中耳黏膜急性炎症，可分为卡他性和化脓性，常见致病菌为肺炎链球菌，流感嗜血杆菌。因小儿咽鼓管短、粗，咽口近水平位，细菌易侵入；机体抵抗力低下，上呼吸道感染时可伴发此病。

1. 临床表现

①全身症状重，急性病容，发热等。②剧烈耳痛，小婴儿可表现为搔耳、摇头、哭闹不安。③耳渗出：初起为浆液性，后为黏液脓性乃至脓性，有时可伴有血性。④听力减退、耳鸣。⑤查体：早期鼓膜松弛部充血，尔后鼓膜弥漫性充血，呈黯红色，标志不清，鼓膜全部或部分向外膨出；穿孔一般位于紧张部，可见搏动性亮点，乳突尖或鼓窦区有压痛。

2. 治疗

①应用足量抗生素全身治疗；必要时可行耳内分泌物细菌培养，根据药敏结果针对性用药。②滴鼻，保持鼻腔通畅。③局部清洁耳道，以抗生素滴耳：如氧氟沙星滴耳剂。

3. 预后及预防

治疗及时，引流通畅，炎症消退后穿孔可自愈，听力可恢复正常。治疗不当，可遗留鼓膜穿孔，转为慢性炎症，甚至引起并发症。平时应注意锻炼身体，增强体质；广泛开展预防接种。如遗有鼓膜穿孔，禁止游泳，防止耳内进水。

二、分泌性中耳炎

该病是以中耳积液及听力下降为主要特征的中耳炎性疾病，又可称为渗出性中耳炎、黏液性中耳炎等。分泌性中耳炎可分为急性和慢性两种，凡病程超过 3～6 个月以上称为慢性。常见的病因有咽鼓管功能不良，感染和免疫反应。

1. 临床表现

①听力下降：发病前通常有感冒史，婴幼儿听力下降主诉不明确，常表现对父母呼唤不理睬；注意力不集中；看电视时要求音量过大。②耳痛：急性分泌性中耳炎起病时可有轻微耳痛。慢性者多在继发感染时出现耳痛。③耳内闭塞感。④耳鸣：耳鸣一般不严重，头部运动或打哈欠时耳内可出现气过水声。⑤查体：早期鼓膜松弛部可见放射状扩张的血管纹；鼓膜紧张部内陷，光锥缩短、消失；鼓室积液时鼓膜失去正常光泽，呈橙红或蜡黄；鼓室少量积液时可看见液平面或气泡；积液较多时鼓膜向外隆凸，鼓膜活动度受限。⑥听力图表现为传导性听力下降；声导抗测试为平坦型(B型)曲线。⑦颞骨CT扫描：可见鼓室内有密度均匀一致的阴影，乳突气房可见液平面。

2. 治疗

清除中耳积液，改善中耳通气引流功能，以及病因治疗，是本病的治疗原则。①非手术治疗：抗生素；糖皮质激素；1%麻黄素；咽鼓管吹张。②手术治疗：鼓膜穿刺；鼓膜切开；鼓膜置管术；腺样体切除术。③病因治疗：对反复发作的分泌性中耳炎，除切除腺样体组织，还可行扁桃体切除术；对变应性鼻炎者，应给予抗过敏治疗。

3. 预防

预防呼吸道感染是本病的预防重点。

三、急性鼻炎

该病是鼻黏膜的急性炎症，主要由病毒感染引起，可继发细菌感染。

1. 临床表现

①初起鼻腔、鼻咽部干燥，灼烧感，打喷嚏。②鼻塞，流清水涕，后可转为黏脓涕。③全身乏力，发热，头疼。④查体：鼻腔黏膜充血，有清水样或黏脓样分泌物，合并细菌感染可见脓涕。

2. 治疗

①全身治疗：多饮水，卧床休息，可疑合并感染需全身应用抗生素。②局部使用血管收缩剂或减充血剂：常用药：呋喃西林-

麻黄素（稀释）或盐酸羟甲唑啉（达芬霖）喷鼻剂（2 岁以上）。③中药治疗：常用鼻渊舒或鼻咽清毒冲剂口服。

四、慢性鼻炎

鼻腔黏膜或黏膜下的炎症持续数月以上，或炎症反复发作，间歇期内也不能恢复正常，且无明确的致病微生物感染，伴有不同程度的功能紊乱者，称慢性鼻炎。

慢性鼻炎包括慢性单纯性鼻炎，慢性肥厚性鼻炎，干燥性鼻炎，干酪性鼻炎。

1. 慢性单纯性鼻炎

(1)临床表现：①鼻塞：分为间歇性和交替性。②嗅觉减退，头昏、头痛。③多涕：多为半透明的黏液性鼻涕，继发感染时有脓涕，鼻涕向后经后鼻孔流入咽喉部可有咽喉不适，多痰，咳嗽。④查体：鼻黏膜肿胀，对血管收缩剂敏感；鼻腔内有黏稠分泌物，多聚集鼻底、下鼻道。

(2)治疗：①病因治疗：找出局部或全身、环境等方面的病因，锻炼身体，提高机体抵抗力。②局部治疗：血管收缩剂滴鼻常用药物：0.5%～1%的麻黄素；针灸治疗；鼻腔冲洗治疗。③中药治疗：鼻渊舒口服液等。

2. 慢性肥厚性鼻炎

(1)临床表现：①鼻塞：持续、较严重，伴有闭塞性鼻音。②鼻涕：量少并不易擤出。③张口呼吸。④头痛，头昏，精神萎靡。⑤查体：鼻黏膜增生肥厚，呈黯红色或紫红色；下鼻甲黏膜肥厚，鼻甲表面不平，呈结节状；对血管收缩剂不敏感；鼻腔底部或下鼻道内可见黏性或脓性分泌物。

(2)治疗：①局部治疗：血管收缩剂；下鼻甲硬化剂治疗；激光治疗。②手术治疗：下鼻甲部分切除，目前手术术式多采用保留下鼻甲黏膜的鼻甲骨部分切除；下鼻甲射频消融。

五、小儿鼻窦炎

鼻窦炎多指化脓性鼻窦炎，可有急慢性之分。因其对耳鼻咽喉各处，以及气管、支气管、肺，及消化道的生理功能均可产生不良影响，并可形成病灶，故应予以重视。儿童鼻窦黏膜柔嫩，易发生水肿及息肉样变，窦口易被堵塞，分泌物常为脓性，感染较成人易向邻近组织侵犯。

1. 临床表现

①全身症状：发热、精神萎靡、食欲下降、常伴上下呼吸道炎症症状。②鼻部症状：间歇性或持续性鼻塞、鼻腔黏性或黏脓性分泌物、头痛和嗅觉障碍较罕见。③邻近器官症状：可有支气管及肺部炎症、中耳炎、结膜炎等症状表现。④伴发眶内、颅内并发症较多见。⑤查体：鼻黏膜肿胀；中鼻道可见黏性或脓性分泌物；鼻窦邻近组织红、肿、压痛；鼻涕倒流至咽部。

2. 辅助检查

①上颌窦穿刺可协助诊断。②鼻窦 CT 有助于诊断，但应注意也可有无症状的影像学改变。

3. 治疗

①卧床休息，对症治疗。②药物治疗：A. 局部药物治疗：包括减充血剂、鼻喷激素。B. 全身药物治疗：抗生素治疗：选用足量、广谱的抗生素；中药治疗：常用药物有鼻窦炎口服液、鼻渊舒口服液等。③上颌窦穿刺、上颌窦负压置换。④鼻腔冲洗。⑤手术治疗：功能性鼻内镜手术。

六、急性扁桃腺炎

扁桃体炎是腭扁桃体的非特异性炎症，急性期多为上呼吸道感染的一部分，多发生于气候多变的春秋季节。

1. 临床表现

①突然发病，高热、畏寒伴全身不适。②咽痛：吞咽或咳嗽时加重，个别可引起反射性耳痛。③查体：咽部充血，以舌腭弓及扁桃体明显。扁桃体红肿，散在脓点或融合成片。

2. 辅助检查

血常规：白细胞增高，中性粒细胞升高。

3. 治疗

①一般治疗：卧床休息，易消化半流质饮食。②对症治疗：解热止痛。③局部治疗：盐水漱口，喷雾剂。④抗生素治疗：青

霉素、红霉素、头孢菌素类，如合并病毒感染可考虑抗病毒治疗。⑤中药治疗：清热泻火，解毒消肿。

七、急性喉炎

该病是喉黏膜急性弥漫性炎症，以1～3岁发病率高，多为病毒感染基础上合并细菌感染。因小儿营养不良、身体抵抗力低下、变态反应体质、上呼吸道慢性病灶以及急性传染病期间易感而引起。

1. 临床表现

①起病急，常常夜间突然起病。②声音嘶哑，犬吠样咳，吸气性呼吸困难，喉鸣。③查体：三凹征阳性，双肺呼吸音可降低。

2. 喉镜检查

喉黏膜及声带充血、肿胀，声门下肿胀可成一狭窄裂隙。

3. 治疗

①全身抗生素治疗：如β-内酰胺类、大环内酯类等。②激素治疗：症状较轻可口服泼尼松，症状较重需静脉点滴或肌注地塞米松。③雾化吸入、吸氧。④支持疗法：注意患儿全身营养及电解质平衡。⑤气管切开：对于呼吸困难明显，经保守治疗后症状不缓解者应及时手术。

八、腺样体肥大

腺样体是鼻咽部淋巴组织，又称咽扁桃体、增殖体。生理肥大期2～10岁，2～6岁是增生旺盛期，青春期后可逐渐萎缩。常由于急性上呼吸道感染、炎症反复刺激，导致反应性增生、慢性鼻炎或鼻窦炎分泌物刺激、变态反应等因素所致。

1. 临床表现

(1)症状：①入睡打鼾，张口呼吸，睡眠不安，甚至出现呼吸暂停，易惊醒。②晨起头痛倦怠，由于长期缺氧，可导致记忆力差，反应迟钝等。③出现鼻塞、流涕，鼻炎反复不愈。④听力下降或出现反复渗出性中耳炎。

(2)体征：①腺样体面容：上唇短厚、外翻，牙齿排列不齐，门齿外突，甚至张口呆目、表情呆滞。②鼻黏膜慢性充血或苍白，下鼻甲肿大，鼻道可见黏性分泌物潴留，收缩鼻腔，从前鼻孔可见腺样体组织。

2. 辅助检查

①鼻咽侧位片：鼻咽顶部可见增大软组织影，气道受压变窄。②纤维鼻咽镜：可见鼻咽顶部增生如橘瓣状软组织堵塞后鼻孔。③触诊可能摸到鼻咽顶部有软组织团块。④睡眠监测检查：根据最低血氧饱和度、呼吸暂停指数等指标判断手术指征。

3. 治疗

①病情轻者，用减充血剂滴鼻。②抗过敏治疗。③病情重者需手术切除，对于反复出现渗出性中耳炎的患儿也可考虑施行该项手术。

九、上气道梗阻

由于各种原因所致上气道狭小、松弛而引起上气道阻力增高、费力呼吸，胸腔负压较正常增加称上气道梗阻，见表3-30。

表3-30 上气道梗阻

病因	发病年龄	症状	体征	辅助检查	治疗
先天性疾病小下颌后鼻孔闭锁	生后	鼻堵、张口呼吸、喂养困难	颌面畸形舌后坠、鼻无通气流	纤维喉镜、CT	矫正畸形
鼻炎、鼻窦炎	多1岁后	鼻堵流涕，时轻时重	鼻黏膜充血肿胀、分泌物	X线检查	保守治疗
腺样体肥大、扁桃体肥大	高发期2～6岁	张口呼吸、睡眠打鼾、呼吸暂停	腺样体面容、扁桃体肥大	鼻咽侧位片、纤维鼻咽喉镜	手术治疗
代谢、内分泌等	生后	张口呼吸、睡眠打鼾、呼吸暂停	智力生长发育落后或肥胖	专科检查	原发病治疗、CPAP

1. 病因

(1)局部解剖:①鼻腔:鼻中隔偏曲、鼻息肉、鼻炎。②咽腔:腺样体肥大,扁桃体肥大、舌后坠、巨舌症。

(2)先天性疾病:颌面发育畸形,后鼻孔狭窄或闭锁,喉部发育异常。

(3)代谢、内分泌性疾病:肥胖、甲状腺功能低下、粘多糖病等。

(4)神经、肌肉系统疾病。

2. 临床表现

①鼻堵、张口呼吸:先天性疾病生后即出现症状,同时还伴有呛奶、发音异常或严重喉鸣。鼻炎,鼻息肉患儿有反复流涕病史,用药后症状可以减轻。②入睡打鼾:睡眠时鼾声较大,伴有睡眠不安、流涎、吐白沫、出汗、遗尿等。③呼吸暂停:严重者出现呼吸暂停,憋醒。④听力下降:鼻炎、腺样体肥大等可影响耳咽管功能引起传导性听力下降。⑤其他表现:晨起头痛,白天睡眠或瞌睡,注意力不集中,发育延迟,生长困难,语言缺陷。

3. 辅助检查

(1)X线检查、CT:了解上气道阻塞情况。

(2)纤维喉镜检查:了解鼻腔、鼻后孔、鼻咽、口咽的狭窄部位,喉部情况。

(3)听力检测:听阈值,耳咽管功能。

(4)睡眠监测:监测夜间睡眠时呼吸、脑电图、心电图及血氧饱和度等。

(5)其他检查:除外神经系统疾患、先天发育畸形。

4. 治疗

①保守治疗:治疗鼻炎,喷鼻剂,抗过敏治疗。②原发病治疗。③手术治疗:切除腺样体、扁桃体,腭咽成形术,鼻后孔成形术等。④无创呼吸机治疗(CPAP治疗)。

十、气管、支气管异物

该病为耳鼻喉科的常见急症。在儿童意外伤害病死率中,气管、支气管异物占有相当的比例。气管、支气管异物好发年龄

1～3 岁。男性＞女性，植物性异物最常见。

1. 临床表现

①异物呛咳史。②阵发性咳喘，发绀、声嘶。③发热、食欲减低、呼吸困难等全身症状。④查体：患侧呼吸音减低或双侧呼吸音减低；可闻及喘鸣音；拍击音；并发纵隔皮下气肿时可及皮下握雪感。

2. 辅助检查

①胸片、胸透：可见一侧肺气肿；纵隔心影随呼吸的摆动；心影反常大小；肺实质改变；肺不张等。②纤维支气管镜：支气管内可见异物。

3. 并发症

①肺炎、肺不张。②气胸、纵隔皮下气肿。③肺脓肿。④支气管扩张。⑤呼吸衰竭。

4. 治疗

①治疗并发症：对症治疗肺炎、呼吸衰竭等。②手术治疗：硬气管镜检术、纤维支气管镜术、经开胸异物取出术。

十一、先天性耳前瘘管

该病是一种常见的先天畸形，为第 1 鳃沟的遗迹，为常染色体显性遗传。

1. 临床表现

①一般无症状，可于耳轮脚前缘见瘘管口，挤压时可有少许稀薄黏液或乳白色皮脂样物溢出。②继发感染时，局部可有红肿、疼痛、溢脓；长期反复感染者，局部可形成瘢痕。

2. 治疗

①无感染时，可不做特殊处理。②手术切除：通常可在感染控制后切除，现亦有文献报道，感染期手术切除的方法。

第十九节　皮肤疾病

一、单纯疱疹

1. 概述

单纯疱疹是由人类单纯疱疹病毒(HSV)感染所致的病毒性皮肤病。皮疹以群集性小水泡为特征，能引起多部位感染，但皮肤单纯疱疹和口腔单纯疱疹在儿童多见。本病有自限性，但可以反复发作。

2. 临床表现

①皮肤单纯疱疹：任何部位均可发生，但好发于皮肤黏膜交界处，如唇缘、口角、鼻孔周围、眼周等。初起局部皮肤发痒、灼热或刺痛，继而在红斑基础上出现群集性米粒大小水疱，一般为1～2簇，泡液清亮，疱壁易破，约1～2周干燥结痂而愈，愈后一般不遗留瘢痕。原发感染者可伴发热，周身不适，局部淋巴结肿大，合并细菌感染可出现脓疱，病程延长，愈后可形成瘢痕，从而影响美观。②口腔单纯疱疹：可发生于任何年龄，但儿童和青少年多见，好发于口腔、牙龈、舌、硬腭、软腭、咽等部位。表现为群集性小水疱，很快破溃形成浅表溃疡，也可一开始便是红斑、浅溃疡，疼痛明显，可伴发热、头痛、局部淋巴结肿痛。

3. 辅助检查

①疱液涂片检查。②血清抗体测定。③病理变化：表皮细胞发生气球变性、网状变性、凝固性坏死，棘刺松解细胞。胞核中可见病毒包涵体。真皮乳头层轻度水肿，有轻重不等的炎性浸润。可见红细胞外渗、中性粒细胞的核碎裂。

4. 鉴别诊断

带状疱疹：单侧呈簇水疱，沿神经分布，排列成带状伴有神经痛。

5. 治疗

①抗病毒治疗：阿昔洛韦或万乃洛韦口服。②局部治疗：A. 吸收干燥，2%甲紫。B. 抗病毒：3%阿昔洛韦软膏。C. 防止

继发感染:外用抗生素软膏:红霉素、百多邦、雷夫奴尔、氧化锌等。③复发性单纯疱疹需加用免疫调节药物,如左旋咪唑、转移因子。

二、疣

1. 概述

疣是由人乳头瘤病毒(HPV)感染所致。病毒通过上皮细胞进入皮肤,导致鳞状上皮细胞的增生。健康人群中,超过 75%的疣体可在 3 年内自行消退。

2. 临床表现

①寻常疣:皮损为肤色、表面粗糙、少鳞屑的丘疹、结节,常发生于手部、面部、上肢、下肢等暴露部位。单发或多发,直径可数毫米至数厘米或形成大的斑块,自体接种传播后疣体相互融合可形成线状皮损。②扁平疣:常发生于手部、上肢、面部,多为直径小于 2mm 的扁平丘疹,可呈多角形,略高出皮面,常成群出现。③跖疣:多发生于足底,通常无症状,但也可有疼痛感。跖疣多为内生性、角化过度的斑块。承重部位的疣体损伤后,可在其表面看到小黑点(疣体表面的栓塞血管断面)。

3. 治疗

①角质溶解剂:如局部水杨酸制剂,可去除疣体周边及表面的增生角质层,并可激发局部炎症反应达到治疗目的。②冷冻治疗:可引起局部坏死和水疱形成,愈后疣体随坏死组织脱落。③手术切除:较大的跖疣也可以采用外科方法挖除。

三、传染性软疣

1. 概述

传染性软疣俗称“水猴子”,由传染性软疣病毒感染所致,为良性、自限性疾病。好发于儿童、妇女。经常在与他人共用搓澡巾洗澡后被传染。

2. 临床表现

传染性软疣为半球形、有脐凹、半透明的白色丘疹,中心轻度角化,直径 1mm 至 1cm 不等,挤压疣体可挤出奶酪样的软疣小体。本病常发生于儿童的躯干、腋窝、面部和尿布区。发生于青少年生殖器区域的传染性软疣为性传播疾病。皮损周边可有少许脱屑、红斑,似湿疹改变。在自然消退期,疣体可表现出炎症或继发感染。

3. 治疗

①用小的刮匙轻轻挤压去除疣体,此法较少形成瘢痕。②也可用眼科镊子逐一将软疣内的软疣小体挤出。

四、脓疱疮

1. 概述

脓疱疮俗称"黄水疮",由金黄色葡萄球菌或乙型溶血性链球菌感染引起,好发于儿童,传染性强,可暴发流行。夏秋季节多见,面部、四肢等暴露部位多见。高温和潮湿季节,常可在痱子、湿疹、丘疹样荨麻疹等抓破的表面继发细菌感染而发生脓疱疮。

2. 临床表现

①寻常型脓疱疮:亦称接触传染性脓疱疮。皮损初期为点状红斑或丘疹,迅速变为脓疱。疱壁薄,易破溃,周围饶有明显的红晕。疱壁破后露出红色糜烂面,脓液干燥后形成灰黄色或蜜黄色厚痂,皮疹多呈圆形,常因搔抓使相邻脓疱向周围扩散或融合,易在学龄前或学龄期儿童中流行。②大疱型脓疱疮:皮疹初起为米粒大水疱或脓疱,迅速变为大疱,疱壁先紧张后松弛,脓液常沉积于疱底成半月形,称半月积脓现象. 脓疱破溃,脓液干燥后结淡黄色痂,脱落后痊愈,留有暂时性色素沉着。③深脓疱疮:又称臁疮,好发于儿童,常继发于昆虫叮咬,多见于下肢和臀部。病变可深达真皮,中心坏死,形成黑色的痂壳,脱落后形成溃疡。自觉疼痛,病程 2~4 周。

3. 辅助检查

部分患儿外周血白细胞总数升高;抽取脓液做革兰氏染色,可见革兰氏阳性的金黄色葡萄球菌。创面培养可见金黄色葡萄球菌或乙型溶血性链球菌。

4. 鉴别诊断

有时应与丘疹样荨麻疹、水痘相鉴别。

5. 治疗

①疱未破时，抽取或擦破引流脓液。②已经破溃脓疱可外用百多邦莫匹罗星软膏，1 天 3 次，或夫西地酸软膏，1 天 2 次。③病情严重者可系统使用抗生素。

五、金葡菌（金黄色葡萄球菌）烫伤样皮肤综合征

1. 概述

又称新生儿剥脱性皮炎，或 Ritter 病。由凝固酶阳性的金黄色葡萄球菌引起的严重型皮肤感染、上呼吸道感染，或皮肤表面的化脓性感染灶中的金葡菌所产生的表皮松解毒素或表皮剥脱毒素，致使表皮颗粒层广泛坏死，形成浅表性裂隙，造成表皮松弛性大疱及大片表皮剥脱。多见于 3 岁以内的婴幼儿，夏季高发。

2. 临床表现

①病初患儿可有皮肤化脓性感染、化脓性咽炎、鼻炎、结膜炎或外伤，新生儿常有脐部感染。②几天后患儿突然出现发热，多数为 37～38℃，少数为 38～40℃或不发热。③发热同时以口和眼为中心出现弥漫性红斑，在 1～3 天内皮损逐渐波及颈、腋下、脐周、腹股沟、四窝等皱褶部位和头皮及躯干，最后波及四肢远端和手足。弥漫性红斑出现后 1～2 天在红斑表面可出现皮肤皱褶和/或松弛性大疱，此时尼氏征阳性，搬动或抚摸患儿即可使表皮剥脱，局部遗留鲜红色渗出性糜烂面，状似烫伤。④皮损经过 2～3 天后，渗出减少，开始出现结痂和干燥脱屑，由于口、眼的运动使眼周、口周此时的皮损表现为放射状皲裂。可有眼结膜炎，但无口腔黏膜受累。病变损害的部位较浅，一般在病程的 5～7 天口周、眼周的结痂和鳞屑即脱落，8～10 天时头皮及躯干呈糠秕样脱屑，11～12 天时手足呈大片膜样脱屑。⑤愈后无疤，少数患儿遗留暂时性色素减退斑。⑥病情严重者可继发肺部感染、细菌性心内膜炎和/或败血症等，可导致死亡。

3. 辅助检查

①外周血白细胞总数和中性粒细胞计数。②寻找原发感染灶,包括皮肤破损处、鼻咽部、眼结膜、肛周以及新生儿脐部等处分泌物进行细菌培养。③血培养。

4. 鉴别诊断

本病需与 Steven-Johnson 综合征和中毒性表皮坏死松解型药疹相鉴别,后两者的黏膜损害严重,病情更为危重,常有会造成肺纤维化和干眼症等后遗症。

5. 治疗

①全身应用抗生素:临床常用新青霉素Ⅱ、头孢一代和二代,疗程 7~10 天。②支持疗法。③严重病例可用丙种球蛋白治疗,400mg/(kg · d)静点,疗程 3 天。④皮质类固醇激素:国外认为系统应用皮质类固醇激素会加重病情并增加死亡率,应禁忌,国内意见尚不统一。⑤局部治疗:眼周、口周、肛周外用金霉素眼膏,皮肤破损处外用百多邦。

六、头癣

1. 概述

头癣是由皮肤癣菌侵犯头皮和毛发而引起的感染性皮肤病,好发于 12 岁以下儿童,根据致病菌的种类和临床表现的不同,临床上将头癣分为黄癣、黑癣和白癣三种,炎症反应严重时可出现脓癣。一般有猫、狗等动物接触史,也可以通过理发用具、帽子、头巾等传染。

2. 临床表现

(1)黄癣:病原菌为许兰氏毛癣菌。典型皮损为黄癣痂,痂下为鲜红糜烂面。病发常干枯发黄、弯曲,但并不折断。当毛囊受到破坏,形成萎缩性瘢痕时,则遗留永久性秃发。

(2)黑癣:病原菌主要为紫色毛癣菌和断发毛癣菌。典型皮损为鳞屑性斑片上的病发无明显菌鞘,而是刚出头皮即折断,使鳞屑斑片上呈现黑色小点,这也正是黑(点)癣名称的由来。

(3)白癣:犬小孢子菌成为主要致病菌。常在儿童期患病,到青春期后可自愈。皮损呈"卫星"状分布、白色菌鞘和高位断发三点形成白癣的临床特点。继发脓癣者，可遗留不同程度的瘢痕性秃发。

(4)脓癣：是由亲动物或亲土壤的真菌感染引起的炎症反应，实际上是白癣或黑癣的继发损害。典型皮损为水肿性半球形丘疹或平顶痈状斑块，其上可见与毛孔一致的针头大小的小脓疱，可形成蜂窝状溢脓。患儿自觉疼痛难忍，以至影响睡眠。常伴疼痛性局部淋巴结肿大。

3. 辅助检查

①真菌直接镜检：黄癣病发内可见菌丝或关节孢子，可有气沟和气泡，黄癣痂中可见鹿角状菌丝及孢子。黑癣病发内可见较大的呈链状的发内孢子，很少是发外型。白癣病发外可见成堆或镶嵌状排列的圆形孢子。②真菌培养：可确定真菌致病菌种。③滤过紫外线灯检查(Wood 灯)：黄癣呈暗绿色荧光，白癣呈亮绿色荧光，黑癣无荧光。

4. 鉴别诊断

应与发生于头上的脂溢性皮炎和银屑病相鉴别，后两者一般无断发，且真菌镜检阴性。

5. 治疗

(1)全身治疗：①灰黄霉素，15～20mg/(kg · d)，分 3 次口服，疗程 3～4 周。②特比萘芬，体重小于 20kg 者，每日 62.5mg，体重在 20～40kg 者，每日 125mg，体重大于 40kg 者，每日 250mg，疗程 4～8 周。

(2)局部治疗：除全身口服治疗外，局部的洗头、理发、擦药、消毒等措施对缩短疗程也是相当必要的。

(3)脓癣的治疗除上述全身和局部用药外，早期炎症反应明显时，可短期口服小剂量皮质类固醇激素。有继发感染时，应加服抗生素。切忌切开引流。

七、丘疹性荨麻疹

1. 概述

丘疹样荨麻疹是一种儿童常见的风团丘疹样皮肤病。好发于夏秋季节，本病与昆虫叮咬有关，是臭虫、跳蚤、蚊、蠓、虱、螨、白蛉等叮咬有过敏素质的人所致的过敏反应，故又称为虫咬皮炎。反复叮咬可产生脱敏作用，大多数患儿在7岁左右停止发病。少部分患儿发病可能与消化功能障碍，食物或药物过敏，以及内分泌障碍有关。

2. 临床表现

①好发于暴露部位，如面、颈、四肢等，也可发生于衣服覆盖部位，散在分布或簇集成群。②表现为绿豆至花生米大小红色纺锤形丘疹，顶部常有小水疱，少数可以出现大疱。皮损经1至2周逐渐消退，局部留下褐色色素沉着。③个别敏感者，叮咬处可以出现大片红肿斑，若发生于眼睑、手足背、阴囊、包皮、口唇等组织疏松部位，则水肿更加明显。④搔抓常引起局部糜烂及继发感染。有时损害中央可以见到蚊虫叮咬痕迹。

3. 鉴别诊断

水痘：水痘具有如下特征：皮损以水疱为主，可同时见到丘疹、结痂等多种损害，呈向心性分布，痒感相对较轻，有流行性，发病前往往有水痘患儿接触史。

4. 治疗

①抗过敏：如口服氯苯吡胺、苯海拉明等抗组胺药，以脱敏和止痒。②局部外用炉甘石洗剂、虫咬水等。局部水肿严重者，可予3%硼酸溶液做冷湿敷，每天3次，每次20～30min。③有继发感染时，酌情口服及外用抗生素。④有时在叮咬部位出现淋巴管炎，大多数与过敏反应有关，不需特殊处理，但若局部伴有明显压痛及附近淋巴结肿大时，应酌情口服抗生素。

八、特应性皮炎

1. 概述

特应性皮炎是一种慢性炎症性皮肤病，在儿童期常反复发作，持续数年，可伴有哮喘、过敏性鼻炎、过敏性结膜炎、枯草热等特应性疾病。

2. 临床表现

皮损表现主要为湿疹样改变。①婴儿期：肢体伸侧较屈侧易受累，躯干、面部和头皮为好发部位，但尿布区皮损少见。

②幼儿期和儿童期初期：肢体弯曲部位皮损严重。③儿童期后期和青春期：皮损演变为皱褶部损害和手部湿疹。④特应性皮炎的诊断标准：瘙痒＋以下辅助标准(≥3个)：A. 2岁以前发病(4岁以下小儿不适用)。B. 屈侧皮肤有湿疹(或4岁以下儿童颜面部和远端肢体皮炎)。C. 全身皮肤干燥。D. 屈侧皮肤受累史(10岁以下儿童包括面部)。E. 个人特应性病史或4岁以下儿童一级亲属有特应性病史。

3. 辅助检查

①血嗜酸细胞增高，大于5%(500/mm^3)。②食物过敏原、吸入过敏原特异性IgE阳性。③皮肤金黄色葡萄球菌定植、易患疱疹病毒感染。

4. 并发症

可伴有哮喘、过敏性鼻炎、过敏性结膜炎、枯草热等特应性疾病。

5. 鉴别诊断

①接触性性皮炎：皮损为水疱、丘疱疹、水肿性红斑，但多有明确接触史，病变局限于接触部位，境界清楚，病程短，祛除病因后，多易治愈。②神经性皮炎：呈慢性湿疹样改变，但皮损多见于颈、肘、骶尾部，有典型苔藓样皮损，无多形性皮损，无渗出。③体癣、手足癣：夏季多发，常伴有丘疹、丘疱疹，但皮损境界清楚，中心部位损害轻，鳞屑内显微镜镜检可找到菌丝。

6. 治疗

(1)局部治疗：①发作期外用药治疗原则同湿疹。②钙调磷酸酶抑制剂：包括0.03%他克莫司软膏或1%吡美莫司软膏，适用于2岁以上儿童，亚急性、慢性皮损，每日用药2次，连续用药2～3周，必要时可长期维持用药；亦可用做皮质类固醇替代用药。③局部抗生素软膏：急性、亚急性皮损上多存在金黄色葡萄球菌定植，可加用外用抗生素软膏，如百多邦，3次/d。④窄波UVB(311nm)局部照射治疗：适合亚急性、慢性皮损的治疗。

(2)全身治疗：①抗组胺治疗：对于瘙痒严重、皮损持续加重的患儿，可选用氯苯吡胺、苯海拉明、氯雷他定、西替利嗪等药物口服，夜间睡眠受影响的患儿，应选用一代抗组胺药物。②对于全身泛发的急性期、亚急性期皮损可短期选用口服或静脉皮质类固醇激素：口服泼尼松 1mg/(kg·d)，或静点地塞米松 0.3～0.5mg/(kg·d)，疗程 3～7 天。

(3)祛除诱发或加重的因素：根据过敏原检测结果进行致敏的食物或吸入物规避或脱敏治疗。

(4)保护皮肤屏障：全身使用低敏的滋润保湿剂。

九、药疹

1. 概述

药疹亦称药物皮炎，是药物通过各种途径进入体内后引起的皮肤、黏膜的炎症反应，严重者也可累及机体的其他系统。常见的致敏药物有抗生素、解热镇痛药、抗惊厥药、异种血清制剂和疫苗、某些中药。药疹的临床表现多种多样，儿童常见的有麻疹样或猩红热样型、荨麻疹型、固定红斑型、多形红斑型、重症渗出性多形红斑型、中毒性表皮坏死松解型及药物超敏反应综合征。

2. 临床表现

①麻疹样或猩红热样型：皮疹类似麻疹或猩红热，对称、泛发、以躯干为多，掌跖也可累及，常分布不均匀，部分出现融合，可伴发热、头痛、全身不适等症状。常在用药后 1 周左右发生，停药 1～2 周后缓解。②荨麻疹型：皮疹为红斑、风团和血管神经性水肿，可伴有发热、关节痛、淋巴结肿大、蛋白尿等血清病样反应。严重的荨麻疹型药疹可以发展为过敏性休克而危及生命。③固定红斑型：圆形紫红色水肿斑，好发于口腔周围，愈后有色素沉着，重复用药在原处复发。④多形红斑型：临床表现与多形红斑相似，皮损为豌豆至蚕豆大圆形或椭圆形水肿型红斑、丘疹，境界清楚，中心呈紫红色或有水疱，虹膜现象阳性。多对称分布于四肢伸侧、躯干，伴有瘙痒，常累及口腔和外阴生殖器黏膜，可伴疼痛。⑤重症渗出性多形红斑型(Stevens-Johnson 综合征)：2 个以上部位的黏膜损害及高热、嗜睡等全身症状，皮疹为圆形水肿性红斑、丘疹、靶形损害、水疱及大疱。为重症药疹之一，可合并内脏损害。眼损害可导致失明。⑥中毒性表皮坏

死松解型(TEN型):皮疹为鲜红至黯红色水肿性红斑、水疱、大疱及大片糜烂面,尼氏征(+)。为重症药疹之一,伴有严重的中毒症状及明显的黏膜损害,若抢救不及时患儿可死于心衰、肾衰及脑出血。国外多数学者认为Stevens-Johnson综合征和中毒性表皮坏死松解型药疹TEN是一个病谱的不同阶段,当全身皮肤受累<10%时为Stevens-Johnson征,当皮肤受累>30%时为TEN,皮肤受累10%~30%时为重叠型。⑦药物超敏反应综合征:与重症渗出性多形红斑型和中毒性表皮坏死松解型药疹共称为重症药疹,以皮疹、发热、脏器损伤为主要临床表现。皮疹初起时多为麻疹样,伴有颜面肿胀,1周内迅速发展为全身弥漫潮红肿胀,伴脱屑,形成红皮病。同时伴有肝炎、肾炎、肺炎、心肌炎等一个或多个脏器的炎症,外周血中可有嗜酸性粒细胞或单核细胞升高或见异形的淋巴细胞。本病有迟发性和迁延性,即皮疹发生在使用可疑药物2周以上,可迁延数月。

此外,药疹还有其他10余种表现形式。

3. 辅助检查

致敏药物的检测分为体内试验和体外实验,目前的检测方法在敏感性、特异性和安全性等方面还存在诸多不足,尚不能作为确切的临床检测指标。

①体内试验:包括皮肤实验(划破试验、皮内试验、点刺试验、斑贴试验等)和激发试验。②体外试验:包括放射变应原吸附试验和体外淋巴细胞转化试验。

4. 鉴别诊断

①麻疹样或猩红热样药疹应与麻疹或猩红热相鉴别。②中毒性表皮坏死松解型药疹应与金葡菌性烫伤样皮肤综合征相鉴别。③药物超敏反应综合征应与传染性单核细胞增多综合征以及不典型川崎病相鉴别。

5. 治疗

①停用致敏及可疑药物,并在病例首页标明。②轻型药疹:内服抗组胺药、维生素C及钙剂。如氯苯吡胺0.35mg/(kg·d),分3~4次口服,2岁以上患儿可口服氯雷他定或西替利嗪,用法为:2~12岁,每日1次,每次5mg,12岁以上儿童或体重>

40kg 者，每日 1 次，每次 10mg。必要时口服小剂量激素，如泼尼松，1mg/(kg·d)。外用炉甘石洗剂止痒。③重型药疹：A. 皮质类固醇激素：足量、尽早使用，如氢化可的松[6～8mg/(kg·d)]或地塞米松[0.3～0.5mg/(kg·d)]足量静点 3～5 天，依病情变化逐渐减量改口服。B. 抗生素：防止继发感染。C. 支持疗法，注意水、电解质平衡，纠正低蛋白血症。D. 丙种球蛋白静点：宜早期使用，单次冲击(1g/kg)，或 400mg/(kg·d)，静点 3～5 天。E. 黏膜护理：尤其应注意眼部护理，及时清除伪膜以防眼睑粘连及失明。F. 皮肤护理：以暴露干燥疗法为宜，大疱无菌穿刺，糜烂面予 3%硼酸水冷敷。

十、摩擦性苔藓样疹

1. 概述

摩擦性苔藓样疹也称沙土皮炎。多见于 2～7 岁的儿童，男多于女。病因不明。可能与局部摩擦刺激有关，如沙土、水、肥皂等物品的反复物理刺激。该病春季高发，常在幼托机构流行。

2. 临床表现

①学龄前儿童多发，部分患儿有局部摩擦刺激史。皮损最初发生于手背，以后逐渐向上蔓延，波及至前臂。可有不同程度的瘙痒感。②皮疹主要分布于手背、腕部和前臂，双侧对成分布，但常常一侧明显重于对侧。主要为半球形丘疹，肤色或淡红色，针尖、小米粒大小，密集成簇，部分融合，呈轻度苔藓化。搔抓严重可继发湿疹样改变。

3. 鉴别诊断

本病应与湿疹鉴别，后者有多形性、对称性，伴瘙痒，外用激素起效迅速，但可长期反复发作。

4. 治疗

①本病预后良好，有自限性，可对症处理。②如皮损泛发，可加用抗组胺药物，如氯雷他定、西替利嗪、氯苯吡胺、苯海拉明。③局部外用炉甘石洗剂，每日 3 次。

十一、玫瑰糠疹

1. 概述

玫瑰糠疹是一种常见的具有特征性皮损的炎症性自限性皮肤病。好发于青少年，春秋季易发病。临床特点为躯干和四肢近端多发性红斑鳞屑性皮疹，皮疹呈椭圆形，长轴与皮纹一致。

2. 临床表现

①大多无全身症状，但也有出现轻度头痛、咽喉痛、低热及颈部淋巴结肿大等症状。无明显自觉症状多，少数病例可有有轻度或中度瘙痒。本病有自限性，约经 6～8 周后可自行消退。②多数患儿在躯干或四肢近端先出现一个直径 2～5cm 的圆形或椭圆形橙红色斑疹，上覆细小鳞屑，称为母斑或前驱斑。母斑出现后 1～2 周即出现大量子斑或即发斑，子斑直径 0.5～2cm，边缘略高于皮肤，呈玫瑰红色，中心略呈黄色，圆形或椭圆形，表面有少许细碎糠状鳞屑，其长轴与与皮纹走向一致。呈向心性对称分布，以躯干或四肢近端为著，也可见于头颈部和四肢远端。③特殊类型：顿挫型，渗出型，丘疹型，水疱型，荨麻疹型，紫癜型等。

3. 辅助检查

①血常规检查：部分病例血中嗜酸性粒细胞与淋巴细胞可稍有增高。②病理变化：表现为非特异性皮炎，表皮局灶性角化不全及棘层轻度肥厚，有细胞内水肿及海面形成，真皮上部水肿及毛细血管扩张，并有密集的淋巴细胞浸润。

4. 鉴别诊断

①体癣：皮疹呈圆形，边缘有丘疹水疱，渐向外扩大，中心炎症较轻。真菌检查阳性。②二期梅毒疹：皮疹呈铜红色或黯红色，广泛分布，手掌及足跖部有孤立角化性圆形脱屑性斑丘疹，有不洁性交史、生殖器硬下疳史。梅毒血清反应呈阳性。③银屑病：好发于四肢伸侧、头皮及骶尾部，浸润性红斑上可见银白色鳞屑，刮除后可见薄膜现象和点状出血，常反复发作，病程较长。

5. 治疗

①对症治疗：瘙痒明显者可口服抗组胺药物，如氯苯吡胺、氯雷他定、西替利嗪等。重症及病程较长者可考虑口服泼尼松1～2mg/(kg·d)。②外用药治疗：外用炉甘石洗剂、皮质激素霜剂等。③重症患儿可加用肾上腺皮质激素。④物理治疗：紫外线照射可明显缩短病程，但在儿科慎用。

十二、银屑病

1. 概述

银屑病是一种常见的慢性复发性炎症性皮肤病。基本损害为红色丘疹或斑块上覆有多层银白色鳞屑。病程慢性。

2. 临床表现

①寻常型银屑病：大多急性发病，初起一般为炎性红斑、丘疹，粟粒至绿豆大，以后可逐渐扩大或融合成为棕红色斑块，边界清楚，周围有炎性红晕，基底浸润明显，表皮覆盖多层干燥的银白色鳞屑，轻轻刮除表面鳞屑，则露出一层淡白色发亮的半透明薄膜，称薄膜现象。再刮除薄膜，则出现小出血点，称点状出血现象。多无系统表现，皮损多有轻度或中度瘙痒。②脓疱型银屑病：小儿脓疱型多为泛发性脓疱型银屑病，大多急性发作，可在数周内泛发全身，并在银屑病的基本损害上出现密集的针头至粟粒大小的潜在的无菌性脓疱，或呈圆弧形或波浪形向四周扩展，并融合成大片“脓湖”。脓疱干涸后表面覆盖有不典型的银屑病鳞屑，如此脓疱成批反复发作，病程可迁延数月或数年之久。常伴有高热、关节病和肿胀、全身不适及白细胞增高等全身症状。③关节病型银屑病：儿童中罕见，主要临床表现为银屑病皮损并发关节的红肿、疼痛，以后出现渐进性骨质破坏，终至残毁性关节炎。④红皮病型银屑病：临床表现为全身皮肤潮红(>95%)，渐呈红色浸润，并有糠秕样脱屑，伴有高热、淋巴结肿大、白细胞升高及肝、肾、心脏等多脏器损害。

3. 辅助检查

①寻常型银屑病的病理特点：表皮改变包括：A. 角化不全和角化过度。B. 角层内或层下可见由中性白细胞构成的小脓

肿。C. 颗粒层变薄或消失。D. 棘层增厚，表皮突延长。E. 真皮变化为乳头部的血管迂曲扩张，血管外可见红细胞，管壁轻度增厚，真皮上部有轻度到中度炎症细胞浸润。②脓疱型银屑病的病理特点：脓疱型银屑病病理表现与寻常型银屑病基本相同，但于棘层上部出现海绵状脓疱，疱内主要为中性白细胞。

4. 鉴别诊断

①玫瑰糠疹：好发于躯干、四肢近端屈侧，对称性淡红色丘疹、斑片，表面可见细糠状鳞屑。椭圆形，长轴与皮纹一致。②脂溢性皮炎：好发于头皮和腋窝、腹股沟等皱褶部位。头皮损害为红色斑疹和斑片，一般无明显肥厚，表面有油腻性鳞屑，头发不呈束状。③二期梅毒疹：皮疹广泛，大小一致，无厚鳞屑，掌跖处有损害，有湿丘疹，梅毒血清试验阳性。

5. 治疗

①一般治疗：应注重休息、护理与饮食。②抗感染治疗：对发病前有急性扁桃体炎或上呼吸道感染的，给予青霉素 2 万～5 万 U/(kg · d)，肌注或静脉注射 10～14 天可获得满意疗效，若急性扁桃体炎反复发作者，待急性症状消失后，可行扁桃体切除术，祛除病灶，皮损可望痊愈。③维生素治疗：维生素 A、维生素 D、维生素 E 等均有一定疗效，而无明显副作用。④中药治疗：青黛胶囊口服 2 粒/次，3 次/d。也可用中草药治疗，急性期以凉血、活血为主，可用凉血活血汤加减，静止期和消退期以养血、润肤为主，可用当归饮子加减。服药期间注意监测肝功能。⑤局部治疗：5%水杨酸软膏外用：1 次/d。维 A 酸软膏外用，可用 0.025%或 0.1%迪维霜，外用时应注意避光和局部刺激症状。煤焦油制剂主要用于头皮银屑病。皮质类固醇激素软膏或霜剂主要用于面积较小、部位较固定的静止期或消退期皮损。中药湿疹愈或普连膏外用。⑥对于红皮病型、脓疱性银屑病可考虑口服阿维 A、皮质类固醇激素以及雷公藤、甲氨蝶呤等免疫抑制剂，但会产生依赖、停药反跳、骨髓抑制、肝肾功能不良等副作用，用药时每 2～4 周进行血常规、尿常规、肝肾功能、血脂、X 线、心电图等检查。⑦对于关节病型银屑病在采用以上方法治疗的同时，应加入非甾体类抗炎药，如萘普生(消炎痛)：口服

10～20mg/(kg·d)，每日 2 次。布洛芬：口服 20～40mg/(kg·d)，每日 3 次。

十三、痤疮

1. 概述

痤疮是青少年最常见的皮肤疾病，其发病与皮脂腺分泌旺盛、局部毛囊角化异常、厌氧菌感染相关。可反复发作，持续数年。

2. 临床表现

①痤疮好发于面部的额部、颊部、下颌部、胸背部等皮脂腺发达部位。典型皮损为毛囊口粉刺形成，包括闭合粉刺即“白头”和开放粉刺即“黑头”。黑头粉刺挤压后可挤出脂栓。还可见红色丘疹、脓疱、结节，严重者可形成脓肿、囊肿及瘢痕。②痤疮临床分四度：Ⅰ度(轻)：主要为黑头粉刺，散发至多发；炎症性皮损，多发。Ⅱ度(中等)：Ⅰ度加浅在性脓疱，炎症皮疹数目增多，限于背部。Ⅲ度(重)：Ⅱ度加深在性炎性皮疹，发生在面、颈及胸背部。Ⅳ度(重度)：Ⅲ度加囊肿，易形成瘢痕，发生在上半身。

3. 鉴别诊断

①颜面播散性粟粒性狼疮：皮损主要为半球形或略扁平的丘疹、小结节，呈黯红色或褐色，触之柔软，中心坏死。主要分布在下眼睑，鼻唇沟为多。②药源性痤疮：服用皮质类固醇、溴、碘等药物可发生痤疮。皮损多为全身性，发病年龄不定。

4. 治疗

①轻度炎性痤疮：单独使用外用抗生素如 1%磷酸克林霉素、5%过氧化苯甲酰治疗或两者联合用药，一般经 2～4 周后皮损可改善。也可外用维 A 酸类药物，如 0.1%维 A 酸霜(一代维甲酸)或 0.1%阿达帕林(三代维甲酸)治疗。治疗时应坚持用药直到无新皮损出现，然后逐渐减量。②外用霜剂或凝胶：每日使用时注意用量勿多，最初选择低浓度药物，无刺激症状发生后，逐渐提高药物浓度。一般需要数周的治疗才能获得满意的临床疗效。③中重度炎性痤疮：治疗时选择外用维 A 酸并外用或口

服抗生素。口服四环素可使面部皮脂中游离脂肪酸浓度明显下降，因此抑制痤疮丙酸杆菌和抑制中性粒细胞趋化。用法为口服0.5g，1天2次，4周后改为1天1次，连用8周。④结节、囊肿性痤疮：需口服异维A酸，每日20～30mg，分次口服，连用3个月。

十四、斑秃

1. 概述

斑秃为突然发生的非炎性、非瘢痕性的片状脱发，一般认为是自身免疫性疾病，精神因素、遗传因素、病灶感染、内分泌因素等也可能与发病有关。

2. 临床表现

①发病突然，无自觉症状，往往在理发时或由别人无意中发现。②头部出现圆形或椭圆形的脱发斑，并逐渐增大，边缘头发松动，易于拔下，将拔下的头发放在放大镜下观察，可见毛发下段逐渐变细，如惊叹号(!)样。脱发区的头皮是正常的，无炎症反应。脱发斑境界清楚，大小不等，多数为钱币大小，严重时全部头发可以脱光，称为全秃。如所有毛发包括眉毛、睫毛、胡须、腋毛、阴毛、毳毛均可脱光，称为普秃。③约10％～20％患儿有指甲变化，甲板出现小的凹点，排列成行，还可以有甲剥离、甲板增厚、点状浑浊、纵脊或匙状甲。④绝大多数可自愈，少数患儿病程可持续，尤其是全秃或普秃患儿。发生全秃或普秃患儿的年龄越小，恢复的可能性也随之减少。

3. 辅助检查

病理变化：早期在毛球、毛乳头血管周围有以淋巴细胞为主的浸润。以后退行期及休止期的毛囊数目增多，炎症细胞明显减少。

4. 鉴别诊断

①假性斑秃：是一种炎症性瘢痕性脱发，常继发于一些皮肤病如扁平苔藓、红斑狼疮等，脱发局部皮肤明显萎缩，表面光滑、发亮如羊皮纸，毛囊已经破坏消失，毛发不能再生。②头癣：常有猫、狗等动物接触史。可有断发，头皮有明显的炎症反应，如

红肿、脱屑，病发的真菌学检查阳性。

5. 治疗

①祛除可能诱发因素，注意劳逸结合。需向患儿解释，绝大多数斑秃在半年至 1 年内可自然痊愈。对秃发范围广或全秃、普秃患儿，宜带假发以减轻心理负担。②全秃、普秃患儿可给泼尼松 1mg/(kg · d)，1～2 个月后逐渐减量维持。③美能(复方甘草酸苷片)对部分患儿有效，每日 2～4 片，疗程 3 个月。④皮损范围较小者，可用曲安西龙混悬液或泼尼松龙混悬液等长效糖皮质激素局部注射，2 周 1 次，连续 3～4 次。亦可外涂中、强效糖皮质激素制剂。⑤外用促进皮肤充血、改善局部血液循环、促进毛发生长的药物，如 2%米诺地尔溶液或霜剂、氮芥溶液等。⑥中医治则为活血养血、扶风补肾，可试服神应养真丹(羌活、木瓜、天麻、白芍、当归、川芎、菟丝子、熟地)或首乌片等。

十五、先天梅毒

1. 概述

先天梅毒是由患有梅毒的母亲体内的梅毒螺旋体经胎盘血行感染胎儿所致。

2. 临床表现

①早期先天梅毒：发病在 2 岁以内，多数在新生儿期，损害与后天梅毒Ⅱ期相似，不发生Ⅰ期梅毒损害。患儿常为早产儿，发育营养不良，常伴有贫血、血小板减少、肝脾肿大及虫蛀状脱发等。皮肤可发生各种Ⅱ期梅毒疹，好发于掌跖部。口周、肛周等腔口周围可见放射状皲裂，愈后形成放射状瘢痕。肛周、外阴部常发生扁平湿疣，口腔可见黏膜斑。梅毒性骨损害包括骨软骨炎、骨膜炎、骨髓炎等，患肢疼痛而活动受限易造成假性瘫痪。梅毒性鼻炎表现为流涕、鼻塞等，常导致吸乳困难，还可见梅毒性指炎，甲沟炎及甲床炎等。②晚期先天梅毒：发病在 2 岁以后，活动性损害见皮肤黏膜树胶肿，实质性角膜炎、神经性耳聋、胫骨骨膜炎、骨树胶肿等。无活动性损害见马鞍鼻，口周放射状裂纹，何秦森齿及桑椹状齿等具有特征性。

3. 辅助检查

①暗视野检查:于患儿皮肤或黏膜损害处取分泌物在暗视野显微镜下检查梅毒螺旋体。此方法是诊断早期梅毒快速而可靠的方法。②梅毒血清学检查:应用不同抗原检测血清中是否存在非特异性抗体及梅毒螺旋体特异性抗体。A. 梅毒螺旋体抗原试验:其敏感性及特异性均强,对诊断意义大。目前常用荧光梅毒螺旋体抗体吸收试验(简称 FTA-ABS)及梅毒螺旋体血球凝集试验(简称 TPHA)。对于先天性梅毒 19S—IgM—FTA—ABS 试验阳性有诊断意义。B. 非梅毒螺旋体抗原试验:常用于普查或筛查,目前常用性病研究实验室试验(简称 VDRL)及快速血浆反应素环状卡片试验(简称 RPR)。③脑脊液检查:对神经梅毒,尤其对无症状性神经梅毒的诊断、治疗及判断预后有意义。淋巴细胞≥10×10^6/L,蛋白量>50mg/dl 及 VDRL 或 FTA-ABS 试验阳性有诊断价值。④长骨 X 线摄片。⑤组织病理检查:必要时对皮损进行病理检查,对诊断和鉴别诊断有意义。

4. 治疗

①早期先天梅毒(2 岁以内):A. 脑脊液异常者:水剂青霉素 G,5 万 U/(kg·d),分 2 次肌肉注射或静滴,共 10 日。或普鲁卡因青霉素 G,5 万 U/(kg·d),肌注,共 10 日。B. 脑脊液正常者:苄星青霉素,5 万 U/kg,1 次注射。未查脑脊液者,可按脑脊液异常者治疗。②晚期先天梅毒(2 岁以上):A. 普鲁卡因青霉素 G,5 万 U/(kg·d),肌注,连续 10 日为 1 疗程,总量不超过成人剂量。B. 对青霉素过敏者可用红霉素,每日 7.5～12.5mg/(kg·d),分 4 次服,连服 30 日。

第二十节　眼　病

一、先天性鼻泪管阻塞

1. 病因和发病机制

先天性鼻泪管阻塞常为鼻泪管下端先天性残存膜封闭所

致，少数可为鼻泪管先天发育狭窄或畸形。

2. 临床表现

①出生后数日即可有溢泪，可伴有分泌物增多，为单侧性或双侧性。②查体可见眦部有黏液或脓性分泌物，内眦部结膜充血，下睑皮肤浸渍或粗糙，可伴有湿疹，指压泪囊区有黏液或脓性分泌物从泪小点溢出。部分患儿可伴有泪囊黏液囊肿，可有急性泪囊炎发作，该病可同时并发耳炎或咽炎。

3. 辅助检查

①冲洗泪道：冲洗液全部反流，或伴有黏性、脓性分泌物反流。②泪道碘油造影：可见泪囊内造影剂潴留。

4. 鉴别诊断

①急性结膜炎：常为急性发病，眼红、分泌物多，睑结膜可见滤泡或乳头。②先天性泪小点或泪小管缺如或闭锁。③泪囊黏液囊肿：在内眦角下呈黯蓝色、无压痛的隆起。多由于鼻泪管两端堵塞所致。④其他：睑内翻、倒睫、角膜炎、上睑结膜异物、先天性青光眼等均可导致流泪。

5. 治疗

①按摩：用示指沿泪囊上方向下方挤压，挤压后滴抗生素滴眼液，2～4 次/d。②局部用药：有黏液脓性分泌物时，滴抗生素滴眼液或眼膏，2～4 次/d。③急性泪囊炎发作：全身和局部应用抗生素。④泪道探通术。⑤泪道置管术。

二、新生儿泪囊炎

1. 病因和发病机制

由于鼻泪管狭窄或阻塞，致使泪液潴留于泪囊之内，伴发细菌感染引起。也可以由于结膜炎的炎性分泌物阻塞鼻泪管，或伪膜性结膜瘢痕致鼻泪管狭窄或阻塞后引起。

常见微生物为葡萄球菌、链球菌、假白喉杆菌。

2. 临床表现

①出生后数日即可有溢泪，伴有分泌物增多，为单侧性或双侧性。②睑结膜充血、水肿，压迫泪囊即可见有黏液脓性或脓性分泌物溢出。急性发作时可伴有同侧泪囊区皮肤红肿，严重者

并发眼睑蜂窝织炎。

3. 辅助检查

①冲洗泪道：冲洗液上冲下返，伴大量脓性分泌物反流。②微生物检查：分泌物行革兰氏染色，血琼脂培养以确定感染细菌的类型。

4. 鉴别诊断

①累及内眦部的面部蜂窝织炎：挤压泪囊区无分泌物自泪小点溢出。②急性筛窦炎：鼻骨表面疼痛、肿胀，发红区可蔓延至内眦部。③急性额窦炎：炎症主要累及上睑，前额部有触痛。

5. 治疗

①局部滴用抗生素滴眼液：妥布霉素或氧氟沙星滴眼液，4次/d。②泪囊脓肿引流：如果泪囊脓肿明显，按摩不能将脓液压出时可作引流，方法在泪道针引导下轻按泪囊区，将脓液引出，之后局部点抗生素滴眼液。③急性泪囊炎或并发眼睑蜂窝织炎者，须及时全身及局部抗感染治疗。④泪道探通术：炎症消退后可实施。⑤泪道探通失败者：可实行泪道插管手术。

三、共同性外斜视

1. 病因和发病机制

共同性外斜视系指一眼注视目标时，另一眼偏向视轴的外侧，分为原发性及继发性两种。原发性者包括外隐斜、间歇性外斜视及恒定性外斜视，病因不明。继发性者包括知觉性外斜视，系由于一眼视力不好而引起，及连续性外斜视，即内斜视手术后过矫引起。

2. 临床表现

大多数患儿发病年龄较早，35％～70％发生在2岁以内，双眼视轴分离，一眼或双眼交替呈恒定性或间歇性外斜，无复视，无代偿头位，眼球运动正常，各方向注视时斜视角相同，第1斜视角等于第2斜视角。

知觉性外斜多因双眼视力极度不平衡未得到及时纠正，或一眼视力丧失后引起视力低的眼外斜。

连续性外斜多出现在内斜视术后早期或中晚期，多有复视。

3. 辅助检查

①视力检查。②用角膜映光法和三棱镜测量眼球在原在位及各诊断眼位斜视度。③眼球运动检查。④睫状肌充分麻痹下行视网膜检影法。⑤眼科全面检查,包括裂隙灯检查和眼底检查。⑥双眼三级视功能检查。⑦复视象及 Hess 屏检查。

4. 鉴别诊断

假性外斜视:+Kappa 角有类似外斜视的外观。瞳孔间距过宽,眼眶发育异常;以及某些眼病,如早产儿视网膜病变向颞侧牵拉视网膜,弓蛔虫病及其他视网膜病等导致的旁中心注视。

5. 治疗

①矫正屈光不正,治疗弱视:散光和屈光参差应矫正,视网膜成像清晰可增加融合刺激。②正位视训练:消除抑制,唤起复视,训练融合功能。③手术:指征如下:A. 间歇性外斜视时间大于正位时间的一半。B. 有双眼视功能缺陷的证据。C. 病情有进展:外斜视时间增加,发生频率增加。

四、共同性内斜视

1. 病因和发病机制

共同性内斜视系指一眼注视目标时,另一眼偏向视轴的内侧,分为先天性和后天性两种。先天性内斜视病因不明,后天性内斜视包括调节性内斜视、部分调节性内斜视、非调节性内斜视,以及知觉性内斜视、连续性内斜视。

2. 临床表现

①先天性内斜视多于生后 6 个月之内发病,斜视度多大于 $40^{\triangle}$,斜视角恒定,屈光状态多在正常范围,戴镜后斜视度不改变,看远、看近时各个方向的偏斜角相等。常合并弱视,可伴有上、下斜肌功能过强,“A”征或“V”征,及垂直斜视。②调节性内斜视多在 2~3 岁发病,多伴有中、高度远视,散瞳或戴镜后内斜视消失。③部分调节性内斜视一般在 1~3 岁发病,伴有中度远视,多有散光及屈光参差,戴镜后仍残留内斜视。④非调节性内斜视多发生在 6 个月~3 岁,无明显屈光不正,发病初期内斜视多呈间歇性,逐渐变为恒定性。⑤出生时或出生后早期发生的

视力障碍均可能引起知觉性内斜视，多为共同性。⑥连续性内斜视多为外斜术后过矫引起，其发生率约为外斜视术的6%～20%。

3. 辅助检查

同共同性外斜视。

4. 鉴别诊断

①假性内斜视：幼儿角膜距内眦角较近，看似内斜视。患儿多有宽鼻梁、内眦赘皮或小瞳距。用角膜映光法和遮盖-去遮盖法检查证实无眼位偏斜。②先天性外展神经麻痹：患眼内斜视，副斜角大于主斜角，患眼外转受限。③眼球震颤阻滞综合征：眼球震颤合并内斜视，内转位眼球震颤减轻，外转位眼球震颤加重。代偿头位为用内转位眼球注视。

5. 治疗

①先天性内斜视：有大于200度以上的远视应戴镜矫正，戴镜半年斜视度无改善者应尽早手术，单眼注视者应行注视眼遮盖治疗至双眼视力相等或双眼能交替注视后手术。②调节性内斜视：睫状肌充分麻痹下视网膜检影验光，配足矫眼镜，全天佩戴眼镜。③部分调节性内斜视：戴镜矫正观察6个月后仍有内斜视，应对其非调节部分行手术矫正。④非调节性内斜视：一经确诊应尽早手术。⑤知觉性内斜视：A. 治疗引起视力低下的病因。B. 对睫状肌麻痹视网膜检影验光的屈光不正全部矫正。C. 手术矫正斜视。⑥连续性内斜视早期可配过矫眼镜或配三棱镜，斜视度大于$10^{\triangle}$且度数稳定可观察3～6个月后选择再次手术矫正。

五、麻痹性斜视

1. 病因和发病机制

该病是指由核上性、核性及末梢神经障碍所引起的眼球偏位状态。按病因主要分为先天性麻痹性斜视和后天性麻痹性斜视；按发病部位分为中枢性神经麻痹和末梢性神经麻痹。在婴幼儿主要与先天发育异常、产伤、炎症、肿瘤等有关。小儿最多见者为先天性上斜肌不全麻痹。

2. 临床表现

①代偿头位(眼性斜颈)为最突出的症状。典型表现为:头向健侧倾斜,下颌内收,面向患侧转。患儿多因斜颈被家长发现,偶因患眼上斜就诊。②伴或不伴有屈光不正、弱视。③可合并有对侧眼的隐性上斜肌不全麻痹。

3. 辅助检查

①视力及屈光检查。②原在位患眼上斜视,用角膜映光法和三棱镜测量眼球在原在位及各诊断眼位斜视度。③Bielschowsky 征(歪头试验):患侧阳性。④眼球运动检查:患眼上斜肌力弱,下斜肌亢进。⑤眼底照相:双眼外旋不对称。⑥双眼三级视功能检查。⑦眼科全面检查:包括裂隙灯检查和眼底检查。⑧复视象及 Hess 屏检查。⑨单眼遮盖试验:代偿头位改善或消失。

4. 鉴别诊断

肌性斜颈:胸锁乳突肌有痛性包块,以后发展为胸锁乳突肌挛缩,颈部可触摸到硬条索,头不能被扳正。

5. 治疗

①以手术为主。手术指征:A 异常头位。B≥10 三棱镜度(△)的垂直斜视。②保守治疗:佩戴三棱镜。小度数垂直斜视、家长拒绝手术、患儿全身情况无法全麻手术或手术前的过渡治疗。③后天性上斜肌麻痹的治疗:病因治疗、神经能用药物治疗,待保守治疗斜视度稳定半年以上方可考虑手术。

六、儿童弱视

1. 病因和发病机制

眼部无明显器质性病变,单眼或双眼远视力低于 0.9,且不能矫正者均为弱视。按其病因分为斜视性弱视、屈光参差性弱视、形觉剥夺性弱视、屈光不正性弱视、和先天性弱视。

2. 临床表现

①常无症状或一眼视力低下,经矫正屈光不正后仍低于 0.9。②拥挤现象:患眼对单个字体的识别能力比同样大小排列成行的字体的识别能力要高得多。③将中性密度滤过片放在器

质性弱视眼前可使视力明显减退,但在斜视性弱视眼前视力不减退。④对比敏感度功能:检查示弱视眼全波段降低,高峰左移。⑤可有旁中心注视或旁黄斑注视。注视点离黄斑越远,该眼视力越差。⑥电生理检查:图像视觉诱发电位 P_{100} 波振幅降低,潜伏期延长。

3. 辅助检查

①视力检查。②合并斜视者用角膜映光法和三棱镜测量眼球在原在位及各诊断眼位斜视度。③眼球运动检查。④睫状肌充分麻痹下视网膜检影验光。⑤眼科全面检查:包括裂隙灯检查和眼底检查。⑥眼电生理检查。⑦对比敏感度检查。

4. 鉴别诊断

与有器质性眼病变引起的视力低下鉴别。

5. 治疗

①配戴合适的矫正眼镜。②遮盖疗法:全天或部分遮盖健眼,如双眼视力平衡无须遮盖。③压抑疗法:A. 健眼增加正镜片。B. 健眼点阿托品。C. 健眼镜片上配压贴膜。④视觉刺激疗法:A. 视觉刺激仪。B. 后像治疗。C. 增视能光盘。D. 网络视觉刺激训练。⑤手术矫正眼位应在弱视治疗后双眼视力相等或弱视眼获得最大矫正视力后进行。

七、上睑下垂

1. 病因和发病机制

上睑下垂是由于提上睑肌或 Muller 肌功能不全或丧失,以致上睑不能抬起或提起不全,而使上睑呈下垂的异常状态,遮盖部分或全部瞳孔,可能引起视力障碍,可分为以下两种:①先天性:多为双侧性,有遗传性。为提上睑肌或第 3 颅神经核发育不全所致。②后天性:A. 动眼神经麻痹性上睑下垂:因动眼神经麻痹所致,多为单眼。B. 交感神经麻痹性上睑下垂:为 Muller 肌功能不全或丧失。C. 肌源性上睑下垂:多见于重症肌无力患儿。D. 机械性上睑下垂:由于眼肌本身的重力作用而引起上睑下垂。E. 其他:如外伤后引起的上睑下垂等原因。

2. 临床表现

①眼睑不能抬起或发现睑裂小，患儿有皱眉或抬头视物的现象。②上睑呈下垂状，遮盖部分或全部瞳孔。合并视力障碍、弱视、屈光异常等。A. 提上睑肌功能检查异常。B. 先天性者常合并其他先天性异常，如小睑裂、内眦赘皮等。C. 动眼神经麻痹者可伴有其他动眼神经支配的眼外肌麻痹，可产生复视。D. 颈交感神经节受损者可同时出现 Horner 综合征。E. 肌源性上睑下垂休息后症状好转。

3. 鉴别诊断

①Marcus-Gunn 综合征：为一种特殊的、单侧性、先天性、部分性上睑下垂。当患儿咀嚼或张口时，患侧睑裂突然增大，出现比对侧位置还高的奇特现象。②眼型重症肌无力。

4. 治疗

①先天性上睑下垂不伴有上直肌麻痹者需手术治疗。手术采用提上睑肌缩短术或者改良 Friedenwald-Guyton 手术（额肌悬吊手术）。②神经麻痹者应根据病因治疗，如无效病情稳定后再考虑手术。③重症肌无力者宜采用新斯的明治疗。④机械性者应切除病变组织，外伤者应早期寻找到提上睑肌进行修复，晚期难以恢复。

八、早产儿视网膜病变

1. 病因和发病机制

①早产儿视网膜病变是早产儿和低体重儿发生的一种视网膜血管增生性病变。②人眼视网膜血管化开始于胚胎 16 周，视网膜血管从视神经向锯齿缘方向生长，鼻侧血管在 32 周到达锯齿缘，颞侧在 40 周到达锯齿缘。如果提前出生，视网膜的血管尚未长到锯齿缘，正在发育的血管对高浓度氧极为敏感，极易损伤不成熟的视网膜血管内皮，在无血管区发生缺血性视网膜病变。

2. 临床表现

早期无症状，晚期可出现白瞳症及视力丧失。

①分区：1 区：以视神经为中心，以 2 个视神经至黄斑距离为半径画圆。2 区：以视神经为中心，以视神经至鼻侧锯齿缘为半

径画圆，即1区以外的环形区域，鼻侧至锯齿缘，颞侧约在赤道部。3区：2区以外剩余的部位。早期病变越靠近后极部，进展的危险性就越大。②分期：1期：在颞侧周边有血管区与无血管区之间出现分界线。2期：分界线隆起呈嵴样改变。3期：嵴上视网膜血管扩张增生，伴随纤维组织增生，胎龄35周时属高发期，增生明显。4期：纤维血管增生导致牵引性视网膜脱离，先起于周边部，逐渐向后极部发展。5期：视网膜全脱离。

附加病变"plus"：指后极部视网膜血管扩张、迂曲，存在"plus"病时，病变分期的期数旁写"＋"，如3期＋。

3. 辅助检查

生后早期做眼底筛查。

4. 鉴别诊断

晚期白瞳症与视网膜母细胞瘤鉴别。

5. 治疗

①对3区1期、2期病变定期随诊。②对阈值前病变（1区的任何病变，2区的2期＋、3期、3期＋）密切观察病情。③对阈值病变（1区和2区的3期＋病变连续达5个钟点，或累积达8个钟点）行间接检眼镜光凝或冷凝治疗。④对4期和5期病变可进行手术治疗。

九、视网膜母细胞瘤

1. 病因和发病机制

本病起源于视网膜之核层，为基因突变引起；40%～45%为常染色体显性遗传，少数为染色体畸变。本病发病率在眼球内恶性肿瘤中占第1位，为儿童眼部最常见的恶性肿瘤，非但致盲，且可致死；部分病例有遗传性。大部分发生于幼儿，早期不易被发现，继而可出现白瞳症或继发性青光眼；向眶内或颅内蔓延及全身转移。

2. 临床表现

可分为4期：

①眼内期：大约有50%以上的患儿是因肿瘤发展到后极部，瞳孔区呈现黄白色反光为家长所发现，眼底检查可见视网膜表

面圆形或椭圆形边界不清的黄白色隆起的肿块，可位于眼底的任何部位，但以后极部偏下方为多见；肿块的表面可有视网膜血管扩张或出血，或可伴有浆液性视网膜脱离。②青光眼期：因肿瘤不断长大引起眼内压增高，表现为眼球充血、角膜上皮水肿、角膜变大及眼球膨大，形成“牛眼”或巩膜葡萄肿，有疼痛、患儿哭闹不安等症状。③眼外期：肿瘤向眼外生长，向前穿破眼球壁而突出于睑裂之外，或因肿瘤向后穿出而占据眼眶之位置，致使眼球前突。④转移期：肿瘤细胞可经视神经或眼球壁上神经血管的孔道向颅内或眶内扩展，或经淋巴管向附近淋巴结、软组织转移；或经血循环向全身转移，最终导致死亡。

3. 辅助检查

①眼底检查：见粉白色球状肿块。②B超检查：回声图像多呈半球状或不规则形，界限清楚；内回声不均匀，可有强回声。③彩色多普勒：肿瘤体内有血流信号，频谱为高阻型。④CT：可显示呈半球状稍高密度影。

4. 鉴别诊断

①Coat's病：眼底见大量黄白色深层渗出，眼底荧光造影可见小血管畸形。②先天性白内障：裂隙灯检查发现晶状体浑浊，眼底检查无异常。③FEVR(家族性渗出性玻璃体视网膜病变)：眼底检查发现视网膜新生血管及大量纤维增殖，双眼先后发病，有家族遗传性。

5. 治疗

①视网膜母细胞瘤冷冻术。②视网膜母细胞瘤激光治疗。③眼球摘除术。④眶内容剜出术。⑤放射治疗：A. 外部放射线照射法。B. 近距离放射疗法(巩膜表面放射斑片敷贴)。C. 立体定向放射治疗。⑥化疗。

第二十一节 口腔疾病

一、龋病

该病是在以细菌为主的多种因素影响下，牙体硬组织发生慢性进行性破坏的一种疾病。致龋因素主要包括细菌和牙菌斑、食物及牙齿本身的结构和所处的环境等。

1. 临床表现

①龋齿最容易发生在磨牙和双尖牙的殆面窝沟、点隙处，以及相邻牙齿的接触面。儿童乳牙龋也常发生在牙齿唇面。②根据龋齿破坏的程度，临床可分为浅龋、中龋和深龋。A. 浅龋：龋蚀破坏只在釉质内，初期表现为釉质出现白垩状、褐色或黑褐色斑点或斑块，探针检查表面粗糙感。浅龋只有色泽改变，没有自觉症状。B. 中龋：龋蚀已达到牙本质浅层，形成龋洞，同时出现主观症状，对酸甜敏感，冷热刺激酸痛，刺激去掉以后，症状立即消失。C. 深龋：龋蚀已达到牙本质深层，接近牙髓，或已影响牙髓。有很明显的龋洞，食物嵌塞痛，患儿对冷、热、酸、甜都有痛感，刺激去掉以后，疼痛仍持续一定时间才逐渐消失。深龋未经治疗，则继续发展感染牙髓，引起牙髓炎或根尖周炎。

2. 鉴别诊断

①浅龋：应与釉质钙化不全、釉质发育不全和氟牙症等相鉴别。釉质钙化不全也表现为白垩状损害，但其表面光洁，同时白垩状损害可出现在牙面任何部位，而浅龋有一定的好发部位；釉质发育不全时，牙体也有变黄褐色，但探诊时损害局部硬而光滑，病变呈对称性。氟牙症受损牙面呈白垩色至深褐色，患牙呈对称性分布，有地区流行性。②深龋：应与可复性牙髓炎和慢性牙髓炎相鉴别。后者有自发痛，冷、热刺激痛，祛除刺激后疼痛持续时间更长。

3. 治疗

①化学疗法：用化学药物处理龋损，使病变中止或消除。常用药物有：75％氟化钠甘油糊剂、8％氟化亚锡溶液、酸性磷酸氟化钠溶液、含氟凝胶、10％硝酸银和铵硝酸银，定期反复涂于患区。②再矿化疗法：用人工方法使已经脱矿、变软的釉质发生再矿化，恢复硬度，使早期釉质龋中止或消除。常用药物有：含有不同比例的钙、磷和氟组成的再矿化液，配成漱口液，每日含漱或用棉球置于患处，每次放置几分钟，反复 3～4 次。③修复治疗：即将龋坏组织祛除净，制备一定的洞形，清洗、消毒以后，用

适宜的材料修复，并恢复牙齿缺损的外形及邻接点。常用的材料有玻璃离子水门汀类、光固化复合体、光固化复合树脂、瓷嵌体及银汞合金等。中龋和深龋的治疗，有时需要在洞底加一层护髓剂再行常规充填。

4. 预防

①增强牙齿抗龋能力：主要是通过氟化法增强其抗龋性。②减少或消除病原刺激物：最实际有效的办法是刷牙和漱口。③减少或控制含糖饮食：重视母乳喂养，从幼儿就养成多吃蔬菜、水果和富含钙、磷、维生素等食物，多吃些粗粮。

二、牙髓病

该病主要是由于细菌感染、物理和化学性刺激、创伤及免疫反应等导致的牙髓组织充血、变性、坏死。细菌感染是导致牙髓病的主要因素。

1. 临床表现

临床主要分为急性牙髓炎、慢性牙髓炎、牙髓坏死和牙髓变性。

①主要临床症状是疼痛，自发性阵痛，夜间痛。炎症早期，冷热刺激都会引起疼痛加剧。炎症晚期典型的症状为冷的刺激可能使疼痛缓解，而热的刺激会使疼痛加剧。乳牙急性牙髓炎对温度刺激的反应不如成人恒牙牙髓炎强烈。患儿多数不能明确指出患牙。②慢性牙髓炎的症状很不典型，主要表现：A. 慢性溃疡性牙髓炎：髓室已穿孔，表面形成溃疡，没有明显的自发痛，温度刺激或食物嵌入龋洞时有剧痛，刺激去掉以后疼痛逐渐缓解。儿童乳磨牙患这种类型较多。B. 慢性闭锁性牙髓炎：深龋接近牙髓，刺激通过薄层牙本质而产生的牙髓炎症。间或有钝痛、容易有急性发作。如果牙髓部分或全部化脓或坏死，则对热刺激敏感。C. 慢性增生性牙髓炎：穿髓孔较大，牙冠一般破坏较广泛，牙髓组织向龋洞内过度增殖，形成息肉。咀嚼时食物压迫息肉深部牙髓组织可引起疼痛，易出血，无自发痛。③牙髓坏死：以牙齿变色为主要临床表现，牙髓活力试验阴性。当引起根尖周炎症时出现疼痛。④牙髓变性：与乳牙有关的是牙体内

吸收。一般无自觉症状，牙冠内吸收为粉红色，根管内吸收可使牙根折断。X线片的典型表现是诊断牙体吸收的主要依据。

2. 鉴别诊断

深龋：对温度敏感，但祛除刺激后症状消失。

3. 治疗

①急性牙髓炎应急处理：首先应止痛，要尽量避免单纯使用药物或针刺镇痛。主要是开髓引流。开髓以后应在洞内放入蘸有止痛药的疏松小棉球止痛，否则食物嵌入洞内仍会引起剧痛。经过开髓引流，疼痛缓解后，根据患牙具体情况进行根管充填治疗。②盖髓术：间接盖髓术适用于深龋近髓或牙冠折断近髓、无明显牙髓炎症状的患牙。直接盖髓术适用于意外露髓，露髓孔小于1mm患牙。③活髓切断术：深龋、乳牙部分冠髓牙髓炎、根尖未发育完成的年轻恒牙的初期牙髓炎急性炎症及前牙外伤冠折牙髓外露等。④根管治疗术：包括牙髓摘除及根管充填治疗，适于可操作的大部分牙齿。配合困难难以行根管治疗时，可选用干髓术。⑤充填修复或做冠保护根管治疗后牙齿。⑥如牙冠破坏严重，没有保留价值或没有保留可能时，可不必做应急处理而及时拔牙。乳牙过早拔除，须做缺隙保持器。

4. 预防

定期检查口腔，及时治疗牙体、牙周疾患。

三、根尖周病

该病多由牙髓病发展而来，其次是外伤、药物刺激等引起。

1. 临床表现

分为急性根尖周炎和慢性根尖周炎。

(1)急性根尖周炎：①急性浆液期根尖周炎主要表现为咬合痛，患牙伸长感，自发性持续钝痛，能明确指出患牙，叩痛(＋)～(＋＋)，牙齿松动Ⅰ度，X线片无明显异常。②急性化脓性根尖周炎表现为剧烈的自发痛、持续跳痛，牙齿伸长感加重，、咀嚼痛和咬合痛；检查牙齿松动Ⅱ～Ⅲ度、叩痛(＋＋)～(＋＋＋)；根尖部牙龈红肿，严重者移行沟变平，出现相应部位颌面部蜂窝织炎，面部肿胀，颌下淋巴结肿大压痛，伴发热、白细胞计数升高等症状。

(2)慢性根尖周炎:①通常没有明显的自觉症状,有的患牙有咀嚼不适感。②追问病史可有牙髓病史、反复牙痛史或牙髓治疗史。③检查牙冠变色,在患牙根尖附近有时可见脓肿或窦道。④X线片检查可见根尖部或根分歧部牙槽骨破坏的透射影像。

2. 治疗

①急性根尖周炎应急处理:A. 建立髓腔引流:清除根管内感染坏死组织,开放髓腔,使脓液和炎症渗出液通过根管引流。B. 切开排脓:已形成的黏膜下脓肿需切开引流。C. 全身使用抗生素。②根管治疗术:清除根管内的炎症牙髓和坏死组织,消毒预备根管,并用充填材料充填根管。达到促进根尖周组织愈合的目的。常用根管消毒药物:3%过氧化氢、生理盐水、5%次氯酸钠等。乳牙根管治疗时需注意术前照X线片,了解牙根吸收情况及病变范围;操作中避免根管预备时器械超出根尖孔;乳牙根管充填使用可吸收充填材料。③充填修复牙冠及全冠修复,防止牙冠劈裂。

四、牙龈炎

该病是指发生在牙龈组织如龈缘和龈乳头的炎症。常由局部因素如口腔卫生不良、菌斑刺激,或全身因素如内分泌障碍、药物刺激、营养不良、免疫力低下等所致或加重,因此牙龈病的种类比较多。牙龈炎不及时治疗或在其他局部或全身因素的协同作用下,可能发展为牙周病,因此,早期诊断和治疗十分重要。

1. 临床表现

①萌出性龈炎:乳牙和第1恒磨牙萌出时出现的暂时性牙龈炎。多由于牙齿部分萌出时,有残留牙龈覆盖于牙面,咀嚼摩擦使牙龈受伤,同时牙冠周围牙垢和食物残渣堆积导致牙龈炎症。②不洁性龈炎:学龄儿童由于口腔不洁、牙垢、牙石堆积,引起龈缘和龈乳头炎症。牙龈红肿,易出血,触动时出血,口腔卫生差,牙面及牙龈较多软垢和食物残渣附着。但很少疼痛。③口呼吸型增生性龈炎:开口呼吸的小儿,因牙龈经常暴露在空

气中，使龈表面干燥，龈乳头增生肥厚，覆盖大部分牙面，组织致密，色浅，质硬，几乎不出血。④青春期龈炎：易发生于月经初潮起女孩，与内分泌变化有关。特点是开始口腔卫生较好，但牙龈红肿，易出血，由于害怕刷牙时牙龈出血，而不认真刷牙，导致口腔卫生不良，继而加重牙龈炎症。⑤药物性龈炎：与服用某些药物有关。治疗癫痫病时长期服苯妥英钠，可引起牙龈纤维性增生，龈色浅、质硬、显著长大并呈分叶状。服用环孢菌素可以发生牙龈纤维性增生。⑥急性坏死性溃疡性龈炎：起病急，牙龈出血和疼痛为主要症状，牙龈边缘有坏死溃疡，下前牙最多见，病损使龈乳头变平。有特殊的腐臭味。急性期病变区涂片革兰氏染色可见大量梭形杆菌和螺旋体。慢性期涂片无特殊细菌。

2. 鉴别诊断

①早期牙周炎鉴别要点：牙周炎有牙周附着丧失，牙周袋形成和牙槽骨吸收。②血液病：对牙龈出血为主诉症状的患儿，应注意与某些全身性疾病所引起的牙龈出血鉴别：如白血病、血小板减少性紫癜、再生障碍性贫血等，血液常规检查有异常。

3. 治疗

①祛除病因：主要在于祛除局部刺激物或刺激因素。通过洁治术彻底清除菌斑、牙石及软垢。②药物治疗：常用药物为1%～3%过氧化氢液清洗龈沟，碘制剂龈沟内上药，如涂擦2%碘甘油。必要时可用抗菌类漱口液含漱，如氯乙啶。③口呼吸儿童应矫正治疗。④牙龈增生的可在炎症消除后实施牙龈成形术。⑤有全身因素者，除局部治疗外，还要给以全身治疗。⑥疗效维持：应教儿童养成正确刷牙、漱口的习惯，保持口腔卫生。并定期复查，防止复发。

五、疱疹性口炎

该病是单纯疱疹病毒引起的感染，冬春季节较常见，6岁以下的儿童，特别是6个月～2岁的婴幼儿较易患此病。

1. 临床表现

①发病通常比较突然，表现为发热，一般2～3天后，体温开始下降，可伴有头痛、烦躁不安、流涎、进食哭闹。全身症状往往

在口腔损害出现后逐渐消退。②查体：牙龈充血、红肿，呈黯紫色，易出血；口腔黏膜充血，上面有许多针尖大小的水疱，水疱可以很快破溃、融合，形成大小不等、边缘不规则的溃疡或糜烂面，表面覆有灰白色伪膜。出现继发感染时，伪膜增厚，颜色变得污秽。③病损可波及到唇红及口周皮肤，通常水疱发生前出现瘙痒、灼热感，随后皮肤发红，并重新成簇状水疱，黄色结痂，结痂脱落后可留有短暂色素沉着。

2. 鉴别诊断

①口疮性口炎：儿童较少见，且溃疡多为散在分布，而不是成簇状，不会出现口周皮肤病损。②手足口病：是由柯萨奇病毒A16或EV71病毒感染引起的皮肤黏膜病。在口腔黏膜出现水疱和溃疡的同时，患儿的手掌、足底及臀部皮肤也可以出现水疱、斑疹和丘疹。③疱疹性咽峡炎：柯萨奇病毒A4引起，全身症状较轻，小水疱成簇状，主要分布于软腭、腭垂、扁桃体等口咽区，较少发生于口腔前部。

3. 治疗

①保证患儿充分休息。注意口腔卫生，饮食应清淡，多喝水。②全身治疗：服用抗病毒口服液、板蓝根冲剂、双花口服液及口炎清冲剂等。同时可服用复合维生素B及维生素C。严重者可服用抗病毒药，如病毒唑（利巴韦林）。③如有继发感染可服用抗生素。④局部可涂用2.5%金霉素鱼肝油。感染严重者可用3%双氧水和0.1%乳酸依沙吖啶溶液清洗口腔后，再涂用口腔溃疡膏。⑤严禁使用皮质类固醇药物。

六、细菌感染性口炎

该病主要是口腔常驻菌在全身抵抗力降低时所引起口腔黏膜的急性损害，多见于儿童，其临床表现主要有假膜，故又称伪膜性口炎。常以球菌为主要致病菌，包括链球菌和葡萄球菌等。

1. 临床表现

①起病急。伴全身症状重，发热，有时有寒战，局部淋巴结肿大。链球菌性口炎可伴上呼吸道感染症状，咽痛，高热。全身

症状减轻后，口腔病损持续1～2周。②牙龈及口腔黏膜普遍充血、水肿、敏感。表面出现大小不等，界限清楚的糜烂或溃疡，并有纤维素渗出物形成的假膜。假膜一般多为黯灰白色。③剥脱假膜则呈现出血的糜烂面，不久又有假膜覆盖。④患处疼痛或尖锐痛，流涎增多，伴有轻微口臭。

2. 实验室检查

①外周血：白细胞增多。②细菌涂片检查：可见大量链球菌或葡萄球菌，也可能是混合感染。

3. 治疗

①消炎、控制感染。保持口腔清洁，做好口腔护理，0.1%～0.3%乳酸依沙吖啶溶液1%～3%过氧化氢液洗口。②洗净黏膜病损以后，涂用口腔溃疡膏，或2.5%金霉素鱼肝油可保护黏膜促其上皮生长。③重症多与全身情况有关，应针对全身性疾病处理。视情况给予抗生素。必要时根据细菌敏感实验选用抗生素。

七、鹅口疮

该病又名急性假膜型念珠菌口炎、白念菌病，是由白色念珠菌感染引起的真菌病，在口腔黏膜表面形成白色斑膜，多见于婴幼儿。当婴儿营养不良或身体衰弱时可以发病。新生儿多由产道感染，或因哺乳时奶头不洁，或喂养者手指污染传播。

1. 临床表现

①婴儿鹅口疮发病很快，一般全身症状不明显，可有轻度发热，烦躁不安，哭闹，有的孩子不爱吃东西，但多数并不影响哺乳。②发病初期，口腔黏膜充血发红，1～2天后，在舌、唇和颊黏膜等处，出现散在的白色斑点状或凝乳样物，稍微突出黏膜表面，可逐渐扩大融合成片状。假膜不能轻易擦去，用力撕去假膜，可见下方点状出血的红色创面。③在没有得到及时治疗时，白色斑点很快会蔓延至整个舌背，唇、颊、腭部黏膜，形成片状。④较大的儿童感染白色念珠菌，常常局限在口腔的某一部位，常见于口角，表现为双侧口角湿白糜烂，特别是在寒冷干燥的季节，常常由于口角干裂而继发念珠菌的感染。⑤本病发展较快，

如果处理不当，可蔓延到咽部、食管和喉头，出现声音嘶哑，发生吞咽和呼吸困难等。

2. 治疗

①口腔白色念珠菌感染以局部用药为主。主要是应用碱性药物进行局部处理，因为碱性环境可抑制白色念珠菌的生长繁殖。常用的药物有：如2%～5%碳酸氢钠（小苏打）清洗，涂擦冰硼油（中药冰硼散做成糊状蜜剂）、制霉菌素混悬剂等效果良好。可用消毒棉签沾药液涂于病损处，每天4～5次。通常用药后病损会很快消失，为巩固疗效可继续用药几天，预防复发。②加强营养，适量补充维生素 B_2 或维生素C。③鹅口疮容易复发，哺乳的母亲要经常清洁乳头、奶瓶。婴儿用过的物品要经常清洗或消毒。④治疗时要停用抗生素，对于患有其他重病不能停用抗生素的，要听从医生的建议。

八、慢性复发性腮腺炎

该病又称儿童复发性腮腺炎，常发生在青春期以前，以腮腺反复肿胀为特点，常易误诊为“流行性腮腺炎”。病因复杂，与腺体先天发育不全、自身免疫功能障碍及细菌逆行感染等有关。

1. 临床表现

①可发生于儿童期任何年龄，以5岁左右最为多见，男性多于女性，部分患儿发病前有流行性腮腺炎接触史或患过流行性腮腺炎。②腮腺肿胀可发生于一侧，也可双侧。发病以反复肿胀疼痛为主，肿胀大小不等，肿胀通常不如流行性腮腺炎明显，持续数日或数周后消退。皮肤可有潮红。③口内腮腺红肿不明显，挤压腺体可见导管口有脓液或胶冻状液体溢出，少数有脓肿形成。④全身症状不明显。⑤易复发，间隔数周或数月。发病年龄愈早，复发次数愈多。随着年龄增长，间歇时间延长，持续时间缩短。多数青春期后不再发作。⑥腮腺造影显示末梢导管呈点状或球状扩张，排空迟缓。

2. 鉴别诊断

需与流行性腮腺炎鉴别。流行性腮腺炎常有流行接触史，有发热，腮腺常双侧同时肿胀，腮腺导管口分泌正常。无反复肿胀史，罹患后多数终身免疫。

3. 治疗

①复发性腮腺炎有自愈性，以保守治疗为主。可采取支持疗法对症处理，提高机体抵抗力。②保持口腔卫生，多饮水，按摩腮腺部位帮助排空唾液。③可以通过咀嚼无糖口香糖或酸性食物，刺激唾液分泌。④急性炎症期，应用抗生素抗感染。⑤腮腺造影本身对复发性腮腺炎有一定的治疗作用。

第二十二节　发育和行为异常

一、精神发育迟滞

1. 概述

精神发育迟滞又称精神发育不全，智力低下，指智力功能明显低于一般水平和对社会环境日常要求的适应能力有明显缺陷两者同时存在，而且发生在发育时期。相当数量的精神发育迟滞患儿，特别是严重的精神发育迟滞患儿，其病因明确（遗传、创伤、感染等）。亦有一部分患儿病因不明或考虑与社会文化因素如不良的社会及教育环境相关。

2. 临床表现

①症状：轻度精神发育迟滞的患儿直到入学或他们无法达到相应年龄应具备的技巧时才被发现；中度精神发育迟滞可能到2～4岁才表现出来；重度精神发育迟滞可能在出生时或生后第1年内就已经存在，以预期的发育指标如坐、走路、讲话等延迟为表现。②体征：大部分患儿无特殊特征，有时可见到以下阳性体征：A. 头颅外形：头外形异常、小头、巨头或脑积水。B. 面容：鼻梁扁平，眼距宽，双眼外眦上吊，舌常伸出口腔外或面容粗鲁、舌大或耳位低。C. 头发：黑而多，如粘多糖沉积病。头发黄，可见苯丙酮尿症。D. 眼：有白内障者可见于同型胱氨酸尿症、半乳糖血症等。

3. 辅助检查

①智力测验:盖塞尔发育量表包括五大行为领域:适应性行为、大运动能力、精细动作能力、语言能力、个人社会行为,适合于16天~6岁儿童。如果适应性行为发育商低于75分应怀疑有智能发育落后,再结合其他临床指标做出最后诊断。②韦克斯勒儿童智力量表(WISC)和韦克斯勒学前和学龄初期智力量表(WPPIS)。③行为评定:适应行为又称社会生活能力,指人适应外界环境赖以生存的能力,也就是个体对其周围的自然环境和社会需要的对付和适应的能力。婴儿-初中学生社会生活能力量表(日本S-M社会生活能力检查修订版),全量表共132项,包括6个行为领域:独立生活能力、运动能力、作业、交往、参加集体活动和自我管理,适用于6个月~15岁儿童。④遗传性代谢缺陷筛查包括:酸碱平衡的鉴定,血浆和尿液的氨基酸、有机酸的检测,溶酶体分析,血浆和尿液的肉碱分析,血浆极长链脂肪酸分析等。⑤染色体核型检查:以确定是何种染色体综合征。特殊的微小缺失行FISH检测。⑥甲状腺功能检查:有助确诊克汀病。⑦X线及脑影像学检查:颅骨摄片适用于头颅畸形、颅压增高等。腕骨摄片有助于了解骨龄情况。脑影像学(脑CT和/或MRI)进一步了解脑病变性质、程度等,有助病因探讨。

4. 诊断与鉴别诊断

(1)诊断:具备以下3条标准:①智能水平明显低于平均水平,即智商(IQ)低于人群均值2个标准差,一般IQ在70(或75)以下。②适应行为缺陷主要指个人生活和履行社会职责有明显的缺陷。③表现在发育年龄,一般指在18岁以下。

(2)鉴别诊断:有四种情况可以引起发育延迟而不是精神发育迟滞,分述如下:①不良环境:儿童在被忽视和虐待的恶劣环境剥夺中成长时可能发育延迟,并在智力测验中得分很低。这些儿童如果没有严重的发育延迟,并被安置于更适当的刺激和照料环境中,情况可以迅速得到改善。②感觉损害:有视听觉损害的儿童可能表现为发育延迟。准确评价要求注意补偿感觉损害。然而,因为很多有精神发育迟滞的儿童也有感觉损害,因此,对所有怀疑有精神发育迟滞的儿童进行视听检查是很重要的。③运动缺陷:有运动缺陷的儿童可能表现出发育延迟。可有语言受累,如脑瘫儿童可伴有语言发育延迟。由有经验的临床医师对有运动缺陷的儿童进行评价对于了解儿童真实智力水平很重要。④精神障碍:在年幼儿童中,广泛性发育障碍表现为发育延迟。尽管这些儿童中很多也是精神发育迟滞者,但不是所有病例均如此,即使存在智力损害也要求根据原发疾病诊断(即广泛性发育障碍)。

5. 治疗

①强调某些遗传病的产前诊断,必要时可终止妊娠。②早期诊断与治疗:如苯丙酮尿症、半乳糖血症及克汀病等。③特殊教育:依赖于家庭或社会福利机构,加强训练,使其达到生活自理,甚至能从事简单劳动。④症状治疗包括纠正视听障碍及癫痫的治疗等。

二、脑性瘫痪

1. 概述

(1)定义:脑性瘫痪(简称脑瘫)是小儿时期常见的一种伤残情况,指出生前到生后 1 个月内各种原因所引起的脑损伤或发育缺陷所致的中枢性运动障碍及姿势异常。

(2)病因:脑性瘫痪的直接原因是脑损伤和脑发育缺陷,脑瘫的脑损伤可发生在胚胎至新生儿整个过程中,窒息,宫内感染,早产,低出生体重是目前比较公认的主要的脑瘫危险因素。

(3)诊断条件:确诊主要依据病史及体格检查。①引起脑性瘫痪的脑损伤为非进行性;②引起运动障碍的病变部位在脑部;③症状在婴儿期出现;④有时合并智力障碍、癫痫、感知觉障碍及其他异常;⑤除外进行性疾病所致的中枢性运动障碍及正常小儿暂时性的运动发育迟缓。

(4)临床分型:①痉挛型:以锥体系受损为主;②不随意运动型:以锥体外系受损为主,不随意运动增多,表现为手足徐动,舞蹈样动作,肌张力不全,震颤等;③共济失调型:以小脑受损为主;④肌张力低下型:往往是其他类型的过渡形式;⑤混合型。

(5)痉挛型按瘫痪部位可分为以下几种情况:①单瘫:单个肢体受累;②双瘫:四肢受累,上肢轻,下肢重;③三肢瘫:三个肢体受累;④偏瘫:半侧肢体受累;⑤四肢瘫:四肢受累,上、下肢受累程度相似。

2. 辅助检查

①头颅 MRI/CT:不能作为确诊依据,可用于了解颅内结构、鉴别其他疾病。②脑电图。③智力测定。④视/听觉检查。

3. 并发症

①精神发育迟滞。②癫痫。

4. 鉴别诊断

①家族性痉挛性截瘫。②肌张力不全性疾病。③先天性肌营养不良等。

5. 功能分级及评估

①根据 GMFCS 粗大运动功能分级系统。②评估:A. 体格发育评价;B. 肌张力的评价(ROM);C. 粗大运动功能评价(GMFM-66);D. 精细运动评价(PDMS-FM)。

6. 治疗

①药物治疗。A. 合并癫痫者,应用抗癫痫药物;B. 肌张力障碍者,可应用苯海索、硝西泮、巴氯芬、肉毒毒素 A 等。②功能训练。A. PT-运动疗法;B. OT-作业疗法;C. ST-语言训练;D. HT-水疗。③中医治疗:按摩、针灸。④支具及矫形器的应用。⑤手术治疗。⑥特殊教育。

三、注意缺陷多动障碍

1. 概述

儿童注意缺陷多动障碍(ADHD),又称小儿多动症,是儿童期最为常见的发育行为障碍,主要表现为注意障碍、多动不宁,还有易激惹、好冲动等表现。症状发生在各种场合(如家里、学校和诊室),男童明显多于女童。其常见的伴发心理障碍有学习困难、品行障碍、抽动障碍及某些情绪障碍。

2. 临床表现

①活动过度:表现为活动水平明显比正常儿童高。多动可

以表现为整个躯体活动的增加，或身体小动作的增多和言语的增多，在需要自我约束或秩序井然的场合显得尤为突出。有下列特点：多场合性、持续性、难以控制性。②注意障碍：是指主动注意保持时间达不到正常同龄儿童水平。多数患儿注意力不集中，易受环境的干扰而分心，注意对象频繁地从一种转到另一种。③冲动行为：在信息不充分的情况下引发的快速、不精确的行为反应，表现为幼稚、任性、易激惹、行为唐突冒失，事前欠考虑，行为不顾后果，事后不会吸取教训。

3. 辅助检查

①韦氏儿童智力量表(简称 WISC)，评定 6～16 岁少年儿童的智力发展水平；韦氏学前儿童智力量表(简称 WPPSI)，评定 4～6 岁半儿童的智力。②行为评定量表：行为量表是常用的儿童行为评估方法，它是采用问卷的形式，由父母、老师或儿童自己按照指导语的要求来逐项作答，通过将结果与常模相比，来了解儿童行为是否有偏离。常用的行为量表包括：Conners 评定量表、儿童活动水平评定量表、家庭场合问卷和 ADHD 评定量表。其中 Conners 评定量表是临床应用最广泛的量表，包括父母症状问卷和教师评定量表两种。③注意力测定：视听整合连续性行为测试(IVA-CPT)。

4. 诊断

正确诊断要依靠具体的病史，包括从父母、老师处获得的资料；然后进行体格检查，所查神经系统体征对排除某些神经系统疾病有积极意义。以下是 CCMD-3 的诊断标准：

症状标准：

(1)注意障碍，至少有下列 4 项：①学习时容易分心，听见任何外界声音都要去探望。②上课很不专心听讲，常东张西望或发呆。③做作业拖拉，边做边玩，作业又脏又乱，常少做或做错。④不注意细节，在做作业或其他活动中常常出现粗心大意的错误。⑤丢失或特别不爱惜东西(如常把衣服、书本等弄得很脏很乱)。⑥难以始终遵守指令，完成家庭作业或家务劳动等。⑦做事难以持久，常常一件事没做完，又去干别的事。⑧与他说话时，常常心不在焉，似听非听。⑨在日常活动中常常丢三落四。

(2)多动,至少有下列 4 项:①需要静坐的场合难以静坐或在座位上扭来扭去。②上课时常有小动作,或玩东西,或与同学讲悄悄话。③话多,好插嘴,别人问话未完就抢着回答。④十分喧闹,不能安静地玩耍。⑤难以遵守集体活动的秩序和纪律,如游戏时抢着上场,不能等待。⑥干扰他人的活动。⑦好与小朋友打逗,易与同学发生纠纷,不受同伴欢迎。⑧容易兴奋和冲动,有一些过火的行为。⑨在不适当的场合奔跑或登高爬梯,好冒险,易出事故。

严重标准:对社会功能(如学业成绩、人际关系等)产生不良影响。

病程标准:起病于 7 岁前(多在 3 岁左右),符合症状标准和严重标准至少已 6 个月。

排除标准:排除精神发育迟滞、广泛发育障碍、情绪障碍。

5. 鉴别诊断

①精神发育迟滞:精神发育迟滞的儿童也可伴有多动不宁,详细了解发育史,会发现患儿有语言、运动发育延迟,通过智力测定可以鉴别。②儿童精神分裂症:儿童精神分裂症早期可能有注意力不集中、多动不宁、情绪不稳等表现,但本症一般起病于 10 岁以后。可发现情感淡漠、人格改变、思维障碍、妄想和幻觉等可资鉴别。③正常儿童活动水平高:但这些儿童没有社会功能受损,学习成绩和与小伙伴交往均正常,他们的活动过度常常是在环境允许的场合,能够有效控制自己,没有 ADHD 儿童的行为缺乏计划性、组织性的特点,可资鉴别。

6. 治疗

(1)药物治疗(表 3-31):①中枢兴奋性药物:如哌甲酯、安非他明、匹莫林等都能增强患儿的注意力,减轻多动和冲动症状,有效率约为 75%。②非中枢兴奋剂:托莫西汀(可选择性地抑制去甲肾上腺素的再摄取)、可乐定等。

(2)心理行为治疗及脑功能反馈治疗:是辅助性的治疗方法,经过心理行为治疗可以更好地改善社会功能。

表 3-31　ADHD 的药物治疗

药物	作用持续时间(h)	副作用
哌甲酯 短效:利他林 长效:盐酸哌甲酯缓释片	 4 12	食欲失调,睡眠紊乱,体重下降,头痛,易怒,神经过敏,生长减慢,15%～30%有短暂的痉挛
右旋安非他明	3～6	同上
匹莫林	12	肝毒性,药物依赖,食欲失调,睡眠紊乱,惊厥,痉挛
托莫西汀(择思达)	24	体重下降,腹痛,食欲下降,恶心,呕吐,消化不良,头痛,易怒,心律失常
可乐定	6～8	低血压,嗜睡,头痛及腹痛

四、儿童孤独症

1. 概述

儿童孤独症是广泛性发育障碍的一种亚型,病因存在异质性,主要与遗传有关。多起病于 3 岁前,男孩多见。

2. 临床表现

①社会交往障碍:是临床表现的核心症状。缺乏社交性微笑或社交性眼神对视。不恰当地运用面部表情、手势、身体姿势与别人交流。不理解社交规则,缺乏交往技巧,不会玩扮演性或模仿社会的游戏,很难建立友谊。不会为自己寻求或向别人表示同情或安慰。②言语交流障碍:言语的表达和理解有障碍,学习言语有困难。缺乏表达的主动性。或不会说话,或有重复言语,或有刻板言语,或有自语怪叫,音调音速及节奏感差。或有代词乱用,或有语法不通。③兴趣范围狭窄及行为方式刻板重复:兴趣局限,游戏方式特别,如迷恋旋转的风扇,喜欢玩具的一个部件而不是整体,通过旋转物体获得自娱等。生活环境和生

活习惯规律较难改变。行为动作重复刻板，如转圈、甩手、看手、撞头等。对物体的非主要特征感兴趣及接触方式特殊，如反复用脸紧贴地毯，任何物品都用鼻子闻闻等。④感知觉异常：如对光或声音感觉过敏，对疼痛或强光感觉迟钝等。⑤认知缺陷：75%的患儿智力落后。有的患儿具有某些特殊能力，如记数字、日历推算等，呈“岛状智力”。智商在≥70分时称为高功能孤独症。

3. 辅助检查

①符合DSM-Ⅳ儿童孤独症的诊断标准。②常用诊断量表包括ABC量表，CARS量表，克氏孤独症行为量表：ABC量表≥53分为划界分，≥67分为诊断分。CARS量表≥30分为诊断分。克氏孤独行为量表≥14分为划界分。国际通用量表还有ADI-R和ADOS-G量表等。③Gesell发育量表，WPPSI量表或WISC-CR量表。④血常规、血生化、肝肾功能、血氨、血乳酸、尿代谢病筛查。⑤EEG与脑MRI检查。⑥染色体与X脆型染色体检查。

4. 鉴别诊断

其他广泛性发育障碍、精神发育迟滞、特殊感受性语言障碍、儿童多动症、儿童精神分裂症等。

5. 治疗

①培训治疗：根据个体化原则制订培训方案。采用多维治疗模式，包括心理治疗、行为治疗、感统训练和脑功能训练等。具体方法包括ABA训练法，DTT教学法，PECS教学法，TEACCH教学法，Floor Time训练模式等。形式分为一对一训练，或集体训练。②药物治疗：遵循对症治疗原则，予营养脑神经促进脑发育药。予小剂量抗精神病药，如利培酮片或利培酮口服液或阿立哌唑等控制冲动、自伤、伤人症状，有锥体外系副反应时予苯海索片处理。多动注意缺陷明显且没有禁忌证时，选用哌甲酯类药或托莫西汀胶囊等。③辅导父母：遵循终生教育原则，讲授方法，改善亲子关系，提高家庭训练质量。

五、交流障碍

1. 概述

交流障碍，即发育性言语和语言障碍。在发育早期就有正常语言获得方式的紊乱，表现为发音、言语理解、言语表达能力发育的延迟和异常，这种异常影响学业和社交功能。这些情况并非因神经或言语机制的异常、感觉缺损、精神发育迟滞或周围环境因素所致。部分病例能自愈。临床类型主要包括言语构音障碍、表达性言语障碍和理解性、表达性混合言语障碍等。

2. 临床表现

①言语构音障碍：发音困难，发音错误，别人很难听懂。患儿说话时的语音省略，歪曲或代替的严重程度，已超过同龄儿童的变异范围。言语理解和表达能力正常。②表达性言语障碍：言语表达能力明显低于实际年龄应有的水平。2岁时不会说单词，3岁不能讲两个单词的短句，稍大后仍有词汇量少、讲话过短、句法错误等，其严重程度超过同龄儿童的变异范围。言语的理解能力正常。③理解性、表达性混合言语障碍：言语能力明显低于一般儿童，言语表达难被听懂或出现一些无意义的单词。说话延迟，理解缓慢，语义紊乱，语法结构简单。

3. 辅助检查

①符合DSM-Ⅳ交流障碍的诊断标准。②言语发育障碍评估。③发音器官检查：舌系带是否过短、是否有唇腭裂，声带是否有问题等。④听力检查、EEG、脑MRI检查。⑤智力测验：采用Gesell发育量表，WPPSI量表或WISC-CR量表，智商≥70分。

4. 鉴别诊断

精神发育迟滞、孤独症、脑瘫、癔病、聋哑症、心理社会剥夺、听力及口腔疾病等。

5. 治疗

①心理行为治疗：个体支持性心理治疗、家庭治疗和行为治疗，矫正不良行为，建立自信，保持健康的家庭和社会人际关系。

②发音器官功能训练：发音矫正练习和言语交流训练。③对伴有学习障碍的患儿，进行学习技能训练。④药物治疗：伴有焦虑障碍的患儿可以小剂量服用抗焦虑药。伴有注意缺陷的患儿可以适量服用哌甲酯类药物。

六、学习障碍

1. 概述

学习障碍属于特殊发育障碍，即学习技能发育障碍。从发育的早期阶段开始，在正常教育条件下，患儿出现学习技能的获得与发展障碍。这类障碍多起源于认知功能缺陷，并以神经发育过程中生物学因素为基础。不是由于智力发育迟缓、中枢神经系统疾病、视听觉障碍，或情绪障碍所致。临床分为阅读、拼写、计算、混合性学校技能障碍等。

2. 临床表现

①阅读障碍：主要特征是特定的阅读技能发育显著受损。表现为阅读理解困难，对单词辨认困难，朗读困难，完成任何阅读技能参与的作业能力均受累。阅读常常出现省略、替代、歪曲或添加单词、词组。字符分辨不清、颠倒词序、错行、漏行。有时不能回忆阅读内容。②拼写障碍：特定的拼写技能发育显著受损，表现为用文字符号书写表达的学习技能障碍，其准确性和完整性均差。书写表达能力显著低于其相应年龄和年级儿童的正常水平或相应智力期望水平。③计算障碍：有加减乘除基本运算障碍，有推理能力障碍，难以进行标准数学运算。计算能力显著低于其年龄和年级儿童的正常水平或相应智力期望水平。④混合性学习技能障碍：表现为明显的阅读、拼写技能障碍，并有计算技能障碍。

3. 辅助检查

①符合 DSM-Ⅳ学习障碍的诊断标准。②学业成就测验：只要在口语表达、听力理解、写作表达、基本阅读技能、阅读理解、数学计算、数学推理等方面，有一项较智力期望值严重落后即可诊断本病。也可采用百分位法或学级指数，即在 20 百分位以下，或落后 2 个年级以上。③智力测验：常采用 WISC-CR 量表，

智商≥70分。分析智力结构，学习障碍患儿多存在智力结构失衡，即左右脑智商分差≥15分。④学习障碍筛查量表(PRS)：总分低于60分为可疑。⑤神经心理测验：Halstead-Reitan与Luria-Nebraska儿童神经心理成套测验，CPT注意力测验。⑥视听脑诱发电位和EEG检查。

4. 鉴别诊断

精神发育迟滞、孤独症、多动症、非特异性学习困难等。

5. 治疗

①支持性心理治疗：以鼓励为主，培养学习兴趣，增强自信心和学习动机。②学习技能训练：脑功能训练，提高中枢神经认知功能。改进学习方法和策略，培养好的学习习惯。③药物治疗：对症选用脑神经营养药，哌甲酯类药，抗焦虑药，抗抑郁药等。④辅导父母：配合医院和学校，进行家庭训练。调节期望值，改善教育方法，帮扶引导孩子。

6. 预防

①早期预防：注意围产期卫生保健，优生优育，正确开展早期教育。②早期干预：尽早发现问题，到医院咨询，改善家庭环境，防止病情发展。

第二十三节　妇科疾病

一、幼女外阴阴道炎

1. 概述

幼女外阴阴道炎，多发生在2～9岁的幼女，是女性幼儿的常见病。因阴道炎多伴有外阴炎，因此常统称为幼女外阴阴道炎。

2. 临床表现

①外阴阴道痒，用手搔抓。②外阴分泌物增多，或发现内裤有分泌物污染，有时可以看见血丝。③幼女因不能很清楚地诉说症状，不明原因哭闹，易激惹。④有时排尿不适，表现为尿频、排尿哭闹，严重时排尿困难。⑤体征：外阴红肿，尿道口、阴道口

黏膜充血、阴道有黄色或黄绿色分泌物流出。

3. 辅助检查

①取阴道分泌物涂片做显微镜检查。②取阴道分泌物做细菌培养，明确病原菌。

4. 并发症

在急性期易被父母疏忽，或因症状轻微，至急性期后造成小阴唇粘连，粘连时上方或下方留有小孔，尿由小孔流出，有时排尿呈两条射线。

5. 鉴别诊断

淋菌性阴道炎也表现为阴道黄色分泌物，但分泌物的量相对较多，做阴道分泌物涂片可见革兰氏阴性双球菌，培养为淋病奈瑟菌。

6. 治疗

①可用1∶5000或1∶10 000高锰酸钾坐浴。②中药洗剂：洁童阴洗液（中药内部制剂）坐浴，3岁以下80ml，3～6岁100ml，6岁以上125ml，用10～12倍的温开水稀释，每次坐浴10～15min，每天2次。也可用日舒安洗液稀释后坐浴。③局部使用抗生素：如氯霉素、庆大霉素滴入阴道。④全身用药：可以使用口服抗生素，如果有阴道分泌物细菌培养结果，可以根据药物敏感试验选用敏感的药物，如果在不能做培养、病情比较重的情况下，建议首选阿莫西林、阿莫西林-克拉维酸。剂量：20～40mg/(kg·d)，分3次服用。⑤其他治疗：A. 注意保持外阴清洁。B. 由阴道异物所致的阴道炎，必须尽快取出异物。C. 小阴唇粘连：可用小弯钳沿着上边或下边小孔轻轻插入予以分离，分离后用金霉素眼膏涂外阴。

二、淋菌性阴道炎

1. 概述

淋菌性阴道炎是由淋病奈瑟菌引起的阴道炎。淋病奈瑟菌是一种革兰氏染色阴性双球菌，病原体可通过口腔、尿道、阴道、宫颈管和直肠肛管的黏膜表面侵袭人体。淋球菌主要感染柱状上皮和移行带上皮，幼女阴道上皮由柱状上皮组成，接触此病原体时容易被感染。在儿童中性接触感染较少见,大多为间接感染。

2. 临床表现

①外阴部有多量脓性分泌物,有时伴外阴瘙痒、疼痛。②体征:外阴红,前庭黏膜充血,阴道大量黄色脓性分泌物。

3. 辅助检查

①做阴道分泌物涂片:找到革兰氏阴性双球菌。②做淋球菌培养:是目前淋病筛选和确诊的唯一推荐方法。随着耐药菌株的不断出现,为诊断和治疗的需要,可在培养的同时进行药敏试验。

4. 并发症

尿道感染。

5. 鉴别诊断

幼女外阴阴道炎。

6. 治疗

①抗感染治疗:可首选头孢曲松钠:静脉注射:剂量 50～70mg/(kg·d),分 2 次给予,不超过 2g/d;儿童淋病,125mg,肌肉注射(深部),单剂即可。如果临床高度怀疑淋球菌感染,在阴道分泌物培养结果未出报告时,建议使用头孢克肟口服。剂量 30kg 以上的儿童 1 次 50～100mg,2 次/d;儿童 1 次 1.5～3mg/kg,2 次/d;对于重症患儿,每次可口服 6mg/kg,2 次/d。②一般治疗:高锰酸钾、洁童阴洗液、日舒安洗液坐浴外洗,用量同幼女外阴阴道炎。

三、念珠菌性外阴阴道炎

1. 概述

念珠菌性外阴阴道炎在青春期较常见,在幼女中较少见。念珠菌性外阴阴道炎的病原体约 80%～90%是白色念珠菌,其余为非白色念珠菌。糖尿病患儿、长期使用大量抗生素、穿紧身的内裤、尼龙裤,增加局部的温度和湿度,可诱发霉菌感染;使用未经严格消毒的卫生巾或喷香水的卫生纸;长期使用皮质激素;接触化学物质,局部过敏等可改变阴道环境而使无症状的寄居转变为症状性阴道炎。

2. 临床表现

①严重的外阴瘙痒和阴道分泌物。②幼女主要表现为外阴瘙痒和排尿困难。③外阴和阴唇明显肿胀及潮红，可见散在丘疹样红斑。④分泌物典型时为豆腐渣样或奶酪样，但也可呈水状到均匀黏稠状。⑤阴道黏膜上分泌物擦掉后可见黏膜充血或表浅糜烂面。

3. 辅助检查

用盐水或氢氧化钾做阴道分泌物涂片：可见到菌丝和孢子。如有疑问，可以进行阴道分泌物培养。

4. 鉴别诊断

滴虫性阴道炎。

5. 治疗

①祛除诱因：找出致病因素，加以纠正，如控制血糖，停止使用含香料的阴道清洁剂，改换棉质、宽松的内裤，停止抗生素治疗等。②局部治疗：A. 改变阴道酸碱度，用2%～4%的碳酸氢钠溶液冲洗外阴阴道，或坐盆，每日2次，10天为1个疗程。B. 制霉菌素，用制霉菌素鱼肝油（内部制剂）涂外阴和阴道，每日2次，10天为1个疗程。③全身治疗：A. 氟康唑为新型三唑类抗真菌药，青春期少女单剂量口服150mg。幼女不宜服用。B. 大蒜素肠溶片，青春期少女2～3片/次，3次/d。

四、滴虫性阴道炎

1. 概述

滴虫性阴道炎是由阴道毛滴虫感染引起。在pH 5.5～6.0的环境中生长繁殖迅速，并能消耗阴道上皮细胞内的糖原，阻碍乳酸的生成，破坏防御机制，从而导致阴道菌群失调，致病菌生长繁殖。

滴虫性阴道炎常发生于青春期少女，幼女中罕见。

2. 临床表现

①通常是阴道分泌物增多。分泌物量多少不等，稀薄，常有异味，颜色为黄色、绿色、灰色或带血性。滴虫可产生CO_2气体，使分泌物呈泡沫状。②阴道毛滴虫可感染尿道和尿道旁腺，出

现排尿困难和外阴瘙痒。③体检时常发现外阴阴道黏膜充血。

3. 辅助检查

分泌物悬滴液检查:可见到活动的滴虫。

4. 鉴别诊断

念珠菌性阴道炎。

5. 治疗

①全身治疗:甲硝唑(灭滴灵),10 岁以上儿童,200mg/次,3 次/d,,7 天为 1 疗程,或 400mg/次,2 次/d,5 天为 1 疗程。有人主张饭后顿服 2g。儿童 1～3 岁,0.15g/d;3～7 岁,0.2g/d;7～10 岁,0.3g/d,分 3 次服。②局部治疗:对控制症状较好,但常不能彻底消灭滴虫,停药后容易复发,故多与全身用药同时使用。可采用 0.5%～1%的醋酸或乳酸,或 1∶5000 高锰酸钾冲洗阴道。病情严重者,可用 3%复方甲硝唑溶液进行阴道冲洗,连用 7 天。

五、阴道异物

1. 概述

阴道异物为小儿妇科疾病中较为常见的疾病,多发生于8 岁以下的幼女,病史多不确切,若阴道异物不及时取出,引起阴道炎症,严重者可导致阴道粘连闭锁。

2. 临床表现

①多数表现为阴道出血,有的表现为阴道流脓性分泌物伴臭味,误以阴道炎治疗时病情反复发作。有的表现为外阴疼痛。②如异物位于阴道下端接近阴道口时,分开大阴唇可以观察到异物。③肛查时可能触及异物。④用棉棍在阴道内探查,有时可触及固体异物。

3. 辅助检查

①B 超:有时可显示不同影像的异物回声。②X 线片:如怀疑异物为金属物时,拍 X 线片可显示异物的形状。

4. 并发症

①阴道炎:绝大多数患儿都并发阴道炎,表现为阴道有黄色分泌物或血性分泌物。②阴道粘连:因异物损伤阴道黏膜,治疗

不及时，容易造成阴道粘连。

5. 鉴别诊断

女童性早熟：因阴道异物患儿经常以阴道出血为主诉就诊，女童性早熟患儿亦有阴道出血症状，查体时要加以鉴别，注意乳房和外阴有无发育的表现，必要时做性激素化验、B超、测骨龄可明确。

6. 治疗

①夹出异物：如果异物在阴道内位置低，可以直视到，可以用小镊子夹出。②肛诊推移法取出异物：患儿取膀胱截石位，先行肛诊检查，了解有无异物的特征，若确诊异物为周边钝圆物后，即调整其长轴与阴道一致，用食指末端勾压外推，缓缓取出。如判定为锐利异物则宜用鼻腔镜或宫腔镜取出。③鼻腔镜或小窥器取异物：取膀胱截石位，用1%丁卡因喷雾麻醉或全麻下，用鼻腔镜扩开阴道，用镊子或钳子取出异物。④合并阴道感染者：术后用金霉素或红霉素软膏涂阴道以消炎，防止阴道粘连。

六、青春期功能失调性子宫出血

1. 概述

下丘脑-垂体-卵巢轴综合调控功能失常所引起的月经紊乱和异常子宫出血，称为功能失调性子宫出血，是青春期少女最常见的妇科疾病之一，多发生于月经初潮之后，规律性月经周期之前，故又称青春期功能失调性子宫出血（以下简称青春期功血）。精神紧张、恐惧、劳累、环境和气候的改变等是青春期功血发病的诱因。

2. 临床表现

①在月经前有一段时间闭经（数周或数月），继之出现大量阴道出血，也可表现为月经频发，周期短于21天或不规则少量淋漓不净，或时多时少，时流时止，持续时间少则几天，多则可达数月之久。②体征：全身检查应注意患儿精神状况，营养发育状况，有无贫血及其程度，第二性征乳房发育及毛发分布，有无泌乳，妇科检查要做腹部、直肠双合诊，盆腔检查均属正常范围。一般子宫正常大小，可稍肥大，质偏软，两侧附件无异常。

3. 辅助检查

①血项检查：包括血红蛋白、血小板、出凝血时间，必要时做有关血液方面的特殊检查，如骨髓检查，肝功能检查，以除外血液病、肝病引起的子宫出血。②基础体温测定：基础体温呈单项。③B超检查：子宫及卵巢无器质性疾病。④性激素测定：促黄体生成素(LH)或促卵泡生成素(FSH)相对过多，或LH/FSH比例不协调，雌激素水平位于卵泡期，孕激素水平低，睾酮水平相对高。⑤阴道脱落细胞涂片检查：雌激素水平可以轻度低落，或正常或高度影响。⑥诊断性刮宫：经药物治疗无效者可考虑诊刮，以明确是否内膜病变引起的出血。但一定要征得家长的同意。

4. 并发症

贫血：失血过多可引起贫血，严重者可出现头晕、心慌、气短、乏力、浮肿、食欲不振等现象。血色素下降。

5. 鉴别诊断

可引起子宫异常出血的全身性疾病有血液病，肝硬化，肾脏疾病，甲状腺功能减退症等。检查时一定要仔细询问有无该方面的病史，要做血常规，包括血红蛋白、血小板计数和/或功能检查，肝肾功能检查。还应与生殖系统器质性疾病，如子宫肌瘤、子宫内膜癌相鉴别。

6. 治疗

(1)一般治疗：用维生素C与维生素K、酚磺乙胺(止血敏)、安络血等止血。根据出血量的多少，口服或注射均可。对于有贫血的患儿还应补充铁剂，可口服硫酸亚铁类药物。对于出血时间过长者，给予消炎药以控制盆腔感染。

(2)性激素治疗：①性激素止血：A. 子宫内膜脱落止血法：应用孕激素类药物使子宫内膜全部脱落而止血，适用于持续出血时间较长，出血量不多，不伴贫血，或轻度贫血。常用的药物有：a. 黄体酮，20～40mg/d，肌注3～5天。b. 安宫黄体酮，6～12mg/d，口服5天。孕酮撤退出血的优点是能使子宫内膜在短期内全部脱落而按期止血；缺点是撤退出血有时较多，因此临床上常同时合并应用丙酸睾丸酮肌注，常用量为25mg/d，连用

3天。B. 子宫内膜生长修复法：应用雌激素类药物使子宫内膜生长修复而止血。适用于急性大量出血而有明显贫血的青春期功血患儿。常用的药物有：a. 苯甲酸雌二醇肌注，开始2mg/次，每6～8h 1次，于血止3天后开始减量，每次减量为原剂量的1/4～1/3，每一剂量用3～4天。当每日剂量减至1mg时，则可改口服雌激素维持至20天。为避免单独应用雌激素撤药时子宫内膜脱落不全，应在停药前序贯加用孕激素，使之按期撤退出血及止血。b. 口服药治疗：倍美力1.25mg，补佳乐2mg或乙烯雌酚1～2mg，3次/d，血止后减量，方法同上。②调整月经周期：为了使患儿精神上摆脱出血所带来的恐惧不安，同时也使患儿能有时间改善全身健康状况，可人为地使用性激素控制出血的周期，使卵巢得到适当的休息以利于功能恢复。人工周期：自月经第5天开始，口服倍美力0.625mg/d，或乙烯雌酚0.5mg/d，连服20天，在第16天时加服安宫黄体酮，4mg/次，3次/d，连服5天。一般连用3个周期。③促排卵治疗：16岁以后加促排卵治疗，克罗米芬50mg/d，于月经第5天开始，连服5天。通常连用3～6个周期。通过基础体温测量，观察排卵情况。

七、痛经

1. 概述

痛经是指月经期发生的疼痛，常呈痉挛性，集中在下腹部。痛经分为原发性痛经和继发性痛经两类，原发性痛经指痛经不伴有明显的盆腔器质性疾病，又称功能性痛经；继发性痛经是因盆腔器质性疾病导致的痛经，又称器质性痛经。本文仅介绍原发性痛经。

2. 临床表现

①原发性痛经多发生在月经初潮后1～2年的青春期少女。②一般在月经来潮前数小时即已感到疼痛，经期加重，并持续至月经来潮后48～72h，疼痛常为痉挛性，疼痛集中在下腹正中，有时也放射到背部、腰骶部和大腿内侧。可伴有肛门坠胀感。③盆腔检查无阳性体征。

3. 辅助检查

B超检查:以除外子宫畸形、子宫肌腺症、子宫内膜异位症。

4. 并发症

可伴有其他症状,包括头痛、乏力、头晕、恶心、呕吐、腹泻、腹胀、下腹坠胀、腰腿疼等。疼痛严重者可见面色苍白、四肢发冷,甚至虚脱。

5. 鉴别诊断

临床需要鉴别的是器质性痛经,多由生殖器官实质性病变引起,如子宫内膜异位症、子宫肌腺症、子宫畸形等。必须做妇科检查,必要时做盆腔B超检查。

6. 治疗

①非特异性止痛药:如水杨酸盐类,复方阿司匹林0.375～0.5g/次,3次/d,有解热镇痛的效果;阿托品0.01mg/(kg·次),口服,或阿托品0.5mg肌注或皮下注射,有解痉效果。芬必得(布洛芬缓释胶囊)口服,1粒/次,2次/d(早、晚各1次)。用于止痛不得超过5天。②前列腺素合成酶抑制剂:氟芬那酸(氟灭酸)口服:0.1～0.2g/次,3次/d。③钙离子通道阻断剂:硝基吡啶10mg/次,3次/d。④治疗痛经,除以上药物外,还可以采用中成药或中草药治疗。

第四章　危重症抢救

第一节　心搏呼吸骤停与心肺复苏术

1. 概述

心搏呼吸骤停属最危急的状态，必须分秒必争地抢救。采用急救手段恢复已中断的呼吸、循环称心肺复苏术(CPR)。

2. 临床表现

①突然昏迷：一般心脏停搏8～12s后出现。可有一过性抽搐。②瞳孔扩大：心脏停搏后30～40s瞳孔开始扩大，对光反射消失。瞳孔大小反映脑细胞受损程度。③大动脉搏动消失：心搏呼吸骤停后，颈动脉、股动脉搏动随之消失。④心音消失。⑤呼吸停止：心停搏30～40s即出现呼吸停止，此时胸腹式呼吸运动消失，听诊无呼吸音，面色灰黯或紫绀。⑥心电图异常：主要包括：A. 心电图呈等电位线；B. 电机械分离；C. 室颤或无脉室性快速心律失常；D. 偶见有序复合波。前两者最常见，占70%以上。室颤或无脉室性快速心律失常在10%以下。

3. 诊断

凡突然昏迷伴大动脉搏动或心音消失即可诊断。心率极慢，呼吸极度困难、浅表、缓慢或倒气样呼吸，呼吸音消失伴严重紫绀，也须进行复苏。

4. 治疗

立即现场实施CPR最重要，勿急于查找病因，更不可因反复触摸动脉搏动或听心音而延误抢救时机。

(1)通畅气道(A)：将患儿置于仰卧位，保持头正中位，使气道平直。清除口咽分泌物或异物。

(2)人工呼吸(B)：气道开放后，若10s内判断患儿无自主呼吸，立即人工呼吸，需用高浓度氧或纯氧。最好使用复苏器，必要时气管插管正压通气。无器械时可口对口人工呼吸。

(3)胸外心脏按压(C)：提供2次有效人工呼吸后患儿仍未出现有效循环，或脉搏<60次/min伴组织灌注不良，立即开始胸外按压。按压部位在胸骨下1/2，每次按压结束时胸骨应回到原来的位置，下压和放松时间相等。根据年龄不同，可采用双指按压法、双手环抱按压法、单掌按压法、双掌按压法。心脏按压和人工呼吸的比例因年龄而异。新生儿不论是否已气管插管，二者比例均为3∶1，按压频率为120次/min。婴幼儿和儿童按压频率均为100次/min，未气管插管者，心脏按压与人工呼吸的比例为15∶2，已气管插管者则心脏按压和人工呼吸按各自节律和频率进行，按压频率100次/min，人工呼吸10～12次/min。

心脏按压有效的表现是：按压时可触及患儿颈动脉、股动脉搏动；扩大的瞳孔缩小，光反射恢复；口唇、甲床颜色好转；肌张力增强或有不自主运动；出现自主呼吸。

(4)药物治疗(D)：复苏药物要在人工呼吸与人工循环的同时或1～2min后使用。给药途径以静脉推注为首选，静脉穿刺不成功应立即建立骨髓通路。气管内给药仅适用于肾上腺素、阿托品、利多卡因、纳洛酮，只在未建立静脉或骨髓通路时选用。常用药物如下：①肾上腺素：剂量：静脉或骨髓内给药为1∶10 000稀释肾上腺素，每次0.1ml/kg，无效时每3～5min原剂量重复；气管内给药为1∶1000稀释肾上腺素，每次0.1ml/kg。每次给药后均应以3～5ml生理盐水冲管。②阿托品：适用于有症状的心动过缓。剂量：静脉或骨髓内注射每次0.02mg/kg，最小剂量0.1mg，最大剂量小儿0.5mg，青少年1.0mg；气管内给药剂量为静脉剂量的2倍。③利多卡因：适用于室性心动过速。剂量：每次1mg/kg静脉或骨髓内注射，无效可重复；气管内给药剂量为静脉注射的2倍。④葡萄糖：仅适用于低血糖。剂量：每次0.5～1g/kg，静脉或骨髓内注射。⑤钙剂：适用于低钙血症、高钾血症、高镁血症、钙通道阻滞剂中毒。剂量：每次20mg/kg，静脉或骨髓内注射。

(5)除颤：室颤或无脉室性快速心律失常需除颤。药物除颤多用利多卡因。电除颤首剂 2J/kg，无效加至 4J/kg，仍无效可重复此量。

(6)脑复苏：给氧、降温、镇静止惊、降低颅内压，消除可能损害脑细胞的因素。

(7)终止复苏的指征：正规心肺复苏 25～30min，患儿自主呼吸、心跳无恢复，心电监测示等电位线，应停止抢救。只要心跳对各种刺激包括药物尚有反应，心脏按压至少应持续 1h 以上。证实为脑死亡者应停止抢救。

第二节　颅内高压综合征和脑水肿

1. 概述

颅内高压综合征是多种病因导致的危急重症，脑水肿是小儿颅内高压的主要原因。颅压过高发生脑疝时可突然死亡。

2. 临床表现

①头痛：常为弥漫性、持续性，清晨较重。婴儿则表现烦躁不安，有时拍打头部。②呕吐：常呈喷射性，与进食无关，不伴恶心。③意识障碍迅速出现并加深，常伴躁动或狂躁。④头颅改变：前囟膨隆紧张，骨缝裂开、头围增大，头面部浅表静脉怒张、颅破壶音阳性等体征为亚急性或慢性代偿机制所致。⑤其他表现：包括血压升高，肌张力改变及惊厥，体温调节及循环呼吸障碍，球结膜充血、水肿，眼外肌麻痹及视野缺损，瞳孔双侧大小不等、忽大忽小或形态不规则。视神经水肿为慢性颅内压增高的主要症状。⑥脑疝：小脑幕切迹疝表现中脑受压症状，患侧瞳孔先缩小后扩大，对光反应迟钝或消失，眼睑下垂。对侧肢体呈中枢性瘫痪。由于脑干受压，还可出现中枢性呼吸衰竭，意识障碍加重，继而心率、血压不稳定。枕骨大孔疝表现昏迷迅速加深，双瞳孔散大，光反应消失，眼球固定，常因中枢性呼吸衰竭而呼吸骤停。

3. 辅助检查

①测定颅压：新生儿颅压＞0.78kPa（$80mmH_2O$）、＜3 岁婴幼儿＞0.98kPa（$100mmH_2O$）、3 岁以上小儿＞1.96kPa

($200mmH_2O$)为颅压增高。②其他：血常规、尿常规、便常规、脑脊液检查、颅骨透光试验、脑血流检查、脑电图、CT、磁共振(MR)等均有助颅内高压病因的诊断。

4. 鉴别诊断

颅内高压综合征不是独立疾病，对导致颅内压增高原发病的诊断更为重要。有时原发病与颅内高压的临床表现颇难区分，鉴别诊断需考虑感染性休克、高渗性脱水、脑干脑炎。

5. 治疗

①病因治疗。②保持安静：卧位头肩抬高25°～30°，维持内环境稳定，保持血压与体温正常。③脱水疗法：完整的脱水疗法包括以下三部分。A. 渗透性脱水剂：常用20%甘露醇，每次0.5～1g/kg，4～6h 1次。脑疝患儿可每次2g/kg，2h一次。B. 利尿剂：常用呋塞米，每次0.5～2mg/kg，每日3～4次。醋氮酰胺多用于慢性脑积水患儿，剂量20～30mg/(kg·d)。C. 液体疗法：急性脑水肿时，一般每日生理需要应限制在800～1200ml/m^2或30～60ml/kg。高热、呕吐、排尿过多或有其他体液丢失时应酌情补充，以使患儿处于轻度脱水状态为宜。多用1/3张液体。输液速度非常重要，24h液量应匀速滴入。④肾上腺皮质类固醇：常用地塞米松0.5～1mg/kg，4～6h/次。疗程2～7日。⑤其他：可行控制性脑脊液引流、控制性过度通气、吸氧、低温疗法等。

第三节　感染性休克

1. 概述

感染性休克亦称"败血性休克"、"脓毒性休克"，系微生物及其毒素引起的以急性循环和代谢障碍为特征的临床综合征，其根本病理生理改变是微循环障碍。

2. 临床表现

除原发病及全身炎症反应表现外，尚存在休克的特殊征象，临床根据休克病程进展分为两期：①早期或代偿性休克：表现心动过速、轻度呼吸急促、毛细血管再充盈时间(CRT)轻度延长

(1～3s)、轻度激惹，血压可正常或轻度下降，脉压差常减小。②晚期或失代偿性休克：心动过速及呼吸困难更明显，后者尤著；血压下降，脉细速或不能触及，肢端发凉、皮肤发灰、发花或紫绀，CRT 明显延长(＞3s)；尿少或无尿；肠鸣音减弱、腹胀；意识模糊、躁动、幻觉、昏睡，最后进入昏迷。

3. 辅助检查

①血常规：白细胞总数和中性粒细胞比例增高。②便常规：便常规发现脓细胞和红细胞提示消化道感染。③血或病灶部位标本培养：可发现致病菌。④血气分析：常有代谢性酸中毒。⑤影像学检查：X 线胸片、B 超等有助于发现肺、腹腔等部位病变。

4. 鉴别诊断

低血容量性休克、心源性休克、过敏性休克等。

5. 治疗

(1)控制感染：抗生素治疗应在 1h 内给予，经验性抗生素选择应根据患儿病情和本地细菌流行情况确定，细菌培养结果回报后据药敏实验调整。密闭腔隙的感染需外科引流。

(2)改善微循环：①扩容纠酸：A. 抗休克阶段：a. 首批快速输液多选用生理盐水，每次 20ml/kg，于 15～30min 内快速静脉推注，至休克好转。有代谢性酸中毒，pH＜7.25 时予碳酸氢钠。b. 继续输液：每次 10～20ml/kg，总液量可达 30～60ml/kg 或 400～800ml/m^2，补液速度以 5～10ml/(kg · h)为宜，直至休克基本纠正。最初常需用等张或 3/4 张含钠液快速滴注，以后逐渐减低张力，输液总张力约为 1/2～2/3 张。B. 维持输液阶段：休克基本纠正后，第 1 个 24h 的液量多为 50～80ml/kg，一般用 1/5 张含钠液。有尿后补钾，注意补充异常丢失的液体并纠正电解质紊乱。②血管活性药：A. 多巴胺：2～5μg/(kg · min)时，增加肾和内脏的灌注，而无正性肌力作用，全身血管阻力降低；5～10μg/(kg · min)时，出现正性肌力作用，并使全身血管扩张。10～20μg/(kg · min)时，主要为正性变力和变时性效应，同时增加 α 受体效应，有明显缩血管作用，因而减低心肌收缩效应。B. 多巴酚丁胺：多用于治疗休克伴明显心功能不全时。剂量 2～10μg/(kg · min)，持续静脉滴注。C. 必要时使用去甲基肾上腺素、肾上腺素、异丙肾上腺素等。

(3)有效合理的脏器支持：包括心脏和呼吸支持，治疗脑水肿、肾功能衰竭，营养支持，防治 DIC，免疫调节治疗。

第四节　急性肺损伤和急性呼吸窘迫综合征

1. 概述

急性肺损伤(ALI)和急性呼吸窘迫综合征(ARDS)是指严重感染、创伤、休克等肺内外病变导致的以肺泡毛细血管损伤为主要表现的临床综合征。ALI 是病情的早期，ARDS 则是 ALI 进展的结果。

2. 临床表现

①原发病表现。②呼吸窘迫：初期呼吸频率加快，肺部体征无异常发现或可听到吸气时细小湿啰音。随着病情进展，患儿呼吸窘迫加重、紫绀，常伴烦躁，普通吸氧不能缓解。③部分患儿可出现多器官衰竭表现。

3. 辅助检查

①胸片：初期显示清晰肺野，或仅有肺纹理增多模糊，提示血管周围液体聚集。随病情进展可表现两肺广泛间质浸润，可伴奇静脉扩张、胸膜反应或有少量积液。病情严重者肺部浸润阴影大片融合，乃至发展成“白肺”。②血气分析：初期 PaO_2 和 $PaCO_2$ 偏低，随病情进展，PaO_2 进行性下降，后期 $PaCO_2$ 升高。

4. 诊断与鉴别诊断

①ALI 诊断标准：具备下述四项可诊断 ALI：A. 急性起病；B. 动脉血氧分压/吸入氧浓度(PaO_2/FiO_2)＜300(不论 PEEP 值多少)；C. 胸部后前位片显示两肺实质浸润；D. 肺动脉楔压＜18mmHg 或临床无左心房高压证据。②ARDS 诊断标准：除 PaO_2/FiO_2＜200 外，其余与 ALI 相同。③鉴别诊断：心源性肺水肿、神经源性肺水肿、气胸、大量胸腔积液等。

5. 治疗

①祛除病因：ALI 和 ARDS 治疗的关键在于原发病及其

病因。②呼吸支持：早期 ALI 患儿可予鼻塞持续气道正压(NAPAP)。ARDS病例宜早期气管插管，在肺保护性通气策略下予常规机械通气，维持最佳呼吸末正压(PEEP)。若常规机械通气下所需气道平台压超过 $30cmH_2O$，$FiO_2>0.6$，$PaO_2<60mmHg$，则改用高频振荡通气。其他方法包括一氧化氮吸入、肺表面活性物质使用和体外膜肺等。③控制液体入量：应在维持血压和循环功能的前提下，适当保持负平衡。可予利尿剂。④免疫调节：可予丙种球蛋白，肾上腺皮质激素的使用尚有争议。⑤严密监护和脏器支持：严密监护病情，注意其他脏器功能，必要时予以支持治疗，包括心脏支持、脑水肿治疗、营养支持等。

第五节　急性呼吸衰竭

由于直接或间接原因导致的呼吸功能异常，使肺脏不能满足机体代谢的气体交换需要，造成动脉血氧下降和/或二氧化碳潴留称为呼吸衰竭。如 PaO_2 低于 8.0kPa(60mmHg)，$PaCO_2$ 高于 6.7kPa(50mmHg)，即可诊断呼吸衰竭。在婴幼儿可以 PaO_2 小于 6.7kPa(50mmHg)，$PaCO_2$ 大于 6.0kPa(45mmHg)作为诊断呼吸衰竭的标准。

1. 病因

分三大类，即呼吸道梗阻、肺实质性病变和呼吸泵异常。

(1)呼吸道梗阻：上呼吸道梗阻在婴幼儿多见。喉是上呼吸道的狭部，是发生梗阻的主要部位，可因感染、神经体液因素(喉痉挛)、异物、先天因素(喉软骨软化)引起。下呼吸道梗阻包括哮喘、毛细支气管炎等引起的梗阻。重症肺部感染时的分泌物，病毒性肺炎的坏死物，均可阻塞细支气管，造成下呼吸道梗阻。

(2)肺实质疾患

①一般肺实质疾患：包括各种肺部感染如肺炎、毛细支气管炎、间质性肺疾患、肺水肿等。②新生儿呼吸窘迫综合征(RDS)：主要由于早产儿肺发育不成熟，肺表面活性物质缺乏引起广泛肺不张所致。③急性呼吸窘迫综合征(ARDS)：常在严重感染、外伤、大手术或其他严重疾患时出现，以严重肺损伤为特

征。两肺间质和肺泡弥散的浸润和水肿为其病理特点。

(3)呼吸泵异常：包括从呼吸中枢、脊髓到呼吸肌和胸廓各部位的病变。共同特点是引起通气不足。各种原因引起的脑水肿和颅内高压均可影响呼吸中枢。神经系统的病变可以是迟缓性麻痹，如急性感染性多发性神经根炎，也可以是强直性痉挛，如破伤风。呼吸泵异常还可导致排痰无力，造成呼吸道梗阻、肺不张和感染，使原有的呼吸衰竭加重。

2. 呼吸衰竭类型

(1)低氧血症型呼吸衰竭：又称Ⅰ型呼吸衰竭或换气障碍型呼吸衰竭。主要因肺实质病变引起。血气主要改变是动脉氧分压下降。肺顺应性下降、换气功能障碍是主要的病理生理改变，通气/血流比例失调是引起血氧下降的主要原因，大多有不同程度的肺内分流增加。

(2)通气功能衰竭：又称Ⅱ型呼吸衰竭。动脉血气改变特点是 PCO_2 增高，同时 PO_2 下降，可由肺内原因(呼吸道梗阻、生理死腔增大)或肺外原因(呼吸中枢、呼吸肌或胸廓异常)引起。基本病理生理改变是肺泡通气量不足，主要问题是 CO_2 潴留及呼吸性酸中毒。

3. 临床表现

(1)常有不同程度呼吸困难、三凹征、鼻煽等。肺部疾患所致呼吸衰竭，呼吸次数多增快，到晚期可减慢。中枢性呼吸衰竭主要为呼吸节律的改变，严重者可有呼吸暂停。

(2)严重代谢性酸中毒。

(3)缺氧与二氧化碳潴留的表现：早期缺氧的重要表现是心率增快、缺氧开始时血压可升高，继则下降。此外，尚可有面色发青或苍白。急性严重缺氧开始时烦躁不安，进一步发展可出现昏迷、惊厥等。二氧化碳潴留的常见症状有出汗、烦躁不安、意识障碍等。可有皮肤潮红、嘴唇暗红，眼结膜充血。早期或轻症心率快，血压升高，严重时血压下降，年长儿可伴有肌肉震颤等，但小婴儿并不多见。

(4)其他系统变化

①消化系统：严重呼吸衰竭可出现肠麻痹，个别病例可有消

化道溃疡、出血，甚至因肝功能受损，谷丙转氨酶增高。

②水和电解质平衡紊乱：血钾多偏高，血钠改变不大，部分病例可有低钠血症。有些病例有水潴留倾向，有时发生水肿，呼吸衰竭持续数日者，为代偿呼吸性酸中毒，血氯多降低。长时间重度缺氧可影响肾功能，严重者少尿或无尿，甚至造成急性肾功能衰竭。

4. 呼吸衰竭诊断

(1)寻找引起呼吸衰竭的原因

①有无感染或大手术，这都是容易发生 ARDS 的高危因素；有无肺、心、神经系统疾患，这些疾患有可能导致呼吸衰竭。②有无突然导致呼吸困难的意外情况，如呕吐误吸或异物吸入，这在婴幼儿尤易发生；是否误服了可抑制呼吸的毒物。③有无颅脑外伤、胸部外伤、溺水或呼吸道烧伤等。④是否用过抑制呼吸的药物，是否进行了气管插管或气管切开，有无因此导致气胸。⑤有无哮喘或呼吸道过敏史。⑥新生儿要注意围产期病史，如母亲用药情况，分娩是否顺利，有无早产，是否有宫内窒息，有无引起呼吸窘迫的先天畸形(如横膈疝、食管闭锁)。

(2)临床表现。

(3)血气分析。

5. 呼吸衰竭病程与预后

病程视原发病而定，严重者可于数小时内导致死亡，亦可持续数天到数周，演变成慢性呼吸衰竭。若原发病能治愈或自行恢复，则现代呼吸衰竭抢救技术能使大多数患儿获救。

呼吸衰竭的预后与血气和酸碱平衡的改变有密切关系。血氧分压＜4.66kPa(36mmHg)和 pH 值＜7.20 的危重患儿病死率高达 41%，危重酸中毒的总病死率为 51%。血液 pH 值越低，病死率越高，存活时间也越短。

6. 呼吸衰竭治疗

(1)治疗原发病。

(2)呼吸管理

①保持呼吸道通畅：口、鼻、咽部的粘痰可用吸痰管吸出，气管深部粘痰常需配合湿化吸入，翻身拍背，甚至气管插管吸痰。

昏迷患儿头部应保持轻度后仰，避免舌根后坠，阻碍呼吸。容易呕吐的患儿应侧卧，以免发生误吸和窒息。②给氧和呼吸支持：吸氧详见第五章第一节。较重患儿可予无创通气，如持续气道正压(continuous positive airway pressure，CPAP)或双水平气道正压(bi-level positive airway pressure，BiPAP)通气。无创通气不能缓解或病情严重时，应建立人工气道，行有创常频机械通气。根据患儿情况和血气分析结果调节压力和氧浓度等参数。原则上用能保持血氧分压至 7.98kPa(60mmHg)以上的最低压力和氧浓度。常频通气仍不能缓解者，可予高频震荡通气。其他呼吸支持方法包括使用外源性肺表面活性物质、一氧化氮吸入和体外膜肺。③雾化与湿化吸入。

(3)控制感染：针对性使用抗生素。

(4)营养支持：营养支持对呼吸衰竭患儿的预后起重要作用。合理的营养支持有利于肺组织的修复，可增强机体免疫能力，减少呼吸肌疲劳。

(5)药物治疗

①呼吸兴奋剂：呼吸兴奋剂只是在没有进行机械呼吸条件时起辅助作用，因其疗效不确实，在急性呼吸衰竭的现代治疗中已不占重要地位。常用的呼吸兴奋剂有尼可刹米(可拉明)和山梗菜碱(洛贝林)，回苏灵也有较好兴奋呼吸中枢的效果，可以皮下、肌肉或静脉注射，应用时若无效则应停止，不可无限制地加大剂量。多沙普仑(Doxapram，盐酸吗啉吡酮)为较新的呼吸兴奋剂，大剂量时直接兴奋延髓呼吸中枢与血管运动中枢，安全范围宽，不良反应少，可取代尼可刹米。不宜用于新生儿。②纠正酸中毒：呼吸性酸中毒的纠正，主要应从改善通气功能入手，但当合并代谢性酸中毒，血液 pH 值低于 7.20 时，应适当应用碱性液纠正酸中毒，常用 5%碳酸氢钠溶液，用量为每次 2～5ml/kg，必要时可重复 1 次，通常稀释为 1.4%等渗溶液静脉滴注。

(6)呼吸肌疲劳的防治：在呼吸衰竭治疗的全程中减少呼吸肌疲劳的发生和增强呼吸肌的能力。包括补充足够营养、注意呼吸肌的休息、改善肺的力学特性(减少气道阻力，增加肺顺应性)、改善循环、增加呼吸肌收缩能力。

(7)并发症：常见并发症包括呼吸道感染、肺不张、呼吸机相关性肺损伤、肺水肿与水潴留、肾功能衰竭和酸碱平衡紊乱。

第六节　急性中毒

急性中毒种类繁多，常缺乏特异表现，诊断、治疗有一定困难。90%的中毒发生在家中，75%的中毒因误服引起，绝大多数仅涉及一种毒物。

1. 诊断要点

①病史和体格检查：询问病史时遇下列情况应考虑中毒可能：A. 健康儿童突然起病，且症状与体征用一种疾病难以解释时；B. 集体或先后有数人同时发病，临床表现相似。怀疑为中毒时尽可能明确有无毒物接触史及毒物接触方式。体格检查时注意衣物、皮肤上可能存在的毒物线索；肤色、瞳孔、气味、口腔黏膜等存在有诊断意义的中毒特征，均提示为急性中毒。中毒常见的临床表现见表 4-1。②毒物筛查和鉴定：这是确诊中毒最可靠的方法，应收集患儿的呕吐物、血、尿、粪便或可疑物品进行毒品鉴定。相关特殊化验，如有机磷中毒时血胆碱酯酶活性降低，有重要参考意义。

表 4-1　中毒常见的临床表现

临床表现	可能的毒物
惊厥	中枢神经兴奋剂、苯海拉明、异丙嗪、氨茶碱、利血平、氰化物、白果、蟾酥、毒蕈、山道年、有机磷、有机氯、异烟肼、奎宁、木薯、磷化锌、安妥、驱蛔灵、滴滴涕、氟乙酰胺、毒鼠强
昏迷	除上栏毒物外，尚有颠茄类(晚期)、中枢神经抑制剂
狂躁、幻觉	颠茄类、异丙嗪、氯丙嗪、乙醇、毒蕈、大麻、樟脑
肌肉麻痹	肉毒毒素、河豚、野芹、钩吻、乌头、毒蛇咬伤
呼吸困难而无明显紫绀	一氧化碳、氰化物、砷、汞

续表

临床表现	可能的毒物
呼吸缓慢	安眠药、镇静药、麻醉药
肺水肿	有机磷、安妥、氨水、水杨酸盐、毒蕈、毒气吸入
喉头水肿	腐蚀性化合物
气味	
蒜味	磷、砷、硒、碲、铊
硫臭	含硫化合物
杏仁味	氰化物
挥发性异味	乙醇、松节油、樟脑、氨水、汽油、煤油、来苏儿、有机氯、乙醚
心动过速	肾上腺素、颠茄类、麻黄碱
心动过缓	洋地黄、夹竹桃、毒蕈、利血平、蟾酥、奎宁、奎尼丁、锑、钡
口唇樱桃红	一氧化碳、氰化物
口干	颠茄类、磷化锌
流涎	有机磷、毒蕈、砷、汞、野芹、666、绿丹、水杨酸盐、吡唑酮类
黏膜糜烂	腐蚀性化合物
腹痛、吐、泻	磷、毒蕈、桐油(子)、蓖麻子、蟾酥、强酸、强碱
失明	奎宁、甲醇、绵马、一氧化碳、氯仿
色视	山道年、洋地黄、大麻、绵马
皮肤表现	
潮红	颠茄类、乙醇、烟酸、血管扩张剂、河豚
青紫而无呼吸困难	亚硝酸盐、吡唑酮类、苯胺类、磺胺类、非那西丁、呼吸抑制药
黄疸	毒蕈、有机磷、磷化锌、引起溶血的药物

续表

临床表现	可能的毒物
干燥	颠茄类
出汗	有机磷、毒蕈、蟾酥、砷、汞、水杨酸盐、吡唑酮类、666、氯丹、野芹
尿色	
棕褐	毒蕈、伯安喹啉及其他引起溶血的药物、毒物
深黄	有机磷、磷化锌、毒蕈
绿蓝	美蓝、酚、麝香草酚、水杨酸苯酯(萨罗)
红	山道年(碱性尿)
发热	颠茄类、麻黄碱、磷化锌、硫氧嘧啶、白果、苯、发芽马铃薯

2. 治疗

(1)尽快清除毒物:①口服中毒采取催吐、洗胃、导泻及洗肠等措施。洗胃多在4～6h内进行,但不应受时间限制。除复合汞中毒外,均可用温盐水或温水洗胃。服腐蚀性毒物者一般禁止洗胃。洗胃应反复进行,直至回流液清澈无味。拔出胃管前可将活性炭、泻剂或解毒剂由胃管注入。活性炭能吸附的毒物种类较多,但对重金属、锂、碳氢化合物、乙醇等效果欠佳。导泻可用山梨醇,每次最大量1g/kg,口服,常与活性炭合用;或硫酸镁(或硫酸钠)250mg/kg加水50～250ml口服。②皮肤黏膜接触中毒者立即脱去污染衣物,用清水冲洗受污染的皮肤,强酸或强碱可用软干布轻擦拭后再冲洗。强酸用淡肥皂水或3%～5%的碳酸氢钠溶液冲洗。强碱用3%～5%的醋酸或食醋冲洗。有机磷用肥皂水(敌百虫除外)或清水冲洗皮肤、黏膜糜烂溃疡者,清洗后保持创面清洁,请外科进一步处理。眼内溅入毒物,用0.9%的盐水或清水冲洗至少5min后,转眼科处理。③吸入中毒者立即将患儿撤离现场,呼吸新鲜空气,保持气道通畅,必要时吸氧或进行人工通气。

(2)加速毒物排泄:①静脉输液:保证液体入量,可和利尿剂合用,促进毒物排泄。静脉内输入碳酸氢钠,可促进弱酸毒物如水杨酸盐、苯巴比妥等的排出。②血液净化:可根据毒物的特点和患儿的情况选择血液透析、腹膜透析、全血或血浆置换、血液灌流等血液净化疗法。③高压氧:适用于一氧化碳中毒或伴严重缺氧的中毒患儿。

(3)应用解毒剂:①一般解毒:用中和、氧化、沉淀或吸附法,如强酸用弱碱(如肥皂水、氢氧化铝)中和;强碱用弱酸(如食醋)中和;牛奶、蛋清可作为吸附剂保护黏膜,且对重金属有沉淀作用(表 4-2)。毒物未明确时,可用活性炭 2 份、氧化镁 1 份、鞣酸 1 份,每次 1 茶匙加水 1 杯口服。②特效解毒剂:诊断一旦明确,尽快应用特效解毒剂(表 4-3)。

(4)对症支持疗法:控制惊厥;抢救呼吸衰竭;抗休克;纠正水、电解质、酸碱平衡紊乱及贫血;保护重要脏器功能;预防治疗感染;营养支持;做好监护工作。

表 4-2　毒物局部拮抗剂及其作用

毒物	局部拮抗剂	作用
腐蚀性酸	弱碱(4%氧化镁、氢氧化镁、石灰水)	中和作用
	牛奶、豆浆、蛋清	
腐蚀性	碱弱酸(稀醋)	中和作用
	果汁、牛奶、蛋清	
生物碱类	1∶5000 高锰酸钾洗胃	氧化作用
	2%的碳酸氢钠洗胃	沉淀作用
	1%～4%的鞣酸或浓茶	
	碘酊 15 滴加水 500ml	
砷	硫代硫酸钠 5～10g	形成硫化物
	豆浆、牛奶、蛋清	沉淀作用
	新配制的铁镁合剂(12%硫酸亚铁与 20%氧化镁混悬液,用前等量混匀)	形成无毒的亚砷亚铁

续表

毒物	局部拮抗剂	作用
汞	牛奶、豆浆、蛋清 2.5%的碳酸氢钠洗胃 硫代硫酸钠 5～10g	沉淀作用
无机磷	0.2%的硫酸铜洗胃 1∶5000 高锰酸钾洗胃 3%的双氧水洗胃	沉淀为磷化铜 氧化作用
钡盐	2%～5%的硫酸钠或硫酸镁	沉淀为硫酸钡
含氰化合物	硫代硫酸钠 5～10g	形成无毒硫化物
铁	2%的碳酸氢钠	生成碳酸亚铁
氟化物、草酸盐	石灰水、1%乳酸钙、葡萄糖酸钙或氯化钙 牛奶	生成氟化钙或草酸钙
酚类	植物油	延迟吸收
水杨酸盐	5%的碳酸氢钠 50ml 和 5%的葡萄糖 150ml	减轻水、电解质紊乱
福尔马林	0.1%的氨水 1%的碳酸氨或醋氨	生成无毒物
碘	1%～10%的淀粉、面糊、米汤	使不具活性

表 4-3　常见毒物的特效解毒剂

毒物	解毒剂	剂量、用法及注意事项
砷、汞、金、锑、铋、铜、铬、镍、钨、锌	二巯基丙醇(BAL)	每次 2.5～5mg/kg，肌注，最初 2 日每 4h 1 次，第 3 日每 6h 1 次，第 4 日后每 12h 1 次，7～14 日为 1 疗程
	二巯基丙磺酸钠	5%的溶液，每次 0.1ml/kg，皮下或肌注，第 1 日 3～4 次，第 2 日 2～3 次，第 3 日后每日 1～2 次，共用 3～7 日，总量 30～50ml
	二巯基丁二酸(DMS)	对酒石酸锑钾解毒力强(为 BAL 的 10 倍)，首次 30～40mg/kg，静注，以后每小时 1 次，剂量减半，共 4～5 次
	硫代硫酸钠	每次 10～20mg/kg，配成 5%～10%的溶液，静注或肌注，每日 1 次，3～5 日；或 10～20ml 口服，每日 2 次(只能作用于胃肠道未吸收的毒物)
铅、锰、铀、镭、钒、铁、钴、硒、铜、铬、汞、镉	依地酸钠钙(Ca-Na_2-EDTA)	每次 15～25mg/kg，配成 0.3%～0.5%的溶液静点(>1h)，每日 2 次，每个疗程不超过 5 天，疗程间休息 2 天，总疗程依患儿反应而定
	去铁敏	治疗铁中毒，15mg/(kg · h)，静滴，最大量每日 6g

续表

毒物	解毒剂	剂量、用法及注意事项
	青霉胺	治疗慢性铅中毒、汞中毒，10～30mg/(kg · d)，分 4 次口服，疗程 5～7 天。停药 2 天开始下一疗程
高铁血红蛋白血症 亚硝酸盐、苯胺、硝基苯、氯酸盐类、磺胺类	美蓝(亚甲蓝)	每次 1～2mg/kg，配成 1%溶液，静注；或每次 2～3mg/kg，口服。必要时 1h 后重复上述剂量
	维生素 C	每日 0.5～1g，加在 5%～10%的葡萄糖溶液内静点，或每日口服 1～2g(作用比美蓝慢)
氢氰酸及氰酸化合物 桃仁、杏仁、李子仁、樱桃仁、枇杷仁、亚麻仁、木薯	亚硝酸异戊酯	压碎安瓿，每 1～2min 吸入 15～30s，重复吸至亚硝酸钠注射为止
	亚硝酸钠★	1%的溶液 10～25ml(每次 6～10mg/kg)，缓慢静注(3～5min)。注射前准备好肾上腺素，当血压急剧下降时，立即使用
	硫代硫酸钠★	每次 0.25～0.5g/kg，配成 25%的溶液，缓慢静注(5～10min)
	美蓝★	每次 10mg/kg，配成 25% 的溶液，缓慢注射，至口唇变黯紫色即停止 ★以上三种药最好先予以亚硝酸钠，再用硫代硫酸钠；或先用美蓝，再予以硫代硫酸钠，重复剂量减半，血压下降时用肾上腺素

续表

毒物	解毒剂	剂量、用法及注意事项
有机磷化合物 1605、1059、3911、敌百虫、敌敌畏、乐果、其他有机磷农药	解磷定（磷敌、PAM）	每次 15～30mg/kg，配成 2.5%溶液，缓慢静注或静滴，严重患儿 2h 后重复注射，并与阿托品同时应用，至肌肉颤动停止、意识恢复。氯磷定可做肌注
	氯磷定	
	双复磷	每次 4～8mg/kg，肌注或静注
	阿托品	严重中毒：首次剂量 0.05～0.1mg/kg，静注，以后每次 0.05mg/kg，5～10min 1 次，至瞳孔开始扩大、肺水肿消退后改为每次 0.02mg/kg，皮下注射，30～60min 1 次 中度中毒：每次 0.03～0.05mg/kg，5～30min 1 次，皮下注射，减量指征同上 轻度中毒：每次 0.02～0.03mg/kg，口服或皮下注射，必要时重复 以上治疗均在瞳孔散大后停药。密切观察 24～48h，必要时再给药。合并应用解磷定较单用阿托品效果好，且可减少阿托品用量
氟乙酰胺	乙酰胺（解氟灵）	每日 0.1～0.3g/kg，分 2～4 次肌注，连用 5～7 日，重症首次可用 0.2g/kg，与解痉药和半胱氨酸合用效果更好
烟碱、毛果芸香碱、新斯的明、毒扁豆碱、槟榔碱、毒蕈	解磷定、氯磷定或双复磷	对烟碱、新斯的明、毒扁豆碱中毒有效，剂量同上
	阿托品	每次 0.03～0.05mg/kg，皮下注射，15～30min 重复 1 次

续表

毒物	解毒剂	剂量、用法及注意事项
阿托品、莨菪碱类、曼陀罗、颠茄	毛果芸香碱（匹罗卡品）	1%的溶液每次0.5～1ml皮下注射，15min 1次，对中枢神经系统中毒症状无效，故应加用短效巴比妥类药物，如戊巴比妥钠或异戊巴比妥
四氯化碳、草酸盐	葡萄糖酸钙	10%的溶液10～20ml加等量5%～25%的葡萄糖溶液，缓慢静注
氟化物	氯化钙	3%的溶液10～20ml加等量5%～25%的葡萄糖溶液，缓慢静注
麻醉剂 阿片 吗啡 海洛因	纳洛酮	每次0.01mg/kg，静注，开始2～3min 1次，共2～3次，至麻醉药抑制作用消失，必要时重复
可待因 度冷丁 美沙酮	丙烯去甲吗啡	每次0.1mg/kg，静脉或皮下注射（成人每次5～10mg），必要时10～15min后再用1次，总量不超过40mg
其他阿片类	麻黄素	每次1mg/kg，皮下注射或口服，必要时4～6h 1次
	戊四氮	10%的溶液每次0.2～1ml，皮下或肌内注射，每4h 1次
	尼可刹米	25%的溶液每次1～2ml，皮下或静脉注射，每4h 1次
	山梗菜碱	每次3mg，皮下或肌内注射，必要时20～30min 1次

续表

毒物	解毒剂	剂量、用法及注意事项
	苯甲酸钠咖啡因	25%的溶液，每次 6～12mg/kg，皮下或肌内注射，必要时每 4h 1 次 以上药物最好交替使用
巴比妥类	纳洛酮	剂量同前
水合氯醛	印防己毒素	每次 0.1～0.3mg/kg，肌内或静脉注射，每 20min 重复 1 次，直至角膜反射恢复
	麻黄碱、戊四氮、尼可刹米、洛贝林、苯甲酸钠咖粉因	剂量同麻醉药中毒
	贝美格	0.5%溶液 10ml 或 0.25%溶液 20ml，加入 5%葡萄糖液内静点或缓慢静注，直至患儿苏醒
氯丙嗪（冬眠灵） 奋乃静	苯海拉明	每次 1～2mg/kg，口服或肌注，仅对抗肌肉震颤
安非他明	氯丙嗪	每次 1mg/kg，肌注，6h 1 次
阿司匹林	乙酰唑胺	每次 5mg/kg，口服或肌注，必要时 24h 内重复 2～3 次
	碳酸氢钠	有严重酸中毒可用 5%溶液 6ml/kg，静滴，使尿保持碱性，可重复使用
	维生素 K_1	20～50mg 肌注，以预防出血
肉毒中毒	多价抗肉毒血清	1 万～5 万 U，肌注
河豚中毒	半胱氨酸	动物实验可很快解毒

第五章　常用诊疗技术

第一节　氧气吸入法

1. 适应证

用于各种原因造成的缺氧状态，临床有明显的呼吸困难或口周发青等症状或 PaO_2＜50mmHg，SaO_2＜80%者皆适应。

2. 操作方法

(1)鼻导管法：适用于轻、中度低氧血症。①清洁鼻腔，选择合适的鼻导管，在接好氧气瓶后插入鼻前庭或鼻咽部，前者插入深度约1～2cm，后者相当于鼻翼至耳垂的距离，再用胶布固定鼻导管于鼻孔周围或面颊部。②导管接于氧气湿化瓶中玻璃管的上口，开放氧气表，调节氧气流量为1～2L/min。湿化瓶水温应在45℃以上。有肺水肿的患儿湿化瓶中应放入70%酒精。③经常注意导管是否通畅，根据缺氧情况随时调整氧流量。

(2)漏斗法：①适用于短时间内需要较高浓度给氧的患儿，或不能耐受鼻导管吸氧者。②漏斗悬罩于口鼻上方，距离不超过1cm，氧气流量每分钟2.5～4L。③注意事项：长时期高浓度氧气吸入可使肺组织水肿、充血，肺泡毛细血管增生等氧中毒改变。尤其在早产婴可引起晶体后纤维增生，导致严重的视力障碍。氧流量过大可引起肺泡破裂。

第二节　鼻胃管插管术

1. 适应证

①诊断和治疗：抽取胃液做检查(如碱变试验、结核杆菌培养等)；抽空胃内容物(如吸入的胎粪、母血)；洗胃(咽下综合

征)；胃肠减压(如肠梗阻、肠淤胀)。②鼻饲：小于 32 周的早产婴；破伤风痉挛期；各种原因需鼻胃管喂养者。

2. 操作方法

①患儿仰卧，测量插入长度(耳垂至鼻尖＋鼻尖至剑突之距离)，在鼻胃管上做上标记。②将患儿头朝向一侧，用镊子将鼻胃管由鼻孔送入胃内。③将注射器接上鼻胃管，应先观察有无胃液抽出，并将 0.5～1ml 空气注入胃中，在上腹部听诊有无水泡音，核实鼻胃管插入胃内后，用胶布固定，即可按计划进行鼻饲或其他诊疗操作。

3. 注意事项

①严防插入气管。②鼻胃管每 24～48h 更换 1 次。③拔管时应捏紧管腔，严防奶汁滴入管腔。

第三节　洗胃及取胃液法

1. 目的

清除胃内容物，如药物和食物中毒；或取胃液进行诊断性检查。

2. 禁忌证

①危重或极度呼吸困难的患儿。②近期有食道或胃大量出血者。③严重的急性腐蚀性胃炎，如误吞强酸、强碱等。④食管或贲门狭窄或梗阻，或食管畸形者。

3. 操作方法

①插入胃管后，先用 50ml 注射器抽出胃内容物至排空为止，将取出物送检。②用生理盐水或 1%碳酸氢钠溶液反复灌洗，直至抽出液清澈为止；属急性中毒者，应反复灌洗至抽出液无毒物气味，颜色与注入液相似为止。③对神志清醒合作的患儿，可采用口服催吐法，令其频频口服一定量灌洗液，后以压舌板刺激咽部吐出，反复进行多次。④洗胃完毕夹紧胃管外端，然后拔出胃管。并计算液体的入量及出量，以了解胃内存留的液量。

第四节 十二指肠引流术

1. 目的

对胆道系统疾病（如炎症，寄生虫）具有诊断和鉴别诊断的价值。

2. 操作方法

①前一天晚餐后开始禁食、禁水，次晨空腹时将十二指肠引流管插入胃内（进管长度同鼻胃管插管术），并抽出全部胃液。②患儿右侧卧位，髋部垫高约 15～20cm。继将引流管徐徐送入，每 1～2min 进入约 1cm，到十二指肠引流管第 3 标记处（从牙齿到第 3 标记为 76cm）一般需 30min 左右，管端可能进入十二指肠。③用注射器试吸，以检查金属头位置，如吸出胃液，石蕊试纸试验呈酸性，则示引流管弯曲在胃内，须将引流管抽出再行徐徐吞入。必要时皮下注射阿托品 0.25～0.3mg 以减轻胆管痉挛，或用力注入温开水 50ml，使管子伸直，或在 X 线透视下，将引流管的金属头送入十二指肠内。④当引流管进入十二指肠后，用胶布将引流管固定于面颊部，管外端置于床面之下，用注射器抽出少许液体，使引流管产生虹吸作用，液体自然流出，呈碱性，此液称 D 液。⑤待 D 液流毕，经导管注入微温的 35%的硫酸镁 20～30ml，用血管钳夹闭 5～10min 后松开，用注射器抽取少许液体，利用虹吸作用让液体自然流出，首先流出的硫酸镁液弃去，然后准备三个无菌小瓶分别标以 A、B、C 待检验。

第一液（A 液）来自总胆管，为金黄色透明液，其量约 10～15ml。

第二液（B 液）来自胆囊液，此液颜色变深黄褐色透明，流速加快，可持续流出 20～60min。

第三液（C 液）为肝胆管液，色淡黄透明。

以上三液各收集约 10ml。

⑥标本采集完毕，抽出引流管，分别做常规化验及细菌培养。

第五节　导尿术

1. 目的

下尿路梗阻引流、诊断；手术或危重患儿的尿量监护。

2. 适应证

①小儿尿道瓣膜、神经源性膀胱等下尿路梗阻疾病引起的感染、尿潴留。②排尿性膀胱尿道造影检查。③手术或危重患儿的尿量监护。

3. 禁忌证

①急诊尿道外伤患儿，尚未明确完全性或不全性尿道断裂者。②严重尿道狭窄。③尿道急性炎症期。

4. 操作方法

①小儿仰卧位，下肢分开。②打开导尿包，戴好无菌手套。③用络合碘消毒外阴部。男孩应翻开粘连的包皮清洁阴茎头。④左手提起阴茎，右手用镊子或用手握住距导尿管头 2～3cm 处，将导尿管插入尿道口后即刻用左手固定位于阴茎体部尿道内的导尿管，防止滑出。将导尿管沿尿道生理弯曲轻柔送入膀胱。女孩应用左手分开外阴，于阴道处女膜上方尿道口插入。⑤导尿管出尿即刚好进入膀胱，再向内插入 2～3cm 即可在外阴固定。如是双腔气囊导尿管则固定效果更满意。

5. 注意事项

切忌在导尿管进入膀胱前注水或注气扩张固定气囊，防止损伤尿道。

第六节　动静脉穿刺术

一、头皮静脉穿刺术

1. 适应证

新生儿及婴幼儿。首选前额静脉，其次是颞浅静脉、耳后静脉、枕静脉。

2. 操作方法

①准备好输液瓶及输入液体，选择合适的头皮针安装好，排空输液管内的空气，关闭输液器水止。②识别头皮动、静脉，前者有搏动，后者无搏动，避免穿入动脉。③患儿仰卧或侧卧，由助手固定头部。剃净局部头发，常规消毒。术者立于患儿头端，以左手拇指与食指绷紧局部皮肤，右手持针与皮肤几近平行角度，沿血管壁徐缓进针，见头皮针中有血回流即可停止送针，开放输液器水止，见输液壶内液体滴流顺利，穿刺局部又无肿胀，即示穿刺成功，可用胶布固定。

3. 注意事项

输液过程中应注意观察，有无滴流不畅，局部肿胀，接头有无漏液。根据需要调整速度，注意输液反应。

二、颈外静脉穿刺术

1. 适应证

四肢浅静脉穿刺困难者。

2. 禁忌证

危重患儿，有严重心肺疾病及有出血倾向者，不宜由颈静脉处取血，以免发生意外。

3. 操作方法

①妥善固定患儿，将头部转向取血的另一侧，通过肩下垫枕或将头部垂在床外的方法将颈部延长，并且使取血侧的胸锁乳突肌的后缘突出明显。②常规消毒皮肤。③颈外静脉的近心端被封闭或患儿哭闹时，可以看到它隆起。静脉沿下颌骨至胸锁乳突肌下1/3处的后缘形成的角度走行。④注射器维持持续负压，将针头与皮肤成30°刺入。余步骤同周围静脉穿刺过程。⑤无菌敷料覆盖，穿刺部位加压5min。

4. 并发症

感染、出血、气胸、呼吸心跳骤停。

三、股静脉穿刺术

1. 适应证

重危患儿不宜翻动者及采血困难者，多用于婴幼儿。

2. 禁忌证

新生儿不建议使用，在儿童同样具有股骨头和关节囊损伤的风险，要避免对血小板减少症、凝血功能异常和计划进行心导管术的患儿进行股部穿刺。

3. 操作方法

①患儿平卧，抽血侧大腿外展成45°角，膝关节成90°，臀部稍垫高，使腹股沟展平，由助手固定。②于腹股沟中1/3与内1/3交界处触得股动脉搏动后，对局部皮肤及术者左侧食指进行常规消毒。③以消毒的左手食指触得股动脉搏动，右手持注射器沿搏动内侧垂直进针或于腹股沟下1～2cm处与皮肤成45°角进针，沿股动脉内侧刺入至针尖刚遇阻力即停止前进，边退边抽，见到回血停止后退，固定针头抽血。④拔针后用棉球压迫局部2～3min，再粘以胶布。有出血倾向患儿需加压10min。

4. 并发症

感染、出血、股三角血肿、血栓形成，骨髓炎、化脓性髋关节炎。

四、桡动脉穿刺

1. 适应证

获取动脉血样，做动脉血气和在监护室进行持续动脉血压监测。

2. 操作方法

①在操作前，手握拳，同时将尺动脉及桡动脉压紧，则发现手掌变苍白，将尺动脉压力放松，就会观察到手掌充血的现象。当整个手掌都充血时操作是安全的。②确定桡动脉搏动点。可以使用利多卡因在搏动最明显处做浸润麻醉，在注入药物之前回抽，避免注入血管。消毒穿刺部位。③穿刺：用连有注射器的蝶翼针以30°～60°角在搏动最明显处穿刺。可以在注射器内看

到有搏动性的血液自动流出，用塑料针管可能需要抽吸才可看到血液流出。抽血后，抽血部位持续、妥善压迫 5min 后，再加压包扎。

3. 并发症

感染、出血、因血肿或血栓导致动脉闭塞、尺动脉供血不足导致缺血。

第七节　中心静脉置管

1. 适应证

急救时获取中心静脉循环通路，监测中心静脉压，输注高渗性胃肠外营养液或长期静脉治疗，输注血液制品或大量液体。

2. 穿刺部位

①颈外静脉：患儿处于 15°～20°垂头仰卧位，头向对侧转 45°。在静脉越过胸锁乳突肌的部位进行穿刺。②锁骨下静脉：患儿处于垂头仰卧位，胸椎下垫枕使背部过伸。在锁骨的中外 1/3 交点下方进针，向胸骨上凹刺入。③颈内静脉：患儿处于 15°～20°垂头仰卧位，颈部过伸使胸锁乳突肌放松。将头向放置导管的对侧转，摸到胸锁乳突肌的胸骨头和锁骨头，在它们形成的三角形的顶点进针。还可以通过乳突尖到胸骨上凹的中点定位穿刺点。保持针头与皮肤成 30°角，向同侧乳头方向刺入。因为右侧较直的通向右心房，所以建议使用右侧。④股静脉：固定患儿于髋关节屈曲外展位。股动脉搏动位于腹股沟皮褶的远侧。在婴儿，静脉大约在动脉搏动内侧 5～6mm 处；青少年，静脉大约在动脉搏动内侧 10～15mm 处。将非操作的那只手的拇指放在股动脉上，在拇指的内侧穿刺进针。在腹股沟韧带远侧 2～3cm 处与皮肤成 30°角进针来避免进入腹腔。

3. 禁忌证

严重腹部创伤时禁忌股静脉置管，颅内压升高的患儿禁忌行颈内静脉置管。

4. 操作方法

①固定患儿，备皮，铺无菌单。②针头穿刺，在寻找血管时

注意保持负压。③有回血后，经针头向静脉内插入导针。注意心电监测，观察导管异位可能出现的损伤。④取下针头，仔细拿好导针。⑤将导针滑入预充好无菌生理盐水的导管，然后扭转导管将其放入静脉。皮肤上导管的入口可以通过一小切口或用扩张器扩大。经过导针将整个导管放入，直到导管接头位于皮肤表面。缓慢取出导针，缝合固定导管，连接静脉输液。⑥无菌敷料覆盖。⑦如在颈部血管穿刺，拍胸片以除外气胸。

5. 并发症

感染、出血、动脉或静脉穿孔、气胸、血胸、血栓形成、导管碎片脱落入血、气体栓塞。

第八节　脐静脉插管术

1. 适应证

①产房复苏或急症新生儿，如周围静脉穿刺失败，可利用此途径给药和输液。②严重休克需监测中心静脉压者。③新生儿溶血病的换血治疗。

2. 禁忌证

①下肢或臀部血供障碍者。②腹膜炎。③坏死性小肠结肠炎。④脐炎。⑤脐膨出。

3. 操作步骤

①在手术室，将患儿置于手术台上，仰卧，手脚固定。②术者须按手术常规洗手，穿手术衣、帽、口罩、手套，严格按无菌操作。③术前测量患儿肩至脐的距离，据此确定插管深度。④脐部及周围严格消毒，脐周铺以无菌巾。⑤切断脐带。⑥辨认脐静脉：脐静脉位于脐带切面的“11 点钟”～“1 点钟”处，为 3 条脐血管中最大者，蓝色、扁形、壁薄、腔大。⑦将插管与钝头针、三通开关、注射器连接后，使含肝素的生理盐水充满整个管道系统，不得有任何气泡。⑧将插管插入脐静脉，一进腹壁，与水平面成 60°向头侧推进。助手将脐带向尾侧牵拉有助插入。⑨如做交换输血，插管推进到有血顺利回抽即可。⑩固定及保持插管通畅。

4. 注意事项

①插管前应将腔内小血块去净。②如患儿日龄大于4～5天，插管有困难时，可请外科作脐静脉切开。③拔管时应细心，防止出血，可加压包扎。④在插管时和插管后应密切观察以下可能发生的并发症：内出血或外出血、空气栓塞、血栓形成及远端栓塞、感染、败血症；缺血或下肢肢端、肠管、肾脏梗死；导管位于心脏时可导致心律不齐。

第九节　静脉输血术

1. 输血前准备

①抽取血样标本，做血型鉴定及交叉配血试验。②输血前认真核对供血者与受血者的姓名，血型，交叉配血试验结果。③从血库取出血后，勿剧烈震荡，以免引起溶血。④输血前后应用生理盐水冲洗静点瓶。

2. 操作方法

①血样标本的采集：采用毛细血管采血及微量配血。取干燥清洁毛细玻璃吸管（内径约2mm，长约5～10cm），从患儿耳垂取血半管，同时用一清洁干燥的小瓶放入生理盐水1～2ml，滴入2～3滴患儿耳血，配成约6%的血细胞悬液。送做血型鉴定及交叉配血。供血者采样方法与上述相同。②输血所用物品同静脉输液，另加无菌漏斗，生理盐水，一般用6～7号头皮针。选择表浅而粗大的静脉，操作方法基本与头皮静脉输液相同。③输血速度及量视病情需要而定。速度一般为每分钟15～20滴。急性失血者，开始速度要快。慢性重症贫血，速度要慢。如已合并贫血性心力衰竭，则必须少量多次输血，输入红细胞更为适宜，2～3ml/(kg·次)。贮血空瓶需等输血完毕后才可取走。

第十节　骨髓内输液

1. 适应证

有生命危险时获取紧急的通路。在心肺复苏、休克、烧伤和有生命危险的癫痫发作状态时是非常有用的，髓内输液可以输注药物、血液制品或液体，一旦有效的血管通路建立后就要将髓内穿刺针拔除。

2. 操作方法

①如果情况允许，消毒选定的穿刺部位。②胫骨穿刺点选择在胫骨粗隆下和胫骨脊内侧各 1～2cm 的平坦处。股骨穿刺点选择在股骨正中线的下 1/3 处，即外髁上 3cm。内踝上方 1～2cm。胫骨远端的内侧面在儿童可能是更为有效的部位。髂骨棘的前上方，以与身体长轴成 90°的角度穿刺。在未进行区域阻滞的情况下，可用 2%的利多卡因进行局部麻醉。③用 15～18 号的骨髓穿刺针刺入皮肤后，将穿刺针与垂直面成 10°～15°角（股骨穿刺时，针尖朝向头侧倾斜；胫骨穿刺时，针尖向足端倾斜），直到阻力降低，表明已经到达髓质，针头可以在没有扶持下牢固站立。仔细固定好针头。④取出针芯，试着抽出骨髓（抽吸骨髓不是必须的），快速推入 10～20ml 肝素化生理盐水。观察有无液体渗漏。骨髓可送检，检查血糖水平、电解质、血型和交叉配血、血红蛋白含量、血气分析和培养等。⑤连接标准的静脉输液管道。任何可以输入周围静脉的晶体液、血液制品或药物都可以输入骨髓，但是需要加压（通过加压袋或挤压）。如果没有持续高压使液体通过针头流入骨髓，则针头会很容易被阻塞。

3. 并发症

①并发症很少见，特别是使用正确的技术时。在延长使用时间时，并发症的发生几率会增加。②骨皮质穿刺不完全导致的液体外渗、感染、出血、骨髓炎、骨筋膜室综合征、脂肪栓塞、骨折、骨骺损伤。

第十一节　胸腔穿刺术

1. 适应证

①诊断性穿刺，以明确胸腔积液的性质。②胸膜腔内有大量积液、积气伴有压迫症状。③脓胸反复抽脓，冲洗治疗。

2. 术前准备

(1)穿刺定位:①胸部查体。②胸X线片或胸透。③必要时可经B超定位。

(2)物品准备:胸穿包:联三通的胸穿针1个、孔巾1条、纱布、弯盘、钳子1把、注射器、麻药。

3. 操作方法

①患儿取坐位,年长儿反坐于靠背椅上,椅背上放一枕头,两臂交叉置于椅背,头伏于前臂上。婴幼儿由助手抱于前胸,将患侧上肢抬高至头部,使肋间隙放宽。②穿刺点应在叩诊实音区域之最低部,常用者为:A. 肩胛中线第8肋间。B. 腋后线第7肋间。C. 腋中线第6肋间。D. 包裹性积液可由X线或超声定位。E. 如为张力性气胸,将16～20号套管针于第2肋间、第3肋上缘锁骨中线处进针。③常规消毒穿刺处皮肤,盖以孔巾。穿刺者戴无菌手套,以2%利多卡因做局部麻醉至胸膜。以左手拇指及食指固定肋间皮肤,右手持连有橡皮管及三通的穿刺针(管末端用血管钳夹住),沿肋骨上缘进入,如感阻力消失,则已进入胸腔。④固定针头,将橡皮管与50ml注射器连接,松开血管钳,缓慢抽取胸水,并分别注入常规、生化、培养等测定小瓶中。积液多时,可反复抽液,严防空气进入胸腔内。如脓液黏稠不易抽出时,可用无菌生理盐水反复冲洗。⑤放液量多少视病情而定,年长儿一般不超过500～600ml,以免造成纵隔突然摆动。⑥操作完毕,拔出穿刺针,盖以方纱、压迫局部,再以胶布固定。

4. 注意事项

穿刺过程中,患儿如有胸痛、出汗、面色苍白或突然频咳,呼吸困难或抽液中含鲜血时,则应立即停止穿刺。处理后使患儿平卧。

5. 并发症

感染、出血、气胸、血胸、肺挫伤或撕裂伤;刺破横膈、脾脏或肝脏;或造成支气管胸膜瘘。

第十二节 腹腔穿刺术

1. 适应证

①诊断性穿刺，以明确腹腔积液的性质。②大量腹水者适当放液减轻腹内压。③腹腔内注射药物。

2. 禁忌证

①严重腹胀者。②既往有手术史、腹腔炎症史、腹腔内疑有广泛粘连者。

3. 操作方法

①穿刺前患儿排空尿液，以免误伤膀胱。②体位：向穿刺侧侧卧位、斜坡卧位或平卧位。③穿刺点：脐与髂前上棘连线中外1/3交点。④常规消毒皮肤，铺巾，局部麻醉，须深达腹膜。⑤于穿刺点穿刺针与腹壁呈垂直方向进针，进入腹腔有落空感时，再进针1～2cm抽吸，若未能抽出液体，则改变进针角度和深度，边退边抽，抽取液体后拔出穿刺针，揉压针孔，盖上无菌纱布。⑥如穿刺为阴性，可注入生理盐水50～100ml灌洗腹腔，再行抽出。⑦腹腔放液减压时，穿刺针外连消毒橡皮管，先用止血钳夹住橡皮管，穿刺针进入腹腔腹水自然流出后，再放液于容器内。放液完毕后，用力按压局部，无菌纱布覆盖，缚紧腹带。

4. 注意事项

①叩诊气胀严重者应避免穿刺，避免刺入高张力肠腔。②穿刺针误刺入肠腔（有气、有胆汁或混有血）不可拔针，须继续抽吸至无张力时再拔针。③可疑时应穿刺对侧以对照。④放腹水时，不要快速大量放出液体，因为这样会导致血容量不足和低血压。放液量一般每次不超过1000ml。

5. 并发症

出血、感染、内脏穿刺损伤。

第十三节　腰椎穿刺术

1. 适应证

①疑有中枢神经系统疾病，需检查脑脊液做诊断者。②脑膜炎治疗过程中需进行脑脊液检验以判断疗效者。③需鞘内注药治疗者。

2. 禁忌证

①颅内压明显增高，高度怀疑颅内占位性病变者。②颅内压增高，出现脑疝前驱表现者（如瞳孔不等大等圆）。③穿刺局部皮肤感染者。④出血倾向：因此腰穿之前要求血小板记数在 500×10^9/L 以上，同时纠正任何凝血因子的缺乏。

3. 操作方法

①患儿侧卧，背向术者，助手面对患儿，用双手将患儿头部向胸部弯曲并将双腿屈曲，将背部突出，致使背部与台面垂直，固定好。②穿刺部位一般采用第 3～4 或第 4～5 腰椎脊突之间（两髂嵴连线和脊柱交点为第 4 腰椎），其上下比邻的一个腰椎间隙亦可作为穿刺点。穿刺点不宜选择太高。③常规消毒局部皮肤，术者带消毒手套，盖上无菌孔巾，用 2%利多卡因作局部麻醉。（小儿一般可不做局部麻醉）。④左手拇指固定穿刺点皮肤，右手持针，针尖沿左拇指尖与脊柱呈垂直刺入，经过皮下组织后可略向患儿头部方向进针，经韧带至硬脊膜腔后，可感阻力消失有“穿破纸感”，即达蛛网膜下腔。再徐徐抽出针芯，使脑脊液自行流出，测定滴速或接上压力管测压。再使脑脊液分别流入消毒小瓶，每瓶约 1～2ml，做常规、生化、培养等相应检查。取液后，将针芯插入针管内拔针，局部盖以消毒方纱，胶布固定。⑤患儿术后去枕平卧 4～6h。不得少于 2h。

4. 并发症

局部疼痛、感染、出血、脑脊液漏、局部血肿、脊柱性头痛，或获得性硬膜外脊髓瘤（由于没有放置针芯而将表皮组织植入椎管）。

第十四节　骨髓穿刺术

1. 目的

①骨髓液，可供做骨髓形态学、细胞化学、免疫表型及基因分析及染色体等检查。②为判断骨髓增生情况可做骨髓液造血细胞的培养。③骨髓液用于感染性疾病的诊断，如做细菌培养、涂片做寄生虫检查（如疟原虫、黑热病的利-杜小体）等。④采集较多的骨髓干细胞液供做骨髓移植。

2. 适应证

恶性疾病如急性白血病、慢性白血病、骨髓增生异常综合征、淋巴瘤骨髓转移、神经母细胞瘤、恶性组织细胞增生症，以及其他血液病（如再障）、代谢性疾病（如高歇病）、斑蒂综合征、溶血性贫血、营养性贫血等。

3. 操作方法

①常规碘酒、酒精消毒。消毒面积＞直径 15cm。铺无菌巾。②胸骨穿刺：患儿仰卧，两臂束于身旁。取胸骨中线、胸骨角上下各 1cm 的平坦处，左手拇、食指在胸骨两侧的边缘处固定皮肤。右手执骨髓穿刺针或 5ml、10ml 带针头的注射器，针头斜面向下，与皮肤保持 45°角，缓慢旋转进针，深度约 0.5～1cm 左右，有落空感即进入髓腔。穿刺成功可直接吸取骨髓液，涂片仅需 0.1～0.2ml，根据不同需要抽取不同量的骨髓液。拔出穿刺针，无菌纱布外敷，压迫止血。③髂后上棘穿刺：患儿俯卧或侧卧，髂后上脊与第 5 腰椎间可及圆钝或三角形骨突起，2.0％利多卡因局部麻醉左手固定皮肤，右手持骨穿针垂直于皮肤旋转进针，深度约 1～1.5cm 达髓腔。④髂前上棘穿刺：患儿仰卧，取髂前上棘最突出部位，2.0％利多卡因局部麻醉左手拇、食指紧压局部皮肤固定于髂骨上，右手持骨穿针垂直于皮肤旋转进针，深度约 1～1.5cm 达髓腔。⑤涂片：将抽出的骨髓液滴在玻片上。倾斜玻片使液体流下，取骨髓小粒部分制片。根据骨髓液的稀稠度及涂片要求的薄厚取不同角度，迅速、均匀、轻柔推制，不可复推。

4. 注意事项

①因胸骨穿刺部位临近心脏及大血管，故年龄＜2 岁、哭闹不合作者慎用。局部皮肤有感染者应禁忌。②操作前应检查穿刺针、玻片是否干燥，针头衔接处是否严密。③如做骨髓涂片，吸取骨髓液不宜过多，避免稀释。④各种原因引起的血小板减少，如血小板低于 25×10^9/L 应酌情骨穿，穿刺后一定要压迫止血 10 分钟；血友病患儿禁忌骨髓穿刺。

第十五节 侧脑室穿刺术

1. 适应证

①急性脑积水患儿，在将要发生或已发生脑疝时，侧脑室穿刺引流是有效的抢救措施。②为诊断颅内疾患，需做侧脑室造影者。

2. 操作方法

①剃去头顶部头发。②患儿平卧，面部向上，下颌保持水平位，由助手以双拇指置于眼外眦部，用其他手指将头部固定。③确定穿刺点：前囟未闭者，取前囟侧角内距中线 1～1.5cm 处。前囟已闭者，在鼻根正中向上 11～13cm 与双耳尖经头顶的连线交点，旁开 1～1.5cm 处。④以穿刺点为中心，直径 10cm 范围进行常规消毒。⑤穿刺者戴无菌手套，盖好孔巾。选择 9 号腰椎穿刺针，将针穿过无菌青霉素瓶塞正中部，周围用消毒棉固定（以便于持续引流时固定穿刺针），调节好进针深度（小婴儿 3～4cm，年长儿 4～5.5cm）。有前囟者自穿刺点垂直头皮进针约 0.5cm 后，再向眼外眦部推进至调好深度，进针过程中切忌摇动及变换方向，取出针芯，观察有无脑脊液流出，可略调节深浅至有脑脊液流出。无前囟者，需备一钻骨锥，给以局部麻醉后将颅骨钻一小孔，然后穿刺针自小孔送入。⑥留取脑脊液送检验。⑦操作完毕，拔出穿刺针，局部用小方纱折叠后按压数分钟，再用胶布略加压固定。如需持续引流可用胶布固定，接引流瓶。

第十六节　硬脑膜下穿刺术

1. 适应证

通常用于化脓性脑膜炎并发硬脑膜下积液或者发生血肿时。

2. 操作方法

①术前准备同侧脑室穿刺术。②用斜面较短之腰穿针，或普通 7 号针头，于前囟侧角最外一点穿入 0.2～0.5cm 深，有穿过坚韧硬脑膜之感。③正常时可有几滴澄清液体流出，但不超过 1ml，如有硬脑膜下出血、积液时，流出液量增多，且呈血水或黄色液体。化脓性脑膜炎积液可为黄水样或脓样。④必要时可重复穿刺另一侧，每侧流量不超过 10～15ml，两侧总量勿超过 30ml，以免发生脑水肿。⑤拔出穿刺针，用方纱压迫局部数分钟后用胶布固定。

第十七节　心包穿刺术

1. 适应证

①同时需要心包减压和明确积液性质为首选穿刺指征。②心包填塞。③为明确积液性质所做的诊断性穿刺。④化脓性心包炎治疗性抽脓冲洗、注药。

2. 操作方法

①患儿取半卧位，由助手扶稳，限制患儿晃动并使其有安全感。必要时予以镇静剂。②选择穿刺点：常用穿刺部位有两个，选定后用甲紫做标记。A. 胸骨左缘第 5 肋间，心浊音界内 1cm 处下一肋的上缘。B. 胸骨剑突下方，剑突与左肋缘交界处。③以所标定的穿刺点为中心常规严格消毒皮肤，铺以无菌洞巾。从皮肤至心包外层注射 2%利多卡因局麻。④进针方向及深度：选择穿刺点 A 时，向内后上方刺入约 3cm 深。选择穿刺点 B 时，针与胸壁成 30°～45°角，向后稍向右推进 3～4cm 深，避免伤及腹膜及横膈。此位置不经胸膜腔，可防止污染。⑤术者取稳

坐位，持穿刺针侧手腕贴于胸壁做支点以免穿刺时用力过猛。于穿刺点边进针边抽吸，由助手将持针器贴紧胸壁，固定穿刺针头。术者把稳针头，有落空感时示已进入心包，当抽出液体时，停止进针。若感觉心跳撞及针尖，应下移针尖或稍外拔针头，以免刺伤心脏。抽液要缓慢，第1次抽液不易超过100～200ml，以后每次抽液不超过200～500ml。若抽出液体为鲜红血样，立即拔针，严密观察有无心包填塞征。⑥操作完毕，用无菌纱布压迫穿刺处，迅速拔针，固定纱布。

3. 并发症

出血、感染、穿刺进入心腔、心律失常、心包积血或积气、气胸、血胸、心跳骤停、死亡。

第十八节　纤维支气管镜检查

1. 适应证

①气管、支气管、肺部疾病。②性质不明的弥漫性肺病变、浸润灶、肺不张、孤立性结节或肿块。③吸收缓慢或反复发作性肺炎。④经气管气管镜取异物后及怀疑留有残渣者。⑤哮喘、难以解释的咯血、干咳或局限性喘鸣音。⑥不能解释的声带或偏侧膈麻痹，上腔静脉综合征、乳糜胸或胸腔积液、与气管切开或插管有关的问题(损伤、肉芽组织增生、气管软化等)。⑦观察气管、食管瘘及吸入有害气体引起的气管、支气管损伤情况。⑧麻醉术中气管插管困难者引导插管。

2. 禁忌证

①大咯血急待抢救者及严重出血性疾病患儿。②肺功能严重减退者(必要时应在充分给氧和心脏监护下进行)。③心、肾、肝功能严重衰竭者。④一般情况太弱(严重营养不良、恶液质等)不能承受检查者。⑤具有高危疾患儿(严重心律失常、主动脉瘤压迫食管、肺动脉高压、不能纠正的低氧血症、明显的出血倾向、尿毒症、利多卡因中毒、全身情况极度衰弱)。

3. 操作方法

①术前 15～30min 肌注阿托品(0.03mg/kg)和地西泮

(0.3mg/kg)，以减少黏膜分泌物和焦虑不安。②应用2%的利多卡因间断喷洒鼻咽3次，进行上呼吸道的表面麻醉。③经鼻插入纤维支气管镜(纤支镜)，通过声门前用2%利多卡因1～2ml经活检孔喷到喉及周围，稍候20～30s，纤支镜下行到总气管，随检查方向"边麻边进"。纤支镜操作过程中，患儿因局部刺激出现症状性咳嗽，可重复给药，每次1～2ml。患儿不咳嗽，可耐受，视为麻醉成功。利多卡因用量为5mg/kg，总量不超过200mg，以免发生中毒。④对于极不合作，有智力、语言障碍的，鼻咽部畸形等患儿，仍需在全身麻醉下行纤支镜术。

4. 术中可能出现的危象及处理

①缺氧：如患儿紫绀明显应暂停操作，给予大流量氧吸入，待缺氧缓解后再继续操作。②出血：采取1∶10 000的肾上腺素1ml喷洒局部止血，或冷盐水冲洗止血。③麻醉药过敏：如果患儿出现胸闷、面色苍白、呼吸困难等，应注意到药物过敏问题，立即停止操作，给予氧气吸入，皮下注射肾上腺素。④喉气管痉挛：由于局部刺激等都可诱发喉或气管痉挛，应密切观察，及时给予肾上腺素、利多卡因，并经活检孔给氧。若不及时正确处理，可致严重缺氧和二氧化碳蓄积，危及生命。

5. 术后管理

①观察休息15min后，由医生陪伴送回病房，以免途中发生意外，并根据病情给予短期吸氧或监护。②术后禁食、水3h(因麻醉作用尚未消失时即进食水易误入气管内)。③观察咯痰情况，是否有血丝或血块，必要时予以止血药物。④加强监护，密切观察患儿体温、呼吸、脉搏变化，做到及时对症处理。⑤注意密切观察有无皮肤出血点、发热、咯血、气胸、喉痉挛等并发症的发生。⑥术后检查患儿肺内啰音情况，病程日志应予特殊记录，有特殊情况及时与纤支镜室联系。⑦术后3天常规复查X线胸片，及时追查灌洗液培养，病理、电镜等检查的结果。

第十九节 胃镜术

1. 适应证

①有明显消化道症状：经常性呕吐，急性腹痛，反复腹痛，厌食、反酸、饱胀、烧心等。②吞咽困难、吞咽疼痛及胸骨后疼痛。③误服腐蚀物或误服异物。④原因不明的上消化道出血（呕血和黑便）。⑤上消化道病灶取活检助病理诊断。⑥溃疡治疗效果的评价及 HP 感染根除疗效的评估。⑦原因不明的贫血。⑧介入治疗：镜下止血、扩张狭窄、取出异物、胃石等。

2. 禁忌证

①疑有消化道穿孔或急性腹膜炎者。②急性腐蚀性食管炎、胃炎者。③严重脏器功能衰竭或休克者。④精神异常或中枢神经系统疾病不能合作者。⑤患出血性疾病者。⑥咽、喉、扁桃体炎急性发作期患儿。

3. 术前准备

①说明目的和过程。②了解并发症。③禁食水 6h 以上。④胃潴留者术前洗胃。⑤了解病情（病史及检查结果）。⑥检查肝功、澳抗、血型、出凝血时间、血小板等。⑦术前 20min 咽部麻醉、必要时可予镇静剂。⑧术前签署内镜检查协议书。

4. 操作方法

①患儿左侧卧位，咬住口器，头略后仰，使咽喉与食管成直线，双腿微曲，放松腹部。②术者将内镜经口器送至咽部，随吞咽动作进到食管内，边注气边观察食管各段及贲门，注意齿状线位置、有否有炎症、溃疡、疝、狭窄等病变。③循腔缓慢进镜至胃，先见胃底黏膜及黏液池，可吸出胃液，注气使胃腔伸展，依次观察胃体、胃角及胃窦黏膜，沿胃大弯推进内镜至幽门观察。④镜前端对准幽门插入十二指肠，仔细观察十二指肠球部、降部及乳头。⑤退镜至胃窦时，镜头反转，边退镜边观察胃角、胃窦、胃体之侧面和胃底、贲门。⑥检查完毕后，需要时可取活检。退镜时尽量吸尽胃内气体以减少术后不适。⑦胃镜治疗：A. 取出异物。B. 治疗出血：可通过注射法、电凝法、激光法止血。C. 扩

张狭窄：内镜观察下对食管狭窄可行扩张治疗，常用探条和气囊两种方法。D. 切除息肉：由内镜活检孔中伸入圈套器，将息肉套住，再通电，利用高频电流将息肉切除。E. 内镜下化疗：可在内镜直视下对肿瘤局部注射化疗药物。

5. 并发症

①麻醉药过敏。②咽部损伤致出血、血肿及感染。③下颌关节脱臼。④气管痉挛、短暂呼吸停止。⑤消化道黏膜损伤、化脓性炎症、溃疡及出血。⑥窒息及吸入性肺炎。⑦心血管意外。⑧急性消化道大出血及迟发性大量出血。⑨消化道穿孔。

6. 紧急处理措施

①备有复苏器械及时气管插管、吸氧、心电监护及生命体征观察。②紧急止血措施：黏膜下层注药、高频电凝、激光、微波等。③发生大出血时可紧急输血。④发生穿孔及大出血可紧急外科手术。

第二十节 结肠内镜术

1. 目的

检查直肠结肠的炎性或出血性疾病，可取病理检查明确诊断，并对直肠结肠息肉进行直接摘除治疗。

2. 适应证

①原因不明的便血。②各种原因的腹痛。③慢性腹泻。④钡灌肠检查正常而不能解释临床症状者。

3. 禁忌证

①急性结肠炎疑有肠穿孔。②急性腹膜炎。③急性下消化道大出血。

4. 操作方法

①检查前肠道准备：检查前 2～3 天予以无渣饮食，并饮服番泻叶水或其他泻药。检查前 12h 禁食，清洁灌肠。②检查前 20～30min 肌注阿托品、哌替啶，对检查不合作者可采用适当的麻醉方法。③操作基本方法：患儿取左侧卧位或平卧位，插镜应循腔前进，少注气或适量注气。前进和拉镜后退时要根据需要

变换体位，必要时由助手在腹部加压，避免肠袢形成，要识别打袢，及时解除。一般先尽量到达回盲部，再仔细边退镜边观察肠黏膜病变。

5. 注意事项

①患儿检查时处于嗜睡或全麻状态下，检查者要严格掌握插镜方法，切勿滑进，以免造成肠道损伤或穿孔等严重后果。②操作者动作要熟练，与助手的配合要协调。③若发现病变，尤其有糜烂或溃疡时，活检取材要特别小心。④患儿不合作时不宜勉强操作。特别对不足1岁的小婴儿更要仔细小心，以发现病变为目的，不强求必须到达回盲部。

第二十一节　新生儿光疗

1. 适应证

①生后24h内出现黄疸者。②48h内胆红素＞154μmol/L(9mg/dl)者。③48h后胆红素＞205μmol/L(12mg/dl)者。④早产儿胆红素＞171μmol/L(10mg/dl)者。

2. 光源的选择

蓝光灯波长420～470nm，无蓝光灯管时，白光也有效。

3. 操作方法

①预防性治疗可选用单光治疗，尤适用于放置在开放或闭式暖箱上，不影响其他治疗的进行。用6～8支20～40W灯管，间距2.5cm，呈弧形排列，距患儿35cm。每隔2～4h翻身1次。②已达高胆红素血症标准者，以双光持续治疗为宜，用上下均放置灯管(下方距患儿25cm)的光疗箱。③光疗时患儿需裸体，放于箱内有机玻璃板上，用黑布罩遮住双眼，尿布遮盖生殖器。一般治疗24～72h。

4. 注意事项

①将光疗箱的箱温调至30℃，湿度50%，使患儿保持正常体温。②光疗时不显性失水增加，每日液体入量需增加25%。③光疗可降低皮肤黄疸的可见度，应每日监测胆红素。④灯管使用2000h后能量减半，应更换灯管。⑤光疗时可出现发热、皮

疹、腹泻，直接胆红素达 68μmol/L(4mg/dl)时可出现青铜症，停光疗即可痊愈。

第二十二节 耻骨上膀胱穿刺术

1. 适应证

获取<2 岁儿童的尿标本进行尿液分析和无菌培养(要避免患儿同时存在泌尿生殖道畸形、凝血障碍或肠梗阻)。由于绕过了远端尿道，因而使造成污染的危险性降到最小。

2. 操作方法

①患儿应在操作前 1 小时内不能排尿。②将婴儿采取仰卧蛙式位固定。耻骨上局部消毒。③取耻骨联合上 1～2cm 处的中线为穿刺点。用一个连有注射器的 1 英寸长的 22 号针头，和腹壁垂线呈 10°～20°角，略朝向骶尾部进行穿刺。④边向前进针边轻轻抽吸，直到尿液进入注射器。进针深度不能超过 1 英寸。缓慢吸出尿液。⑤擦干净皮肤上的碘。

3. 并发症

感染(蜂窝织炎)、血尿(常为镜下血尿)、肠穿孔。

第二十三节 软组织穿刺术

1. 适应证

①对最初的标准治疗反应不佳的蜂窝织炎；②复发的蜂窝织炎或脓肿。

2. 操作方法

①选择炎症最严重的点进行抽吸(比如在红斑的边缘或中央进行抽吸更有利于康复)。②局部消毒。③可用 2%的利多卡因局部麻醉，但并非是必需的。④用 18～20 号针头(面部蜂窝织炎用 22 号)，插入适当的深度，回抽针头时保持负压。⑤将抽出的液体送革兰氏染色和细菌培养。如果没有抽出液体，可以用针头在琼脂培养基上划线。对于免疫力低下的患儿应考虑做芽孢杆菌或真菌染色及培养。

3. 并发症

疼痛、感染、出血。

第二十四节 基本撕裂伤缝合术

1. 缝合方式

①间断缝合。②水平褥式:使伤口皮缘外翻。③垂直褥式:额外加强较厚的皮肤或移动的皮肤;使伤口皮缘外翻。④连续皮内缝合:整形用缝合。

2. 操作方法

①给予患儿适当的镇静、镇痛和固定。②用局部麻醉剂或利多卡因注入皮下组织进行伤口局麻。③用大量无菌生理盐水用力地冲洗伤口。对于小的、表浅的伤口至少要用 250ml 的生理盐水,大的伤口用量更大。在处理较深的穿刺伤时,要避免使用高压冲洗。④常规消毒铺巾。⑤如果需要,进行伤口清创。如果有存在异物的可能,要进行探查。当考虑有不透射线的异物存在,要进行放射线检查。⑥为不同的皮肤伤口选择缝线。⑦缝合之后,局部覆盖有抗菌作用的无菌敷料。如果是关节附近的皮肤裂伤,用石膏固定限制活动,通常可加快愈合和防止伤口裂开。⑧当伤口怀疑有血供异常时(如伤口内有填塞物),或给予预防性应用抗生素时,在 48～72h 后检查伤口。检查时更换敷料。⑨对于手部裂伤,仅缝合关闭皮肤;不要缝合皮下组织。抬高和固定受伤的手。⑩要考虑到患儿可能需要应用破伤风抗毒素。

3. 注意事项

①面部、唇部、手部、外生殖器、口腔、或眼眶周围的撕裂伤可能需要专科医师会诊。②对存在增加感染机会的撕裂伤(血运差,污染的或挤压性损伤)应当在受伤后 6h 内进行缝合。③在影响外貌的重要部位的清洁伤口,如果没有严重污染或组织坏死,可以延长到受伤后 24h 缝合。并应尽早拆线。④一般来说,咬伤不应当缝合,除非伤口在非常影响外貌的重要部位(面部)。⑤在张力较高的部位缝合,如伸肌表面,应当晚一点拆线。

图书在版编目(CIP)数据

临床儿科医师速查手册/申昆玲主编.-北京:科学技术文献出版社,2011.2

ISBN 978-7-5023-6773-2

Ⅰ.①临… Ⅱ.①申… Ⅲ.①小儿疾病-诊疗-手册 Ⅳ.①R72-62

中国版本图书馆 CIP 数据核字(2010)第 203429 号

出　版　者　科学技术文献出版社
地　　　址　北京市复兴路 15 号(中央电视台西侧)/100038
图书编务部电话　(010)58882938,58882087(传真)
图书发行部电话　(010)58882866(传真)
邮 购 部 电 话　(010)58882873
网　　　址　http://www.stdph.com
E-mail:stdph@istic.ac.cn
策 划 编 辑　陈玉珠　付秋玲
责 任 编 辑　付秋玲
责 任 校 对　赵文珍
责 任 出 版　王杰馨
发　行　者　科学技术文献出版社发行　全国各地新华书店经销
印　刷　者　富华印刷包装有限公司
版 (印) 次　2011 年 2 月第 1 版第 1 次印刷
开　　　本　787×960　32 开
字　　　数　373 千
印　　　张　13.75
印　　　数　1～4000 册
定　　　价　29.00 元